STOFFWECHSELWIRKUNGEN DER STEROIDHORMONE

ZWEITES SYMPOSION

DER DEUTSCHEN GESELLSCHAFT FÜR ENDOKRINOLOGIE
GOSLAR, DEN 5. UND 6. MÄRZ 1954

SCHRIFTLEITUNG

DOZENT DR. H. NOWAKOWSKI

II. MED. UNIV.-KLINIK HAMBURG-EPPENDORF

MIT 89 TEXTABBILDUNGEN

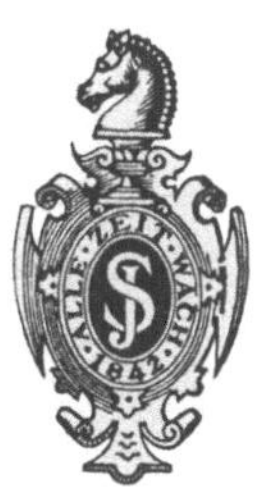

SPRINGER-VERLAG

BERLIN · GÖTTINGEN · HEIDELBERG

1955

ALLE RECHTE, INSBESONDERE DAS DER ÜBERSETZUNG
IN FREMDE SPRACHEN, VORBEHALTEN

OHNE AUSDRÜCKLICHE GENEHMIGUNG DES VERLAGES IST ES AUCH NICHT
GESTATTET, DIESES BUCH ODER TEILE DARAUS AUF PHOTOMECHANISCHEM
WEGE (PHOTOKOPIE, MIKROKOPIE) ZU VERVIELFÄLTIGEN

© 1955 BY SPRINGER-VERLAG OHG,
BERLIN · GÖTTINGEN · HEIDELBERG 1955

ISBN 978-3-540-01957-2   ISBN 978-3-642-88278-4 (eBook)
DOI 10.1007/978-3-642-88278-4

BRÜHLSCHE UNIVERSITÄTSDRUCKEREI GIESSEN

Inhaltsverzeichnis.

Alphabetisches Verzeichnis der Referenten und Diskussionsredner.

Ammon, Robert, Prof. Dr., Homburg/Saar, Physiolog. Chem. Institut der Universität des Saarlandes.

Bahner, Friedrich, Priv.-Doz. Dr. med., Heidelberg, Med. Univ.-Poliklinik.

Bartelheimer, Heinrich, Prof. Dr. med., Berlin NW 21, I. Med. Klinik und Poliklinik im Städt. Krankenhaus Moabit.

Beiglböck, W., Prof. Dr. med., Buxtehude, Städt. Krankenhaus.

Bierich, Jürgen, Dr. med., Hamburg-Eppendorf, Univ.-Kinderklinik.

Birkle, Karl, Dr. med., Bochum-Langendreer, Knappschaftskrankenhaus.

Böttger, Herbert, Dr. med., Kiel, Univ.-Frauenklinik.

Buschbeck, H., Doz. Dr. med., Bad Harzburg, Bismarckstraße 34.

Cavallero, Cesare, Prof. Dr. med., Istituto di Anatomia patologica dell' Università, Milano.

Dirscherl, Wilhelm, Prof. Dr. Dr., Bonn, Königstraße 40.

Drescher, Joachim, Dr. med., Kiel, Univ.-Frauenklinik.

Ferner, Helmut, Prof. Dr. med., Hamburg-Eppendorf, Anatomisches Institut der Universität.

Frey, Joachim, Prof. Dr. med., Freiburg i. Br., Med. Univ.-Klinik.

Gerhartz, Heinrich, Dr. med., Berlin-Charlottenburg, Spandauer Damm 130, Med. Klinik der Freien Universität im Städt. Krankenhaus Westend.

Gropp, Wolfgang, Dr. med., Braunschweig, Städt. Krankenanstalten I.

Hohlweg, Walter, Prof. Dr. med., Berlin NW 7, Schumannstraße 20, Humboldt-Univ.,Charité.

Hosemann, Hans, Prof. Dr. med., Göttingen, Univ.-Frauenklinik.

Jores, Arthur, Prof. Dr. med., Hamburg-Eppendorf, II. Med. Univ.-Klinik und Poliklinik.

Junkmann, Karl, Prof. Dr. med., Berlin N 65, Müllerstraße 170/172, Schering AG.

Knedel, M., Dr. med., Marburg, Robert-Koch-Straße 7 a.

Koch, Walter, Prof. Dr. med. vet., München 22, Veterinärstraße 6.

Kracht, Joachim, Doz. Dr. med., Hamburg-Eppendorf, Patholog. Univ. Institut.

Küchmeister, Heinrich, Doz. Dr. med., Hamburg-Eppendorf, II. Med. Univ.-Klinik und Poliklinik.

Langecker, Hedwig, Prof. Dr. med., Berlin N 65, Schöningstraße 1.

Mall, G., Med. Direktor Prof. Dr. Dr., Klingenmünster, Weinstraße 260, Pfälz. Nervenklinik Landeck.

Moench, Arvid, Dr. med., Freiburg i. Br., Med. Univ.-Poliklinik.

Müller, Willy, Dr. med. et phil., Köln-Lindenthal, Neurochirurg. Univ.-Klinik.

Nowakowski, Henryk, Doz. Dr. med., Hamburg-Eppendorf, II. Med. Univ.-Klinik und Poliklinik.

Pfeffer, Karl-Heinz., Dr. med., Marburg, Med. Univ.-Klinik.

Pirtkien, Rudolf, Dr. med., Dortmund, Rheinlanddamm 201, Max-Planck-Institut für Arbeitsphysiologie.

Rossi, Lino, Dr. med., Via Petrarca 4, Milano.

Suchowsky, G., Dr. med., Berlin SW 21, Pathol. Institut der Freien Universität, Städt. Krankenhaus Moabit, Turmstraße.

Schennetten, Felix, Prof. Dr. med., Berlin-Charlottenburg, Schlüterstraße 35.

Schirren, Carl, Dr. med., Hamburg-Eppendorf, Univ.-Hautklinik.

Schneider, Johann A., Dr. med. habil., Berlin-Frohnau, Alemannenstraße 63.

Schneider, Wolfgang, Dr. med., Hamburg-Eppendorf, II. Med. Univ.-Klinik und Poliklinik.

Staemmler, Hans-Joachim, Dr. med., Kiel, Univ.-Frauenklinik.

Stange, Hans-Herbert, Dr. med., Kiel, Univ.-Frauenklinik.

Stüttgen, Günter., Dr. med., Düsseldorf, Hautklinik der Med. Akademie.

Tamm, Jürgen, Dr. med., Dortmund, Rheinlanddamm 201, Max-Planck-Institut für Arbeitsphysiologie.

Voigt, Klaus-Dieter, Dr. med., Hamburg-Eppendorf, II. Med. Univ.-Klinik und Poliklinik.

Voß, Hermann E., Dr. med., Mannheim-Waldhof, Sandhoferstraße 124, C. F. Boehringer
& Soehne.

Wagner, Helmut, Dr. med., Gießen, Frauenklinik der Med. Akademie.

Weissbecker, Ludwig, Prof. Dr. med., Freiburg i. Br., Med. Univ.-Klinik.

Würterle, Anton, Dr. med., Leipzig C 1, Univ.-Frauenklinik.

Zeisel, H., Dr. med., Würzburg, Univ.-Kinderklinik.

Zimmermann, Wilhelm, Med.-Rat, Doz. Dr. Dr., Trier, Staatl. Medizinaluntersuchungsamt.

Aus dem Hauptlaboratorium der Schering A. G., Berlin-West.

Stoffwechselwirkungen der Steroidhormone.

Von

Karl Junkmann.

Wenn im Nachfolgenden eine Übersicht über die allgemeinen Stoffwechselwirkungen der Steroidhormone gegeben werden soll, so bin ich mir dabei bewußt, daß ich keine wirklich geschlossene Darstellung zu liefern vermag und nur versuchen kann, einige von den zahlreichen in der Literatur aufgeführten Tatsachen leidlich zu ordnen und zu Ihrer Kenntnis zu bringen. Sicher werde ich dabei auch ganz Wesentliches übersehen haben und vielleicht auch stellenweise dort, wo ich mir erlaube, eine eigene Betrachtung des vorliegenden Materials vorzubringen, irren.

Die behandelten Hormone sind die Androgene, vorwiegend das Testosteron, die Oestrogene, vorwiegend das Oestradiol, das Progesteron und die Hormone der Nebenniere, die wir etwas schematisierend in Glucocorticoide und Mineralocorticoide einteilen wollen. Zu den Glucocorticoiden zählen die 4 wirksamen Produkte mit einer Sauerstoffunktion in 11-Stellung: Dihydrocortison, Cortison, Corticosteron und 11-Dehydrocorticosteron. In der angegebenen Reihenfolge nimmt ihre Wirksamkeit ab und im wesentlichen werden wir wohl Dihydrocortison als das hauptsächlichste Sekretionsprodukt der Nebenniere auf dem Gebiet der Glucocorticoide auffassen können. Zu den Mineralocorticoiden zählen wir das Desoxycorticosteron und das 17-Hydroxy-11-Desoxycorticosteron. Schließlich kommt in neuester Zeit noch das Elektrocortin dazu, über das jedoch kaum genügende Erfahrungen vorliegen.

Wir haben uns mit Herrn Dirscherl und Frau Langecker das Thema der Stoffwechselwirkungen der Steroide insofern geteilt, als ich versuchen werde, Ihnen die allgemeine Stoffwechselwirkung am Ganztier mit einigen wenigen Seitenblicken auf den Menschen vorzutragen, unter Ausschluß der Wirkungen auf den Wasser- und Mineralhaushalt. Herr Dirscherl wird die Wirkung auf den Fermenthaushalt und die Beeinflussung von Organen und Fermentsystemen in vitro behandeln, während Frau Langecker die Wirkungen auf den Wasser- und Mineralhaushalt besprechen wird.

Die Behandlung des vorliegenden Themas ist deshalb schwierig, weil wirklich eindeutige Experimente nur in sehr geringer Zahl vorliegen und noch so schöne und reproduzierbare Beobachtungen meist vieldeutig sind, so daß alle Schlüsse, die aus den experimentellen Beobachtungen gezogen werden, mit einem großen Unsicherheitsfaktor behaftet sind.

Ich beginne mit der Besprechung des Eiweißstoffwechsels. Seine allgemeine Förderung kommt z. B. in der Wirkung der in Frage kommenden Hormone auf das Körperwachstum bzw. auf das Körpergewicht zum Ausdruck. Als fördernd begegnen uns die Androgene (*117, 121, 10, 201, 133*), ferner die Mineralocorticoide, in einem geringen Maß auch die Gestagene und Oestrogene, welch letztere jedoch schon zu den hemmenden Stoffen überleiten, da ihnen besonders am wachsenden Organismus auch eindeutige Hemmwirkungen zukommen. Als ausgesprochen hemmend haben wir die Glucocorticoide (*102, 91*) zu betrachten.

Über die proteinanabole Wirkung der Androgene wurde 1946 (*123*) letztmalig von KOCHAKIAN zusammenfassend referiert. Sie wurde schon frühzeitig mit noch unreinen Hormonkonzentraten am Tier (*131, 117, 121*), später auch am Menschen (*106, 107*) beobachtet. Sie äußert sich neben der Gewichtszunahme am deutlichsten in einer Minderung der N-Ausscheidung bei Tier (*132, 118, 63, 121*) und Mensch, die im N-Gleichgewicht bei konstanter Diät gehalten werden. Die N-Ausscheidung im Kot wird nicht beeinflußt (*131*). Die Hemmung der Harn-N-Ausscheidung betrifft praktisch ausschließlich den Harnstoff (*131, 132*). Sie ist begleitet von einer Abnahme des Rest- und Harnstoff-N im Blut (*110, 109, 116*). Sie ist relativ unabhängig von N-Zulagen in der Nahrung (*131, 130*) und beträgt bei Hunden 50—60 mg N je kg und Tag (*131*). Bei Tagesgaben von 1—7,5 mg Testosteronpropionat je Tag und Tier werden unter Androgeneinwirkung von der kastrierten Ratte bis zu 250 und 300 mg N/kg retiniert (*121*). Die Wirkung ist am Kastraten stärker als am normalen Tier. Sie ist unabhängig von anderen Inkret-organen (*127*). Hypophysektomie und Thyreoidektomie (*204, 198, 123*) beeinträchtigen sie nicht. Auch der neuerliche Eiweißansatz bei Wiederauffütterung kastrierter Ratten nach einer Hungerperiode wird durch Testosteronpropionat beschleunigt und verstärkt (*128*). Allerdings ist die anabole Wirkung des Testosteronpropionats an kastrierten oder hypophysektomierten Ratten oder an kastrierten und gleichzeitig hypophysektomierten Ratten schwächer als die des hypophysären Wachstumshormones, das in diesem Sinne synergistisch und additiv mit Testosteron wirksam ist (*126*).

Am Menschen sind parenterale Tagesgaben von 25 mg Testosteronpropionat gut wirksam (*110, 201, 46*). 10 mg wirken mittelstark (*201*), während 5 mg etwa $^1/_2$ der Maximalwirkung zeigen (*201, 116*). Tagesgaben von 50 mg haben keine stärkere Wirkung als 25 mg (*109*). Depot-Androgene scheinen relativ stärker wirksam als gewöhnliches Testosteronpropionat (*235*). Bei normalen Menschen scheint N-Retention durch Androgene schwächer zu sein als bei Eunuchoiden, Kastraten oder hypophysär Gestörten (*109*). Sie ist aber deutlich an Männern (*226, 9*), an Greisen (*108, 2*) und auch an jungen Frauen (*109*) nachweisbar.

Der Gewichtsanstieg durch Androgene läßt sich nicht ganz durch N-Retention erklären. Er mag vielleicht teilweise auf Wasserretention zurückgeführt werden (*198*). An dem Gewichtsanstieg beteiligen sich die einzelnen Gewebebestandteile jedoch in etwa proportionalen Mengen (*2*). Verschiedene Organe und Gewebe sind aber verschieden stark betroffen. Die Zunahme des Gewichts der sekundären Geschlechtsorgane erklärt nur einen, wenn auch bedeutenden Teil (*110, 204*).

Das Gewicht von Leber, Herz und Niere, das nach Kastration nachweisbar abnimmt (*135, 137*), wird durch Hormonkonzentrate (*140*) oder reine Androgene (*136, 142, 143, 141, 138, 139*) wiederhergestellt. Bei normalen männlichen und weiblichen Ratten wird eine Gewichtszunahme der Niere nicht mit Regelmäßigkeit erhalten (*123, 208, 166*). Immerhin wurde jedoch von verschiedenen Untersuchern auch an normalen männlichen und weiblichen und an kastrierten Ratten Nierengewichtsvergrößerungen nach Testosteron gefunden (*166, 209, 172, 190, 174*). Für den Erfolg des Versuches scheint Einhalten einer bestimmten Dosierung (*159*) oder sonstiger Umstände des Versuchs (*123*) von Bedeutung zu sein. An Weibchen ist die Wirkung schwächer als an Männchen (*125*). Nach Hypophysektomie war der Erfolg deutlicher (*207*). Auch an normalen Hunden (*15, 146*) war eine renotrope Wirkung von Testosteronpropionat zusammen mit einer Vergrößerung der Leber nachweisbar. Die Hypertrophie der zurückgelassenen Niere nach einseitiger Nephrektomie wird bei der Ratte durch Testosteronpropionat regelmäßig gefördert (*166, 146, 69, 70*) und am Hund (*146*) ebenfalls deutlich verstärkt.

Mit großer Sicherheit und Regelmäßigkeit läßt sich die renotrope Wirkung der Androgene an der Maus demonstrieren (*206, 205, 187, 119, 33, 55, 56*), deren Nierengewicht gelegentlich verdoppelt werden kann (*119*).

Auch an der Skeletmuskulatur des kastrierten männlichen und normalen weiblichen Meerschweinchens ließ sich eine allgemeine Hypertrophie durch Testosteron (*182*) oder andere Androgene (*120*) nachweisen. Diese „myotrope" Wirkung ist besonders deutlich am Temporalmuskel des kastrierten Meerschweinchenmännchens zu demonstrieren (*129*). Ebenfalls läßt sie sich am Levator ani der kastrierten Ratte nachweisen (*49*), an dem neben Testosteron, Testosteronpropionat, Methyltestosteron auch hypophysäres Wachstumshormon stark wirksam gefunden wurde, Progesteron wirkte schwach, während Oestradioldipropionat, Cis-Testosteron, Desoxycorticosteronacetat und Äthinyltestosteron keine Wirkung besitzen (*48*).

Die proteinanabole Wirkung der Androgene betrifft nicht nur die Zunahme der Eiweißbestandteile der Zelle selbst, sondern mindestens in bestimmten Organen auch eine Zunahme der Intercellular-Substanzen, die als Komplexe zwischen Eiweißkörpern und sauren Polysacchariden (Hyaluronsäure, Chondroitinschwefelsäure) aufzufassen sind. Als Beispiele seien das Wachstum des Hahnenkammes und die Vermehrung der Knorpel- und Knochengrundsubstanz (*144, 167*) unter dem Einfluß von Androgenen angeführt. Über die Beeinflussung der Plasmaproteine liegen verschiedene Angaben vor, die von KOCHAKIAN zusammengestellt wurden, jedoch kein klares Urteil erlauben. In einzelnen Fällen wurde keinerlei Wirkung gesehen (*110, 109*).

Nach Ansicht der meisten Bearbeiter gehen die androgene Wirkung einerseits und die proteinanabole Wirkung, gemessen an der N-Retention, der Nierenhypertrophie (*124, 11*) oder am Levator ani (*48*), nicht parallel. Die renotrope Wirkung an der kastrierten männlichen Maus ist bei 17-Methyl-Androstendiol-3,17, bei Androstandiol-3α, 17α und bei 17α-Äthyl- und 17α-Vinyl-Testosteron relativ größer als bei Testosteron oder Testosteronpropionat (*122*). In eigenen ausgedehnten Vergleichsversuchen mit zahlreichen Androgenen und verwandten Steroiden war dagegen die proteinanabole Wirkung, gemessen am Levator-Gewicht, stets mit der androgenen Wirkung gekoppelt und ihr in grober Näherung proportional. Nur für das 19-Nor-Testosteron (*13, 79, 243, 38*) wird eine stärkere myogene als androgene Wirkung in Anspruch genommen. Mit 19-Nor-Testosteron konnte auch ich eine Dissoziation von androgener und proteinanaboler Wirkung bestätigen. Mit dem Testosteronlacton, das bei fehlender androgener Wirkung stark auf N-Retention und Levator-Gewicht einwirken soll (*210*), besitze ich noch keine eigenen Erfahrungen. Mit diesen Ausnahmen zeigten in meinen eigenen Versuchen am Levator ani praktisch alle bekannten androgen wirksamen

Verbindungen „myotrope“ Wirkung. Im übrigen wurde N-Retention mit Androstandion-3,17 am Hund (*226*) nachgewiesen, während Δ^5-Androstendiol-3β, 17α, 1,2-Cyclopentenophenanthren, Cholesterin und Progesteron unwirksam waren (*226*). Nur Oestradiol und Oestron bewirkten am normalen (*226*) und auch am pankreatektomierten Hund (*63*) eine gewisse N-Retention.

Den bisher geschilderten proteinanabolen Wirkungen der Androgene stehen, wenigstens in einigen Organen und Geweben, auch katabole Wirkungen gegenüber, so reduziert Testosteron das Thymusgewicht bedeutend. Es teilt diese Wirkung mit den Oestrogenen (*181*) und Glucocorticoiden (*176*), während Progesteron (*176*) und die Mineralocorticoide eher Thymushypertrophie verursachen. Die Glucocorticoide beeinflussen außer dem Thymus auch noch das gesamte lymphatische Gewebe einschließlich der Milz. Die Wirkung von Androgenen, Oestrogenen und auch von Compound E betrifft vorwiegend den Thymus und kann gelegentlich auch sogar Hypertrophie der Lymphknoten miteinschließen.

Nach eigenen Erfahrungen reduzieren alle, auch die synthetischen oestrogen und alle androgen-wirksamen Verbindungen entsprechend ihrer oestrogenen bzw. androgenen Wirksamkeit das Thymusgewicht der infantilen männlichen Ratte in gleicher Weise wie die Glucocorticoide, während Mineralocorticoide und Progesteron eher Thymushypertrophie verursachen. Vielleicht ist auch eine in Terpentinabscessen beobachtete Hemmung der Fibroblasten-Proliferation durch Testosteronpropionat oder Oestradiolbenzoat als kataboler Effekt der Androgene bzw. Oestrogene aufzufassen (*189*).

Die Beobachtungen am Thymus und den lymphoiden Organen leiten zu den allgemein katabolen Wirkungen auf dem Gebiet des Eiweißstoffwechsels durch die Glucocorticoide der Nebennierenrinde über. Ihre allgemeine wachstumshemmende Wirkung (*102, 91*), die eindeutig durch Tagesgaben von 5 mg Cortison an der Ratte nachgewiesen werden kann, wurde schon erwähnt. Vergleiche dazu auch *101, 50*. Dem verstärkten Eiweißkatabolismus durch Glucocorticoide, Nebennierenrindenextrakte oder ACTH entspricht an normalen (*156, 91*) oder auch pankreatektomierten Ratten (*216*) eine vermehrte N-Ausscheidung im Harn. Die den Pankreasdiabetes der Ratte begleitende vermehrte N-Ausscheidung läßt sich durch Adrenalektomie reduzieren (*157*). Anschließende Anwendung von Glucocorticoiden erhöht die N-Verluste dann wieder. Beim Menschen wird durch kleine und mittlere Gaben von Cortison und Dehydrocorticosteron die N-Ausscheidung nur wenig gesteigert (*60, 225, 81*). 17-Hydroxy-11-desoxycorticosteron hatte gar keinen Einfluß auf den Eiweißstoffwechsel (*54*). Der katabole Einfluß der Glucocorticoide wurde mit ihrer diabetogenen Wirkung in Beziehung gebracht und zur Erklärung der Gluconeogenese aus Eiweiß herangezogen. Es reichen jedoch die aus der vermehrten N-Ausscheidung erschlossenen, abgebauten Eiweißmengen beim nicht hungernden Organismus nicht aus, um das Ausmaß der Gluconeogenese bei Tier (*91*) und Mensch (*60, 225, 81*) zu erklären.

Zur näheren Analyse der proteinkatabolen Wirkung der Glucocorticoide wurde die Rolle der Beeinflussung der schon erwähnten lymphoiden Organe, des Thymus, der Milz und der Lymphdrüsen mit herangezogen. Daß der lymphatische Apparat stark unter dem Einfluß der Hormone der Nebenniere steht, war schon an seiner Hypertrophie beim Addison (*64*) kenntlich und auch aus der Tendenz zur Lymphocytose nach Adrenalektomie (*31, 245, 240*) und beim Addison-Kranken (*7*) zu vermuten. Der Schwund von Thymus und Lymphknoten ist nach ACTH (*42, 43, 240, 211*) vielfältig beschrieben. Er wird bei Maus, Ratte, Kaninchen und Mensch von einer rasch einsetzenden Lymphopenie mit Tiefstwerten nach 6—9 Std. und nachfolgender Erholung nach 24 Std. (*43, 193*) eingeleitet. Nach ACTH nimmt bei der normalen (*194*), nicht aber bei der adrenalektomierten Ratte die Zahl der Lymphocyten in der Thoracicuslymphe ab. Die gleiche Wirkung haben Nebennierenrindenextrakt und Glucocorticoide (*43*).

Andere Hypophysenhormone hatten keinen Einfluß (*42, 193, 194*).

Histologisch äußert sich die Wirkung der Glucocorticoide bei Thymus und Lymphdrüsen in einer vermehrten Lymphocytolyse der reifen Lymphocyten, einer Verzögerung der Reifung der Stammzellen und schließlich in einem Schwund des reticulären Bindegewebes (*5*).

Weitere Aufschlüsse vermittelt das Verhalten der lymphoiden Organe, die immerhin 1—2% des Körpergewichtes oder etwa $^1/_3$ des Lebergewichtes ausmachen, im Hunger bei Maus und Ratte. Der Gewichtsverlust der lymphoiden Organe im Hunger entspricht etwa dem der Leber. Ihre Beteiligung am Proteinverlust im Hunger (*241*) hört nach Adrenalektomie der Mäuse auf (*241, 239*). Ihre Einschmelzung beim Hunger kann daher als Stress-Folge betrachtet werden, während der Proteinverlust im übrigen Körper unabhängig von den Nebennieren im wesentlichen unter dem Einfluß der Schilddrüse steht. Gemessen am Ausmaß des Einbaues N^{15}-markierten Glykokolls in die lymphoiden Organe hemmen Glucocorticoide den Eiweißanabolismus, während Adrenalektomie ihn fördert (*242*). Mit C^{14}-markiertem Phenylalanin, Glykokoll oder Acetat wurde ähnliches unter dem Einfluß von Cortison und Dihydrocortison beschrieben (*114*). Von anderer Seite wird allerdings keine Veränderung der Geschwindigkeit der Eiweißsynthese und des Abbaues nach Adrenalektomie gefunden (*220*).

Die Lymphocytolyse durch Glucocorticoide, ACTH oder Stress ist wohl auch die Ursache für die vielfältig unter diesen Einwirkungen vermehrt gefundene Ausscheidung von Harnsäure beim Menschen (*1, 3, 30, 163, 185, 199, 214, 217*). Die Blutharnsäure wird nach ACTH im allgemeinen vermindert, kann aber auch bei gestörter Ausscheidung als Folge der gesteigerten Bildung gelegentlich vermehrt gefunden werden (*173*). Desoxycorticosteronacetat läßt die Harnsäureausscheidung unverändert (*164*). Eine Steigerung des Harnsäurestoffwechsels läßt sich auch mit N^{15}-markierter Harnsäure nachweisen (*14*).

Die anfänglich gemachte Annahme, daß mit der Einschmelzung der lymphoiden Organe durch Corticoide oder ACTH eine Steigerung der Antikörperbildung einhergehe (*44, 45, 27*), bestätigte sich im weiteren Verlauf nicht. Die Antikörperbildung wird im Gegenteil während einer Sensibilisierung der Maus (*40*) gehemmt. Auch der anaphylaktische Schock und das Artusphänomen bei sensibilisierten Mäusen werden abgeschwächt oder unterdrückt (*40, 41*). Die Versuche werden im Sinne einer echten Hemmung der Bildung und nicht als vermehrte Zerstörung der Antikörper gedeutet (*57*). Auch am Kaninchen wurde Hemmung der Bildung von Antikörpern gegen Thyphusvaccine (*175*), Rinderserum (*169*) oder Ovalbumin (*71*) durch Cortison oder ACTH gesehen. Die Antikörperbildung gegen Stutenserumgonadotropin wurde durch Cortison gehemmt (*72*).

Trotz einzelner, anderslautender Befunde (*145*) spricht auch die klinische Erfahrung für eine allgemeine Hemmung der Abwehrreaktion durch Glucocorticoide.

Die älteren Tierversuche, aus denen auf eine Vermehrung der Antikörperbildung geschlossen wurde, sind wohl durch eine Ausschüttung präformierter Antikörper während der Lyse der Lymphocyten zu erklären (71).

Auch die mit der vermuteten verstärkten Antikörperbildung nach Corticoiden
in Beziehung gebrachte angebliche Vermehrung der Globuline im Plasma hat sich
nicht bestätigt. Zwar sollen die Globuline beim Kaninchen (44) und auch am
Hund (231) zunehmen. Es wurde jedoch kein Einfluß nach ACTH beim Kaninchen
(1) oder bei der Ratte (150) und nach Nebennierenrindenextrakt-Behandlung bei
der Ratte (149) gesehen. Leichte Erhöhung der Albuminwerte nach ACTH wurden
bei der Ratte (150) beobachtet. Klinische Erfahrungen bei der Rheumabehand-
lung (78) und der Lipoidnephrose (186) sprechen eindeutig für eine Vermehrung
der Bildung von Plasmaalbuminen nach Cortison oder ACTH, wenigstens bei
diesen pathologischen Zuständen.

Die verschiedentlich, aber nicht immer (179) beobachtete leichte Verkürzung
der Gerinnungszeit durch Cortison (184) bei Ratten oder am Menschen nach ACTH
oder Cortison (228) hat vielleicht auch mit einer Fibrinogenvermehrung neben der
Zunahme von Blutplättchen zu tun. Oestrogene verkürzen, Progesteron verlängert die Gerinnungszeit (62).

Allgemeine proteinkatabole Wirkungen der Glucocorticoide oder mindestens
die Hemmung der Eiweißsynthese lassen sich mit den verschiedensten Versuchs-
anordnungen in allen möglichen mesenchymalen Geweben und Gewebsbestand-
teilen nachweisen. Während Desoxycorticosteronacetat in Fibroblastenkulturen
das Wachstum fördert, hemmt Cortison (200). Pregnenolon hatte keine Wirkung.
Der Einfluß von Desoxycorticosteronacetat und Cortison ist hier antagonistisch,
und auch die Bildung der intercellularen Mucoproteine wird durch Cortison in der
Gewebskultur deutlich gehemmt (171).

Die allgemeine Hemmung mesenchymaler Strukturen kommt weiter zum Ausdruck in der Schmälerung der Wachstumszone der langen Röhrenknochen durch
Glucocorticoide (3) und auch in einer Hemmung des endochondralen Wachstums
durch Cortison (59). Dabei läßt sich durch Tracer-Untersuchungen eine deutliche
Hemmung der Synthese von Chondroitinschwefelsäuren und besonders von Glucos-
amin nachweisen (147). Der antagonistische Einfluß von Desoxycorticosteronacetat und Glucocorticoiden auf die Bildung ungeformter (3, 26) und geformter (26)
Intercellular-Substanz läßt sich auch histo-chemisch nachweisen (170). Dabei
sieht man, wie die Bildung saurer Mucopolysaccharide im Innern der Zelle und ihr
Auftreten in der Umgebung durch Cortison in der Gewebskultur gehemmt wird
(170). Auch die Bildung von Mucoidsubstanzen in der Zahnpulpa wird herabgesetzt (3). Die stärkere Spreading-Wirkung von Hyaluronidase in lokal mit
Nebennierenextrakt behandelten Hautbezirken mag vielleicht mit dem verringerten Bestand an Intercellularsubstanz zu tun haben (77), möglicherweise auch
das leichte Auftreten von Magenulcera bei mit großen ACTH-Gaben behandelten
Ratten (3).

Hierher gehört auch die früher schon beobachtete Hemmung der Bildung von
Fremdkörpergranulomen durch ACTH oder Glucocorticoide (37, 35), die neuer-
dings wieder im Peritoneum von Meerschweinchen, Ratte und Maus nach
Einbringen von Quarzstaub (168, 203) oder an der Hemmung der Bildung von
Granulationsgewebe in Terpentinabscessen (223) gezeigt werden konnte.

Unsere Betrachtungen über den Eiweißstoffwechsel unter dem Einfluß von Steroidhormonen abschließend, möchte ich nochmals kurz zusammenfassen:

Allgemein hemmend, bevorzugt im Gebiet des Mesenchyms die Glucocorticoide, fast allgemein fördernd die Mineralocorticoide, teils hemmend (Thymus), teils fördernd, besonders im Gebiet der quergestreiften Muskulatur und des Knochensystems die Androgene, ähnlich, aber weniger ausgesprochen die Oestrogene.

Wir wenden uns nunmehr der Besprechung des Kohlenhydratstoffwechsels zu. Die eindrucksvollsten Wirkungen finden sich hier bei den Nebennierenrindenhormonen, vorwiegend den Glucocorticoiden.

Es seien daher zunächst einige allgemein bekannte Tatsachen in Erinnerung gebracht:

Adrenalektomie senkt den Blutzucker bei Hunden (*12, 188, 196*), Katzen (*221, 73*), Ratten und Affen (*22, 24*). Gleichzeitig sind Leber- und Muskelglykogen reduziert. Im Hunger sinken Leber- und Muskelglykogen zu extrem niedrigen Werten und steigen im weiteren Verlauf des Nahrungsentzuges nicht wieder wie bei normalen Tieren an. Blutzuckerhöhe und die reduzierte Muskelleistungsfähigkeit adrenalektomierter Tiere wird durch Glucosezufuhr unwesentlich und kurzfristig gebessert (*99, 100*). Adrenalektomierte und in noch höherem Maße hypophysektomierte Tiere neigen ebenso wie der Addison-Kranke bei Nahrungsentzug oder unter den verschiedensten Stress-Einwirkungen zu schweren hypoglykämischen Krisen. Die Insulinempfindlichkeit ist indessen erhöht (*17*), aber nicht so stark wie nach Hypophysektomie. Die spezifische Resorption der Kohlenhydrate ist aufgehoben.

Durch adäquate Salzzufuhr läßt sich eindeutig ein Teil der Folgen des Nebennierenverlustes ausgleichen (*105*), doch verfallen solche ausschließlich durch Salzzufuhr kompensierte (*25, 156*) oder auch durch Transplantate am Leben erhaltene Tiere (*34*) leicht in schwere hypoglykämische Zustände, die durch Glucosezufuhr kaum beeinflußbar sind (*24*).

Man nimmt an, daß Desoxycorticosteronacetat beim Addison seine günstige Wirkung vorwiegend über die Beeinflussung des Mineralhaushaltes entfaltet (*224*), wobei auch die Verbesserung des Kreislaufs eine wesentliche Rolle spielt, während die Förderung der intestinalen Zuckerresorption wohl als direkte Wirkung betrachtet werden kann. Cortison beseitigt nicht die reaktive Hypoglykämie und ebensowenig wie im Tierversuch die Neigung zu hypoglykämischen Krisen. Im akuten Versuch wurde am adrenalektomierten Hund selbst nach intravenösen Gaben von 300—600 mg Desoxycorticosteron-Glucosid eine Blutzuckersteigerung vermißt (*222*).

Im Gegensatz dazu steigert die Zufuhr von Glucocorticoiden an adrenalektomierten Tieren den Blutzucker bis über Normalwerte. Gleiches wird auch am Addisonkranken beobachtet (*60, 225*). Cortison und Dihydrocortison erweisen sich hier am wirksamsten. Die Hypoglykämie nach Hunger oder Stress wird beseitigt (*227*). Auch an normalen Tieren und Menschen wurden nach Glucocorticoiden und ACTH Blutzuckersteigerungen gesehen. Beim normalen Hund waren jedoch Tagesgaben von 50—300 mg Cortison ohne Wirkung auf den Blutzucker (*212*).

Die nach Adrenalektomie nicht nur aus Glucose, sondern auch aus Milchsäure (*180, 23, 68*) und Brenztraubensäure (*25, 58, 112*) verminderte Glykogenbildung

wird durch Nebennierenrindenextrakte wieder erhöht (*22, 156, 80*). In kurzfristigen Versuchen erhöhen die Glucocorticoide die Bildung von Leberglykogen
aus Zucker (*229, 233*). Diese Reaktion wird bekanntlich zum Nachweis der
Glucocorticoide bei Maus und Ratte benutzt. In langfristigen Versuchen beeinflußt jedoch auch Desoxycorticosteron (*177, 234, 230, 202, 229, 233*) die Glykogenbildung sowohl aus Zucker wie aus Eiweiß (*229, 233*), worauf besonders nach-
drücklich Verzár als Argument für eine einheitliche Auffassung der Wirkungen
aller Nebennierenrindensteroide hinweist.

Bei adrenalektomierten Tieren wird die Glykogeneinlagerung bei Nahrungsentzug nur in der Leber, bei Nahrungszufuhr in Leber und auch im Muskel erhöht.
Für das Ausmaß der Glykogenbildung im Hunger ist hier der an der gleichzeitig
stattfindenden erhöhten N-Ausscheidung unter dem Einfluß von Rindenextrakten
oder Glucocorticoiden ablesbare Eiweißabbau zur Erklärung ausreichend (*154*).
Auch bei normalen, nicht adrenalektomierten Tieren erfolgt vermehrte Bildung
und Einlagerung von Glykogen durch Gluconeogenese aus Eiweiß unter dem Einfluß von Glucocorticoiden.

Besonders stark ist die Bildung von Leber- und Muskelglykogen bei normalen
kohlenhydratreich ernährten Mäusen (*156*) durch Nebennierenextrakte und die
verschiedenen Glucocorticoide in akuten Versuchen, oder an Ratten (*86*) in
chronischen Versuchen. In beiden Fällen kam es auch zu vorübergehender
Glykosurie und hier war der Eiweißverlust der Tiere nicht ausreichend, um die
Erscheinungen vollständig durch Gluconeogenese zu erklären (*102, 91, 103, 88*), so
daß man gezwungen war, zusätzlich eine Verwertungsstörung für Kohlenhydrate
unter dem Einfluß der Glucocorticoide anzunehmen (*88, 92*). Wichtig erscheint
auch, daß das Ausmaß des Eiweißabbaues im Dienst der Gluconeogenese durch
Zufuhr von Glucose oder eines Gemisches essentieller Aminosäuren reduziert
werden konnte (*51*).

In Isotopen-Versuchen ließ sich an normalen Ratten eine Versiebenfachung
der Gluconeogenese, aber keine Vermehrung der Glucoseverbrennung zu CO_2
nachweisen (*237*), während bei alloxandiabetischen Ratten Cortison eine Ver-
doppelung der Gluconeogenese unter gleichzeitiger Einschränkung der CO_2-Pro-
duktion aus Glucose bewirkte (*219*).

Die Wirkung der Glucocorticoide auf die Glykogeneinlagerung in der Leber
einerseits und die Beobachtung, daß Adrenalin zu einer Ausschüttung von ACTH
mit nachfolgender Freisetzung von Glucocorticoiden aus den Nebennieren führt
(*232, 155*), hat zu einer Revision der Erklärung des Adrenalineinflusses auf den
Coricyclus (*32*) geführt (*154*). Man nahm früher an, daß der Glykogenverlust nach
Adrenalin in der Leber wegen der schnelleren Glykogensynthese in diesem Organ
rascher durch Resynthese aus der Blutmilchsäure ausgeglichen wird als im Muskel
und begründete damit die Verschiebung des Muskelglykogens in die Leber durch
Adrenalin. Nach Adrenalektomie unterbleibt die Zunahme des Leberglykogens
nach Adrenalinanwendung bei Ratten und Behandlung mit Nebennierenextrakt
vor oder während der Einwirkung des Adrenalins stellt annähernd wieder die normalen Verhältnisse her (*154*). Die Versuche ergaben weiter, daß nach Adrenalektomie die glykogenolytische Wirkung von Adrenalin stärker ist als am
Normaltier.

Wir haben nun noch die diabetogene Wirkung der Nebennierenextrakte und Glucocorticoide zu besprechen: Bekanntlich hebt Hypophysektomie bei der Kröte den Pankreasdiabetes auf (*83*) und mildert ihn auch beim Hund (*85*). In gleicher Weise wie Hypophysektomie beeinflußt auch Adrenalektomie den Pankreasdiabetes bei Hund (*74*), Katze (*157*) und Ratte (*153, 46*) günstig.

Andererseits erhöhen Nebennierenrindenextrakte Hyperglykämie, Glucosurie und Ketonurie. In dieser Richtung wurde Cortison an normalen kohlenhydratreich ernährten Ratten (*86, 102, 156*), an mit Kohlenhydraten zwangsgefütterten Ratten (*87*), aber auch bei normal zusammengesetzter Fütterung bei genügend hoher Dosierung (5—10 mg je Tier und Tag) (*97, 95*) diabetogen gefunden. Ebenso wirkten an normalen und normalen, kohlenhydratreich ernährten Ratten Dihydrocortison und Corticosteron (*102, 91*). Auch an hypophysektomierten und pankreatektomierten Katzen waren Nebennierenrindenextrakte diabetogen (*162*).

Mindestens ein Teil der bekannten diabetogenen Wirkung von Hypophysenvorderlappenextrakten (*82, 104, 160, 152*) geht demnach über eine Ausschüttung von Glucocorticoiden als Folge des ACTH-Gehaltes dieser Extrakte. ACTH wirkt an normalen Ratten diabetogen (*98*) und verstärkt auch an partiell pankreatektomierten Ratten eine Glucosurie (*28, 52*). Der nicht durch die Nebennieren vermittelte Anteil der diabetogenen Vorderlappenwirkung, der noch nach Ausschaltung der Nebenniere nachzuweisen ist (*84*), ist auf das Wachstumshormon zurückzuführen. Dabei scheinen nach neueren Arbeiten ACTH und Wachstumshormon besonders stark in Kombination diabetogen zu sein (*28, 52, 191*). An Katzen wurde eine diabetogene Wirkung von reinem ACTH sogar vermißt (*191*); sie äußerte sich aber deutlich durch Verstärkung der diabetogenen Wirkung des Wachstumshormons. Vielleicht erklärt sich daraus die Beobachtung, daß die diabetogene Wirkung von Rindervorderlappenextrakten nicht absolut parallel mit ihrem Wachstumshormongehalt geht (*192*).

Erwähnt sei noch, daß auch der Phloridzin-Diabetes durch Adrenalektomie eine Besserung erfährt (*53*) und durch Glucocorticoide eine neuerliche Verschlechterung herbeigeführt werden kann (*236*). Auch die beim Stress durch Unterdruck auftretende Glykogenanreicherung in der Leber unterbleibt nach Adrenalektomie.

Auch mit den übrigen Steroidhormonen wurden gelegentlich Wirkungen auf den Kohlenhydrathaushalt beobachtet. So verursachten Oestrogene an partiell pankreatektomierten Frettchen unter gleichzeitiger Steigerung der N-Ausscheidung bei frei gewählter Kost Diabetes (*39*), und ebenso an partiell pankreatektomierten, kohlenhydratreich ernährten Ratten (*87, 95*), während andere Tierarten keine solche Oestrogenwirkungen zeigten (*39*). Adrenalektomie beseitigte die diabetogene Wirkung von Diäthylstilboestrol nicht (*94*); trotzdem ist aber für ihr Zustandekommen das Vorhandensein einer für sich allein nicht diabetogenen Dosis von Nebennierenextrakt erforderlich. Desoxycorticosteronacetat oder Ausgleich der Folgen der Adrenalektomie durch Natriumchlorid waren nicht ausreichend, um die diabetogene Wirkung von Stilboestrol an adrenalektomierten, partiell pankreatektomierten Ratten zu ermöglichen (*89, 90*). Wirksame Oestrogene waren Diäthylstilboestrol, Dihydrodiäthylstilboestrol, Oestradiol und Equilenin (*87, 91*). Kleine Oestrogendosen steigerten am Kaninchen den Blutzucker, während große eher Hypoglykämie verursachen. Diäthylstilboestrol machte in allen wirksamen Dosierungen stets Hyperglykämie (*134*). Ein Diabetes bei einem Cushingfall wurde durch Oestrogene verschlechtert (*36*), während ein Diabetes bei Akromegalie durch 1—2 mg Äthinyloestradiol/Tag gebessert wurde (*165*), vielleicht indirekt durch Hemmung der Sekretion von Wachstumshormon. Überhaupt wird gelegentlich Günstiges über den Einfluß von Oestrogenen beim Diabetes, besonders beim Altersdiabetes berichtet (*178, 67*).

An der partiell pankreatektomierten, kohlenhydratreich ernährten Ratte wirkten auch Androgene wie Testosteron und Methyltestosteron in massiven Dosen schwach diabetogen (*87, 91*), ebenso sehr große Dosen Progesteron (100 mg pro Tag) und 11-Oxoprogesteron (16—32 mg/Tag) (*96*). Man hat versucht, die nach Oestradiolbenzoat, Diäthylstilboestrol und Progesteron beobachtete Inselhypertrophie als Gegenregulation gegenüber einer diabetogenen Wirkung zu deuten (*111*). Erwähnt sei ferner noch, daß an der normalen und an der hypophysektomierten Ratte eine Vermehrung des Muskelglykogens nach Testosteron gesehen wurde (*20*) und daß Testosteron das Absinken des Glykogengehalts des „Levator ani" nach der Kastration und Hypophysektomie verhindert (*148*), während bei normalen Ratten keinerlei „glykostatischer Effekt" nach Testosteron nachzuweisen war. Der gelegentlich bei einem Leydig-Zelltumor beobachtete Diabetes (*158*) könnte vielleicht teilweise auf eine diabetogene Wirkung der Androgene zurückgeführt werden.

Es wären nunmehr noch die recht spärlichen Befunde über die Beeinflussung des Fettstoffwechsels durch die Steroidhormone zu referieren. Adrenalektomie bewirkt, wie Isotopenversuche zeigen, eine Beschleunigung der Synthese von Leber- und Körperfett bei der Ratte (*238*). ACTH hemmt bei der normalen Ratte die Fettsynthese (*238*). In der Leber von mit Cortison vorbehandelten Ratten war ebenfalls eine Hemmung der Fettsynthese aus markiertem Acetat nachweisbar (*21*). Da jedoch trotz der Steigerung der Fettsynthese bei der adrenalektomierten Ratte der Gesamtfettgehalt nicht zunimmt, wird zusätzlich auf einen vermehrten Abbau als Adrenalektomie-Folge geschlossen. Dieser Annahme würde allerdings die nach Adrenalektomie reduzierte Bildung von Acetacetat aus Oktanoat und deren Normalisierung durch Cortison an der Maus widersprechen (*16*). Durch Pankreatektomie wird bekanntlich die Fettsynthese aus markiertem Acetat bei der Katze praktisch aufgehoben. Durch zusätzliche Hypophysektomie oder Adrenalektomie, also durch Ausschaltung der Insulinantagonisten ACTH, Wachstumshormon und der Glucocorticoide wird sie trotz Fehlens von Insulin an diesem Versuchsobjekt wiederhergestellt (*21, 161*).

Durch ACTH und Glucocorticoide wird somit einer der Hauptwege der Verwertung der Kohlenhydrate, nämlich ihre Umwandlung in Fett, blockiert, was mindestens eine teilweise Erklärung der diabetogenen Wirkung dieser Stoffe liefert.

In älteren Versuchen wurde unter ACTH histologisch (*6*) und auch chemisch (*151*) eine Vermehrung des Leberfetts bei kohlenhydratreicher, nicht aber bei fettreicher Diät gefunden und auf eine Verlagerung von subcutanem Fett in die Leber (*6, 93*) zurückgeführt.

Auch im Mark bestimmter Knochen (*4*) und auch im braunen Inter-skapularfett (*16*) soll das durch ACTH mobilisierte Hautfett erscheinen.

Einzelne isolierte Beobachtungen, den Lipoidstoffwechsel betreffend, seien noch erwähnt: Nach längerer Oestradiolbehandlung mit „physiologischen" Dosen fand sich bei älteren Männern und Frauen keine Änderung des Serumcholesterins, der Phosphorlipide, der Gesamtlipide und der Lipoproteinfraktionen des Serums (66, 65), während andererseits Äthinyloestradiol- oder Stilboestrol-Behandlung von Klimakterikerinnen die Gesamtserumlipide und den Serumlipid-P erhöhte, das Serumcholesterin jedoch verminderte (47). Bei Ratten waren 0,5 mg Oestradiolbenzoat/Tag ohne Einfluß auf das Plasmacholesterin, verminderten jedoch die Cholesterinausscheidung in der Galle, während ACTH sie erhöhte (197). Bei Hennen wurde durch 3,1—5,7 mg Diäthylstilboestrol je kg das Serumcholesterin erhöht (183); am kastrierten Kaninchen erhöhte Oestradiolbenzoat im Endo- und Myometrium den Phosphorlipidgehalt, während Progesteron ihn nur im Endometrium steigerte (19). Die Senkung des Plasmacholesterins bei Patienten durch Cortison (115) geht vielleicht teilweise auf eine Blutverdünnung zurück. Auch Steigerungen des Plasmacholesterins durch ACTH oder Cortison wurden beobachtet (195). Methyltestosteron senkte bei einem hypogenitalen Arteriosklerotiker das vorher erhöhte Serumcholesterin und die Cholesterinester (61). Auf Grund von Erfahrungen an Patienten wurde für das Testosteron eine den Fettstoffwechsel fördernde Wirkung angenommen (113).

Der hier gegebene, keineswegs vollständige Überblick über die experimentellen Erfahrungen, betreffend die Stoffwechselwirkungen der Steroidhormone, erlaubt keine einheitliche Deutung. Verschiedene Erklärungsversuche werden wohl in dem nachfolgenden Referat eingehender besprochen werden. Es sei mir nur gestattet, kurz folgendes anzudeuten: Die proteinanabole Wirkung der Androgene wird mit der Zunahme der sauren und alkalischen Phosphatase, der Zunahme der d-Aminosäureoxydase und der Arginase (123) in Beziehung gebracht.

Die klassische Theorie von VERZÁR versucht die Wirkung der Nebennierenrindensteroide einheitlich durch Beeinflussung von Phosphorylierungsvorgängen zu erklären. Andere Untersucher stellten verschiedene Stufen des Kohlenhydratstoffwechsels als mögliche Angriffspunkte der Wirkung von Nebennierenrindensteroiden zur Diskussion, wie etwa die Hemmung der Hexokinase (29), die allerdings nicht sicher nachgewiesen werden konnte, (213, 218) oder eine Förderung der Phosphoglucomutase. Zuletzt hat LONG die Frage diskutiert, ob die Beeinflussung des Kohlenhydratstoffwechsels oder die Gluconeogenese aus Eiweiß der primäre Vorgang bei der Wirkung der Nebennierensteroide auf den Stoffwechsel ist, und mit beiden Annahmen keine allgemein befriedigende Erklärung des experimentellen Tatsachenmaterials erzielen können (154). Schließlich stellten WILHELMI (244), LUKENS (161) die Blockierung der Kohlenhydratverwertung auf dem Wege über die Umwandlung in Fett durch die Glucocorticoide in den Vordergrund der Betrachtungen. SOSKIN dagegen glaubt resignierend die Stoffwechselwirkungen der Nebennierenentfernung und ihre Beseitigung durch Glucocorticoide wenigstens vorwiegend durch Änderungen der Blutverteilung und der Anspruchfähigkeit der Gefäße für Noradrenalin erklären zu können (215). HARTMAN und Mitarbeiter (75, 76) nehmen zur Erklärung der Nebennierenrindenwirkungen noch zusätzlich einen besonderen „Fettfaktor" an, der unabhängig vom ACTH sezerniert werde.

Literatur.

1. AGNOLETTO, A., and C. AGNOLETTO: Biol. lab. (Milano) **4**, 425 (1951).
2. ALBRIGHT, F.: Harvey Lect. **38**, 123 (1942/43).
3. BAKER, B. L.: Recent Progr. in Hormone Res. **7**, 331 (1952).
4. BAKER, B. L., and D. J. INGLE: Endocrinology (Springfield, Ill.) **43**, 422 (1948).
5. BAKER, B. L., D. J. INGLE and C. H. LI: Amer. J. Anat. **88**, 313 (1951).
6. BAKER, B. L., D. J. INGLE, C. H. LI and H. M. EVANS: Amer. J. Anat. **82**, 75 (1948).
7. BALZE, F. A. DE LA, E. C. REIFENSTEIN JR. and F. ALBRIGHT: J. Clin. Endocrin. **6**, 312 (1946).
8. BASS, D. E., D. C. FAINER, R. K. BLAISDELL and F. DANIELS JR.: Federat. Proc. **10**, 10 (1951).
9. BASSETT, S. H., E. H. KEUTMANN and C. D. KOCHAKIAN: Macy Conf. Metabol. Aspects Convalescence **3**, 180 (1943).
10. BASSETT, S. H., E. H. KEUTMANN and C. D. KOCHAKIAN: Macy Conf. Metabol. Aspects Convalescence **4**, 165 (1943).
11. BELAND, E., G. MASSON and H. SELYE: Federat. Proc. **3**, 4 (1944).
12. BIERRY, H., et L. MALLOIZEL: C. r. Soc. Biol. (Paris) **65**, 232 (1908).
13. BIRCH, A. J.: Ann. Rep. Progr. Chem. (London) **47**, 210 (1950).
14. BISHOP, C., W. GARNER and J. H. TALBOTT: J. Clin. Invest. **30**, 879 (1951).
15. BLACKMAN, S. S. JR., C. B. THOMAS and J. E. HOWARD: Bull. Johns Hopkins Hosp. **74**, 321 (1944).
16. BOLE, G. G. JR., B. L. BAKER, D. J. INGLE and C. H. LI: Univ. Michigan Med. Bull. **17**, 413 (1951).
17. BODO, C. R. DE, M. W. SINKOFF and S. P. KIANG: Proc. Soc. Exper. Biol. a. Med. **80**, 350 (1952).
18. BONNER, C. D., W. H. FISHMAN, E. L. HORVES and K. MEYER: Proc. Soc. Exper. Biol. a. Med. **73**, 678 (1950).
19. BORELL, U.: Acta endocrinol. (Copenh.) **9**, 141 (1952).
20. BOWMAN, R. H.: Amer. J. Physiol. **172**, 157 (1953).
21. BRADY, R. O., F. D. W. LUKENS and S. GURIN: J. of Biol. Chem. **193**, 459 (1951).
22. BRITTON, S. W., and H. SILVETTE: Amer. J. Physiol. **100**, 693 (1932).
23. BRITTON, S. W., and H. SILVETTE: Amer. J. Physiol. **107**, 190 (1934).
24. BRITTON, S. W., R. F. KLINE and H. SILVETTE: Amer. J. Physiol. **123**, 701, 705 (1938).
25. BUELL, M. V., J. A. ANDERSON and M. B. STRAUSS: Amer. J. Physiol. **116**, 274 (1938).
26. CASTOR, C. W., and B. L. BAKER: Endocrinology (Springfield, Ill.) **47**, 234 (1950).
27. CHASE, J. U., A. WHITE and T. F. DOUGHERTY: J. of Immun. **52**, 101 (1946).
28. GLAFKIDES, C. M., L. L. BENNETT and R. GEORGE: Endocrinology (Springfield, Ill.) **50**, 684 (1952).
29. COLOWICK, S. P., G. T. CORI and M. W. SLEIN: J. of Biol. Chem. **168**, 583 (1947).
30. CONN, J. W., L. H. LOUIS and S. S. FAJANS: Science (Lancaster, Pa.) **113**, 713 (1951).
31. COREY, E. L., and S. W. BRITTON: Amer. J. Physiol. **102**, 699 (1932).
32. CORI, C. F.: Physiol. Rev. **11**, 143 (1931).
33. CRABTREE, C. E.: Endocrinology (Springfield, Ill.) **29**, 197 (1941).
34. CSIK, L.: Arb. ungar. Biol. Forsch. Inst. **3**, 367, 379 (1930).
35. CURRAN, R. C.: Brit. J. Exper. Path. **33**, 82—86 (1952).
36. DEAKINS, M. L., H. B. FRIEDGOOD and J. W. FERREBEE: J. Clin. Endocrin. **4**, 376 (1944).
37. DESAULLES, P., W. SCHULER u. R. MEIER: Experientia (Basel) **7**, 188—189 (1951).
38. DJERASSI, C., A. SANDOVAL, L. MIRAMONTES, C. ROSENKRANZ and F. SONDHEIMER: J. Amer. Chem. Soc. **75**, 4117 (1953).
39. DOLIN, G., S. JOSEPH and R. GAUNT: Endocrinology (Springfield, Ill.) **28**, 840 (1941).
40. DOUGHERTY, T. F.: Recent Progr. in Hormone Res. **7**, 307 (1952).
41. DOUGHERTY, T. F., and G. L. SCHNEEBELLI: Proc. Soc. Exper. Biol. a. Med. **75**, 854 (1950).
42. DOUGHERTY, T. F., and A. WHITE: Proc. Soc. Exper. Biol. a. Med. **53**, 132 (1943).
43. DOUGHERTY, T. F., and A. WHITE: Endocrinology (Springfield, Ill.) **35**, 1 (1944).
44. DOUGHERTY, T. F., and A. WHITE: Amer. J. Anat. **77**, 81 (1945).
45. DOUGHERTY, T. F., J. H. CHASE and A. WHITE: Proc. Soc. Exper. Biol. a. Med. **58**, 135 (1945).

46. EIDELSBERGER, J., M. BRUGER and M. LIPKIN: J. Clin. Endocrin. 2, 329 (1942).
47. EILERT, M. L.: Metabolism 2, 137 (1953).
48. EISENBERG, E., and G. S. GORDAN: J. Pharmacol. a. Exper. Ther. 99, 38 (1950).
49. EISENBERG, E., G. S. GORDAN and H. W. ELLIOTT: J. Pharmacol. a. Exper. Ther. 98, 7 (1950).
50. ENGEL, F. L.: Ann. Conf. Protein Metabol. 8, 34 (1952).
51. ENGEL, F. L., S. SCHILLER and E. J. PENTZ: Endocrinology (Springfield. Ill,) 44, 458 (1949).
52. ENGEL, F. L., A. VIAU, W. COGGINS and W. S. LYNN JR.: Endocrinology (Springfield, Ill.) 50, 100 (1952).
53. EVANS, G. T.: Amer. J. Physiol. 114, 297 (1936).
54. FAJANS, S. S., L. H. LOUIS and J. W. CONN: J. Labor. a. Clin. Med. 38, 911 (1951).
55. FEYEL, P.: C. r. Acad. Sci. (Paris) 214, 718 (1942).
56. FEYEL, P.: Ann. d'Endocrin. 4, 93 (1943).
57. FISCHEL, E. E., H. C. STOERK and M. BJOERNEBOE: Proc. Soc. Exper. Biol. a. Med. 77, 111 (1951).
58. FITZGERALD, O.: XVI. internat. Physiol. Kongreß Zürich 1938.
59. FOLLIS, R. H. JR.: Bull. Johns Hopkins Hosp. 90, 337 (1952).
60. FORSHAM, P. H., C. W. THORN, G. E. BERGNER and K. EMERSON JR.: Amer. J. Med. 1, 105 (1946).
61. FREY, W.: Gastroenterologia (Basel) 77, 87 (1951).
62. FUKAS, M., u. T. ADRIANOS: Gynaecologia (Basel) 133, 337 (1952).
63. GAEBLER, O. H., and S. M. TARNOWSKI: Endocrinology (Springfield, Ill.) 33, 317 (1943).
64. GATTMAN, G. P.: Arch. of Path. 10, 742, 895 (1930).
65. GLASS, S. J., H. ENGELBERG, R. MARCUS and J. W. GOFMAN: Proc. Soc. Exper. Biol. a. Med. 80, 264 (1952).
66. GLASS, S. J., H. ENGELBERG, R. MARCUS, H. B. JONES and J. GOFMAN: Metabolism 2, 133 (1953).
67. GOMEZ, F., and D. L. TURNER: Proc. Soc. Exper. Biol. a. Med. 34, 404 (1936); 35, 365 (1936).
68. GÖTELL, O.: Klin. Wschr. 1941, 825.
69. HALPERN, B. N., et L. COURNOT: C. r. Soc. Biol. (Paris) 146, 64 (1952).
70. HALPERN, B. N., L. COURNOT et J. CAMN: C. r. Soc. Biol. (Paris) 145, 1080 (1951).
71. HALPERN, B. N., G. MAURIC, A. HOLTZER and N. BRIOT: J. Allergy 23, 303 (1952).
72. HAMBURGER, C.: Acta endocrinol. (Copenh.) 9, 99 (1952).
73. HARTMANN, F. A., C. G. MCARTHUR, F. D. GUNN, W. E. HARTMANN and J. J. MCDONALD: Amer. J. Physiol. 81, 244 (1927).
74. HARTMANN, F. A., and K. A. BROWNELL: Proc. Soc. Exper. Biol. a. Med. 31, 834 (1934).
75. HARTMANN, F. A., K. A. BROWNELL and J. S. THATCHER: Endocrinology (Springfield, Ill.) 40, 450 (1947).
76. HARTMANN, F. A., and T. Y. LIU: Federat. Proc. 9, 57 (1950).
77. HAYES, M. A., T. G. REED and B. L. BAKER: Proc. Soc. Exper. Biol. a. Med. 75, 361 (1950).
78. HENCH, P. S., E. C. KENDALL, C. H. SLOCUMB and H. F. POLLEY: Proc. Staff Meet. Mayo Clin. 24, 181, 277 (1949).
79. HERSHBERGER, L. G., E. G. SHIPLEY and R. K. MEYER: Proc. Soc. Exper. Biol. a. Med. 83, 175 (1953).
80. HOLMES, E. G., and H. LEHMANN: Brit. J. Exper. Path. 21, 196 (1940).
81. HOMBURGER, F., J. C. ABELS and N. F. YOUNG: Amer. J. Med. 4, 163 (1948).
82. HOUSSAY, B. A., y A. BIASOTTI: Rev. Soc. argent. biol. 6, 8 (1930).
83. HOUSSAY, B. A., et A. BIASOTTI: C. r. Soc. Biol. (Paris) 104, 407 (1930).
84. HOUSSAY, B. A., y A. BIASOTTI: Rev. Soc. argent. biol. 9, 29 (1933).
85. HOUSSAY, B. A., A. BIASOTTI et P. MAZZOCCO: C. r. Soc. Biol. (Paris) 114, 730 (1933).
86. INGLE, D. J.: Endocrinology (Springfield, Ill.) 29, 649 (1941).
87. INGLE, D. J.: Endocrinology (Springfield, Ill.) 29, 838 (1941).
88. INGLE, D. J.: Endocrinology (Springfield, Ill.) 31, 419 (1942).
89. INGLE, D. J.: Amer. J. Physiol. 138, 577 (1943).

90. INGLE, D. J.: Endocrinology (Springfield, Ill.) **34**, 361 (1944).
91. INGLE, D. J.: Recent Progr. in Hormone Res. **2**, 229 (1948).
92. INGLE, D. J.: Ann. New York Acad. Sci. **50**, 576 (1949).
93. INGLE, D. J.: Steroid-Hormones (Univ. of Wisconsin Press, Madison 1950).
94. INGLE, D. J.: Diabetes (N.Y.) **1**, 345 (1952).
95. INGLE, D. J.: Amer. J. Physiol. **172**, 115 (1953).
96. INGLE, D. J., D. F. BEARY and A. PURMALIS: Proc. Soc. Exper. Biol. a. Med. **82**, 416 (1953).
97. INGLE, D. J., D. F. BEARY and A. PURMALIS: Acta endocrinol. (Copenh.) **15**, 129 (1954).
98. INGLE, D. J., C. H. LI and H. M. EVANS: Endocrinology (Springfield, Ill.) **39**, 32 (1946).
99. INGLE, D. J., and J. E. NEZAMIS: Amer. J. Physiol. **155**, 15 (1948).
100. INGLE, D. J., J. E. NEZAMIS and E. H. MOSLEY: Amer. J. Physiol. **165**, 473 (1951).
101. INGLE, D. J., M. C. PRESTRUD and C. H. LI: Amer. J. Physiol. **166**, 165 (1951).
102. INGLE, D. J., R. SHEPPARD, J. S. EVANS and M. H. KUIZENGA: Endocrinology (Springfield, Ill.) **37**, 341 (1945).
103. INGLE, D. J., and G. W. THORN: Amer. J. Physiol. **132**, 670 (1941).
104. YOUNG, F. G.: Lancet **1937 II**, 372.
105. KENDALL, E. C.: XVI. internat. Physiol. Kongreß Zürich 1938.
106. KENYON, A. T.: Endocrinology (Springfield, Ill.) **23**, 121 (1938).
107. KENYON, A. T., and K. KNOWLTON: Macy Conf. Metabol. Aspects Convalescence **2**, 59, 67 (1942); **3**, 128 (1943); **7**, 26 (1944); **11**, 87 (1945).
108. KENYON, A. T., K. KNOWLTON, G. LOTVIN and I. SANDIFORD: J. Clin. Endocrin. **2**, 290 (1942).
109. KENYON, A. T., K. KNOWLTON, I. SANDIFORD, F. C. KOCH and G. LOTVIN: Endocrinology (Springfield, Ill.) **26**, 26 (1940).
110. KENYON, A. T., I. SANDIFORD, A. H. BRYAN, K. KNOWLTON and F. C. KOCH: Endocrinology (Springfield, Ill.) **23**, 135 (1938).
111. KERR, E. H., J. C. STEARS, I. McDOUGALL and R. E. HAIST: Amer. J. Physiol. **170**, 448 (1952).
112. KEYES, G. H., and V. C. KELLEY: Amer. J. Physiol. **158**, 351 (1949).
113. KINSELL, L. W., S. MARGEN, G. D. MICHAELS, R. REISS, R. FRANZ and J. CARBONE: J. Clin. Invest. **30**, 1491 (1951).
114. KIT, S., and E. S. G. BARRON: Endocrinology (Springfield, Ill.) **51**, 1 (1953).
115. KYLE, L. H., W. C. HESS and W. P. WALSH: J. Labor. a. Clin. Med. **39**, 605 (1952).
116. KNOWLTON, K., A. T. KENYON, I. SANDIFORD, G. LOTVIN and L. FRICKER: J. Clin. Endocrin. **2**, 671 (1942).
117. KOCHAKIAN, C. D.: Proc. Soc. Exper. Biol. a. Med. **32**, 1064 (1935).
118. KOCHAKIAN, C. D.: Endocrinology (Springfield, Ill.) **21**, 750 (1937).
119. KOCHAKIAN, C. D.: Endocrinology (Springfield, Ill.) **28**, 478 (1941).
120. KOCHAKIAN, C. D.: Macy Conf. Metabol. Aspects Convalescence **5**, 134 (1943).
121. KOCHAKIAN, C. D.: Macy Conf. Metabol. Aspects Convalescence **7**, 97 (1944).
122. KOCHAKIAN, C. D.: Amer. J. Physiol. **142**, 315 (1944).
123. KOCHAKIAN, C. D.: Vitamins a. Hormones **4**, 255 (1946).
124. KOCHAKIAN, C. D.: Amer. J. Physiol. **145**, 549 (1946).
125. KOCHAKIAN, C. D., and B. Beall: Amer. J. Physiol. **160**, 62 (1950).
126. KOCHAKIAN, C. D.: Amer. J. Physiol. **160**, 66 (1950).
127. KOCHAKIAN, C. D.: Ann. Conf. Protein Metab. 8, 28 (1953).
128. KOCHAKIAN, C. D., L. COHN, E. QUIGLEY and E. TRYBALSKI: Amer. J. Physiol. **155**, 272 (1948).
129. KOCHAKIAN, C. D., H. J. HARRISON and M. W. BARTLETT: Amer. J. Physiol. **155**, 242 (1948).
130. KOCHAKIAN, C. D., and W. VAN DER MARK: Proc. Soc. Exper. Biol. a. Med. **79**, 74 (1952).
131. KOCHAKIAN, C. D., and J. R. MURLIN: J. Nutrit. **10**, 437 (1935).
132. KOCHAKIAN, C. D., and J. R. MURLIN: Amer. J. Physiol. **117**, 642 (1936).
133. KOCHAKIAN, C. D., and C. E. STETTNER: Amer. J. Physiol. **155**, 255 (1948).
134. KOCSAR, L., u. L. KESZTYUS: Z. Vitamin-, Hormon- u. Fermentforsch. **4**, 228 (1951).
135. KORENCHEVSKY, V.: J. of Path. **33**, 607 (1930).

136. Korenchevsky, V.: Erg. Vitamin-Hormonforsch. **2**, 418 (1939).
137. Korenchevsky, V., and M. Dennison: J. of Path. **38**, 231 (1934).
138. Korenchevsky, V., and M. Dennison: Biochemic. J. **30**, 1514 (1936).
139. Korenchevsky, V., M. Dennison and K. Hall: Biochemic. J. **31**, 780 (1935).
140. Korenchevsky, V., M. Dennison and A. Kohn-Speyer: Biochemic. J. **27**, 1506 (1933).
141. Korenchevsky, V., M. Dennison and S. L. Simpson: Biochemic. J. **29**, 2534 (1935).
142. Korenchevsky, V., K. Hall, R. C. Busbank and J. Cohen: Brit. Med. J. **1941** I, 396.
143. Korenchevsky, V., and M. A. Ross: Brit. Med. J. **1940** I, 645.
144. Labhart, A., u. K. Schufbach: Schweiz. med. Wschr. **1951**, 992.
145. Larson, D. L., and L. J. Tomlinson: J. Clin. Invest. **30**, 1451 (1952).
146. Lattimer, J. K.: J. of Urol. **48**, 778 (1942).
147. Layton, L. L.: Arch. of Biochem. a. Biophysics **32**, 224 (1951).
148. Leonard, S. L.: Endocrinology (Springfield, Ill.) **50**, 199 (1952).
149. Levin, L., and J. H. Leathem: Amer. J. Physiol. **136**, 306 (1942).
150. Li, C. H., and W. O. Reinhardt: J. of Biol. Chem. **167**, 487 (1947).
151. Li, C. H., M. E. Simpson and H. M. Evans: Arch. of Biochem. **23**, 51 (1949).
152. Long, C. N. H.: Harvey Lect. **32**, 194 (1936/37).
153. Long, C. N. H.: Trans. Coll. Physicians Philadelphia **7**, 21 (1939).
154. Long, C. N. H.: Ciba Found. Coll. **6**, 136 (1953).
155. Long, C. N. H., and E. G. Fry: Proc. Soc. Exper. Biol. a. Med. **59**, 67 (1945).
156. Long, C. N. H., B. Katzin and E. G. Fry: Endocrinology (Springfield, Ill.) **26**, 309 (1940).
157. Long, C. N. H., and F. D. W. Lukens: J. of Exper. Med. **63**, 465 (1936).
158. Lopis, S., T. H. Bothwell and J. Swerdlow: S. Afric. Med. J. **26**, 681 (1952).
159. Ludden, J. B., E. Krueger and I. S. Wright: Endocrinology (Springfield, Ill.) **28**, 619 (1941).
160. Lukens, F. D. W.: Yale J. Biol. a. Med. **16**, 301 (1944).
161. Lukens, F. D. W.: Ciba Found. Coll. **6**, 55 (1953).
162. Lukens, F. D. W., and F. C. Dohan: Endocrinology (Springfield, Ill.) **22**, 51 (1938).
163. Luft, R., B. Sjögren u. C. H. Li: Acta endocrinol. (Copenh.) **5**, 327 (1950).
164. Luft, R., u. B. Sjögren: Acta endocrinol. (Copenh.) **10**, 49 (1952).
165. McSullagh, E. P., J. C. Peck and C. A. Schaffenburg: Cleveland Clin. Quart. **19**, 121 (1952).
166. McKay, E. M.: Proc. Soc. Exper. Biol. a. Med. **45**, 216 (1940).
167. Maassen, A. P.: Acta endocrinol. (Copenh.) **9**, 135 (1952).
168. Magarey, F. R., and J. Gough: Brit. J. Exper. Path. **33**, 76 (1952).
169. Malkiel, S., and B. J. Hargis: J. of Immun. **69**, 217 (1952).
170. Mancini, R. E., y Y. E. Sacerdote-de-Lustig: Rev. Soc. argent. biol. **27**, 86 (1951).
171. Mancini, R. E., y Y. E. Sacerdote-de-Lustig: Semana med. (Buenos Aires) **1951**, 927.
172. Mark, J., and G. R. Biskind: Endocrinology (Springfield, Ill.) **28**, 465 (1941).
173. Mason, H. L., M. H. Power, E. H. Rynearson, L. C. Ciaramelli, C. H. Li and H. M. Evans: J. Clin. Endocrin. **8**, 1 (1948).
174. Miller, H. C.: Endocrinology (Springfield, Ill.) **32**, 443 (1943).
175. Moeschlin, S., R. Bagnena, J. Bagnena u. M. Forell: Helvet. med. Acta **19**, 351 (1952).
176. Money, W. L., J. Fayer and R. W. Rawson: Cancer Res. **12**, 206 (1952).
177. Montigel, C., u. F. Verzár: Helvet. physiol. Acta **1**, 115 (1943).
178. Morton, J. H., and T. H. McSavack: Ann. Int. Med. **25**, 154 (1946).
179. Napolitano, L., e F. Piersanti: Progr. med. (Napoli) **1952**, 166.
180. Nitzesku, J. J., et G. Benetato: C. r. Acad. Sci. (Paris) **109**, 1007 (1932).
181. Papadia, S., and L. Papadia: Riv. Anat. Pat. **5**, 377 (1952).
182. Papanicolaou, D. N., and E. A. Falk: Science (Lancaster, Pa.) **87**, 238 (1938).
183. Pekkarinen, A., I. Kerppoln u. L. Petro: Acta endocrinol. (Copenh.) **10**, 212 (1952).
184. Perrini, F.: Boll. Soc. ital. Biol. sper. **28**, 39 (1952).
185. Perry, F. W., and J. P. Gemmel: Canadian J. Res. **27**, 320 (1949).
186. Pezold, F. A., u. H. H. Krüger: Ärztl. Wschr. **1952**, 531.
187. Pfeifer, C., V. Emmel and W. N. Gardner: Yale J. Biol. a. Med. **12**, 465 (1940).

188. PORGES, O.: Z. klin. Med. **69**, 341 (1909).
189. PORTUGAL, H. et al.: Int. Arch. Allergy **2**, 274 (1951).
190. RATSCHOW, M.: Dtsch. Arch. klin. Med. **189**, 104 (1942).
191. REID, E.: J. of Endocrin. **9**, 185 (1953).
192. REID, E.: J. of Endocrin. **9**, 210 (1953).
193. REINHARDT, W. O., H. ARON and C. H. LI: Proc. Soc. Exper. Biol. a. Med. **57**, 19 (1944).
194. REINHARDT, W. O., and C. H. LI: Science (Lancaster, Pa.) **101**, 360 (1945).
195. ROBINSON, H. S., R. A. PALMER, A. W. BAGNALL and H. W. MCINTOSH: Canad. Med. Assoc. J. **66**, 347 (1952).
196. ROGOFF, J. M., and G. N. STEWART: Amer. J. Physiol. **78**, 683 (1926).
197. ROSEMAN, R. H., M. FRIEDMAN and S. O. BYERS: Endocrinology (Springfield, Ill.) **51**, 142 (1952).
198. RUPP, J. J., and K. E. PASCHKIS: Metabolism **2**, 268 (1953).
199. RUSSEL, J. A.: Bull. New York Acad. Med. **26**, 240 (1950).
200. SACERDOTE-DE-LUSTIG, Y. E., y. R. E. MANCINI: Rev. Soc. argent. biol. **27**, 149 (1951).
201. SANDIFORD, I., K. KNOWLTON and A. T. KENYON: J. Clin. Endocrin. **1**, 931 (1941).
202. SASS-KORTSAK, A., F. C. WANG u. F. VERZÁR: Helvet. physiol. Acta **7**, C. 18 (1949); Amer. J. Physiol. **159**, 256 (1949).
203. SCHILLER, E.: Anat. Anz. **1951**, Suppl.
204. SCOW, R. O.: Endocrinology (Springfield, Ill.) **51**, 42 (1952).
205. SELYE, H.: J. of Endocrin. **1**, 208 (1939).
206. SELYE, H.: J. of Urol. **42**, 637 (1939).
207. SELYE, H.: J. of Urol. **46**, 110 (1941).
208. SELYE, H., and S. ALBERT: J. Pharmacol. a. Exper. Ther. **76**, 137 (1942).
209. SHAY, H., J. GERSHON-COHEN, K. E. PASCHKIS and S. S. FELS: Endocrinology (Springfield, Ill.) **28**, 877 (1941).
210. SHEMANO, I., G. S. GORDAN and E. EISENBERG: Proc. Soc. Exper. Biol. a. Med. **78**, 612 (1951).
211. SIMPSON, M. E., C. H. LI, W. O. REINHARDT and H. M. EVANS: Proc. Soc. Exper. Biol. a. Med. **54**, 135 (1943).
212. SIREK, O. V., and C. H. BEST: Proc. Soc. Exper. Biol. a. Med. **80**, 594 (1952).
213. SMITH, H., and F. G. YOUNG: Biochemic. J. **44**, 42 (1949).
214. SOLOMON, D. H., and N. W. SHOCK: J. of Gerontol. **4**, 328 (1949); **5**, 302 (1950).
215. SOSKIN, S.: Rev. Gastroenterol. **19**, 808 (1952).
216. SPRAGUE, R. G.: Proc. Staff Meet. Mayo Clin. **15**, 291 (1940).
217. SPRAGUE, R. G.: Proc. Staff Meet. Mayo Clin. **25**, 500 (1950).
218. STADIE, W. C., and N. HANGAARD: J. of Biol. Chem. **177**, 311 (1949).
219. STETTEN, DEWITT JR., J. D. WELT, D. J. INGLE and E. H. MORLEY: J. of Biol. Chem. **192**, 817 (1951).
220. STOERK, H. C., H. M. JOHN and H. N. EISEN: Proc. Soc. Exper. Biol. a. Med. **66**, 25 (1947).
221. SWINGLE, W. W.: Amer. J. Physiol. **79**, 666 (1927).
222. SWINGLE, W. W., J. PERLMUTT, E. COLLINS, P. SEAY, E. FEDOR and G. BARLOW: Proc. Soc. Exper. Biol. a. Med. **78**, 865 (1951).
223. TAUBENHAUS, M., B. TAYLOR and J. V. MORTON: Endocrinology (Springfield, Ill.) **51**, 183 (1952).
224. THORN, G. W., and P. H. FORSHAM: Recent Progr. in Hormone Res. **4**, 229 (1949).
225. THORN, G. W., P. H. FORSHAM, I. BENNET, M. ROCHE, R. REISS and A. SLESSOR: Amer. J. Med. **1950**.
226. THORN, G. W., and L. L. ENGEL: J. of Exper. Med. **68**, 299 (1938).
227. THORN, G. W., G. F. KOPF, R. A. LEWIS and E. F. OLSEN: J. Clin. Invest. **19**, 813 (1949).
228. VERSTRAETE, M., et R. VERWILGHEN: Acta clin. belg. **7**, 283 (1952).
229. VERZÁR, F.: Vitamins a. Hormones **10**, 297 (1952).
230. VERZÁR, F., u. C. MONTIGEL: Schweiz. med. Wschr. **1941**, 1382.
231. VILLAR CARO, J., and A. ZOFFMANN: Rev. exp. Enferm. Apur. dig. **12**, 139 (1953).
232. VOGT, M.: J. of Physiol. **103**, 317 (1944).

233. WANG, F. C.: Nature (London) **165**, 277 (1950).
234. WANG, F. C., and F. VERZÁR: Amer. J. Physiol. **159**, 263 (1949).
235. WARREN, M. D., and M. A. HAYES: Proc. Soc. Exper. Biol. a. Med. **79**, 503 (1952).
236. WELLS, B. B., and E. C. KENDALL: Proc. Staff Meet. Mayo Clin. **15**, 565 (1940).
237. WELT, I. D., DE W. STETTEN JR., D. J. INGLE and E. H. MORLEY: J. of Biol. Chem. **197**, 57 (1952).
238. WELT, I. D., and A. E. WILHELMI: Yale J. Biol. a. Med. **23**, 99 (1950).
239. WHITE, A.: Recent Progr. in Hormone Res. **4**, 153 (1949).
240. WHITE, A., and T. F. DOUGHERTY: Endocrinology (Springfield, Ill.) **36**, 16, 207 (1945).
241. WHITE, A., and T. F. DOUGHERTY: Endocrinology (Springfield, Ill.) **41**, 230 (1947).
242. WHITE, A., H. D. HOBERMAN and C. M. SZEGO: Endocrinology (Springfield, Ill.) **41**, 230 (1947).
243. WILDS, A. L., and N. A. NELSON: J. Amer. Chem. Soc. **75**, 5366 (1953).
244. WILHELMI, A. E.: Ciba Found. Coll. **6**, 70 (1953).
245. ZWEMER, R. L., and C. LYONS: Amer. J. Physiol. **86**, 545 (1928).

Diskussion.

CAVALLERO:

Mit Bezug auf die Mitteilung von Prof. JUNKMANN aus Berlin möchte ich einige unserer Beobachtungen über die Wirkung des Cortisons auf die metachromatische Substanz des Binde-

gewebes unterstreichen. Wir haben bereits darauf hingewiesen, daß, am normalen Tier (Ratte) Cortison die metachromatische Substanz herabsetzt und gleichzeitig eine Verminderung der Mastzellen bedingt [CAVALLERO, C., and C. BRACCINI: Proc. Soc. Exper. Biol. a. Med. **78**, 141 (1951)]. Im Granulationsgewebe und in verschiedenen Arten mykotischer Granulome konnten wir ähnliches beobachten [CAVALLERO, C.: Rev. Canad. Biol. **12**, 189 (1953)].

In weiteren, erst kürzlich aufgestellten Versuchen, haben wir die Wirkung des Cortisons auf die lokalen und allgemeinen Erscheinungen der infektiösen Myxomatose des Kaninchens studiert. Diese Viruskrankheit bedingt bekanntlich an der Inoculationsstelle eine bedeutende Anhäufung einer schleimartigen Substanz, die durch eine bescheidene fibroblastische Reaktion umhüllt wird. Mikroskopisch kann man eine amorphe, metachromatische Substanz mit wenig Fibroblasten und kollagenen Fasern beobachten;

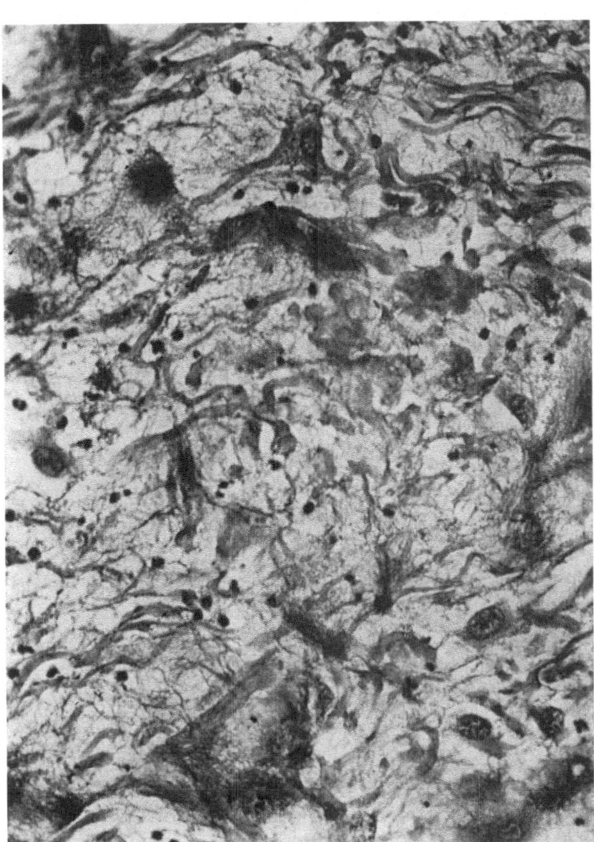

Abb. 1. Subcutanes Myxom eines nicht behandelten Kaninchens: Anhäufung einer amorphen interstitiellen Substanz von wenigen kollagenen Fasern und spärlichen Fibroblasten durchsetzt (Vergr. 300 mal).

die üblichen exsudativen cellulären Reaktionen sind dagegen nur gering. Ähnliche Erscheinungen können außerdem an verschiedenen Stellen festgestellt werden, nämlich an der Haut der Schnauze und der äußeren männlichen Genitalien, an der Augenhaut, an der Schleimhaut der oberen Luft- und Speisewege, an den Lymphknoten, am Testikel und am Herzmuskel.

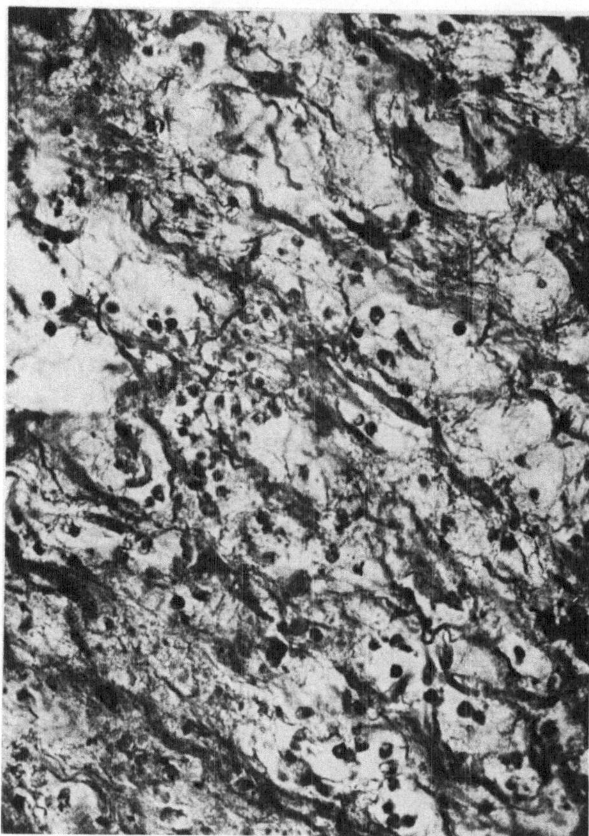

Abb. 2. Subcutanes Myxom eines mit Cortison behandelten Kaninchens: Resorption der schleimartigen interstitiellen Substanz (Vergr. 300mal).

In unseren Versuchen wurden die Tiere subcutan mit einem lyophilisierten Myxom, das wir vom Pasteur-Institut (Paris) bekamen, injiziert; die Krankheit wurde serienweise durch Blutinjektionen infizierter Kaninchen übertragen. Die kranken Tiere wurden in drei Gruppen verteilt: eine nichtbehandelte Kontrollgruppe, eine mit 5 mg Cortison pro Tag und pro kg Körpergewicht subcutan injizierte Gruppe (in dieser Gruppe erfolgte die erste Injektion gleichzeitig mit der Virusinoculation), und eine mit der gleichen Cortisondosis nach Einsetzen der Symptomatologie behandelte Gruppe.

In der ersten Gruppe beobachteten wir die geschilderten Erscheinungen und der Tod erfolgte 7 bis 10 Tage nach der Injektion durch eine weitgehende Infiltration der Atmungsschleimhaut, die eine Atmungsinsuffizienz zur Folge hatte.

In der zweiten Gruppe verhinderte das Cortison teilweise oder gänzlich die klinischen Krankheitserscheinungen. Bei den Fällen, die ein deutliches Krankheitsbild aufwiesen, war die Inkubationsperiode länger und der Tod erfolgte erst später.

Bei der dritten Gruppe konnten wir dagegen keine günstige Wirkung des Cortisons auf den Verlauf der Krankheit beobachten.

Die histologischen Befunde erlauben uns festzustellen, daß Cortison die Anhäufung interstitieller metachromatischer Substanz im Bindegewebe verhindert oder bedeutend vermindert und gleichzeitig die fibroblastische Proliferation erschwert. In den Fällen, wo die Cortisonbehandlung erst bei bestehender Krankheit begonnen wurde, konnte man in den durch metachromatisches Material infiltrierten Hautzonen eine allmähliche Reabsorption oben genannter Stoffe und das Erscheinen eines flüssigeren nicht metachromatischen Exsudats feststellen.

Mann kann daher behaupten, daß Cortison, wenn man es rechtzeitig verabreicht, eine günstige Aktion auf die Virusinfektion ausübt.

Die Behauptung, daß Cortison eine ungünstige Wirkung auf die experimentellen Infektionen ausübt, sollte daher lauten, daß die Wirkung des Cortisons in Relation zur Art der von der Infektion verursachten lokalen und allgemeinen Reaktionen steht: falls diese, wie im Fall der infektiösen Myxomatose des Kaninchens, eine Anhäufung metachromatischer Substanz im

Bindegewebe mit sich bringt, kann Cortison günstig auf den Verlauf der Krankheit durch eine Verminderung obengenannter Stoffe wirken. Unsere Untersuchungen bestätigen weiterhin eine hindernde Wirkung des Cortisons auf die interstitielle, metachromatische Substanz des Bindegewebes, die wahrscheinlich eine mucoproteide oder mucopolysaccharide Natur hat.

SCHENNETTEN:

Ich darf den Ausführungen von Herrn JUNKMANN bezüglich des Muskelstoffwechsels und seiner Beeinflussung durch Steroidhormone einiges beifügen. Wir konnten als Ergänzung am Herzmuskel tierexperimentell mit KLOSE und OTTO feststellen, daß durch exzessiv hohe Dosierung — etwa in der Größenordnung des 50- bis 100fachen der üblichen, auf den Menschen umgerechneten Dosierung —, Wirkungen am Herzmuskel zu erzielen waren, die sich elektro-kardiographisch in infarktähnlichen Bildern und histologisch durch eine fibrinoide Verquellung, Rundzellinfiltrate sowie gelegentliche Schwielenbildung äußerten. Wir kamen zu dieser hohen Dosierung auf Grund von Behandlungsversuchen am Plasmocytom mit hohen Dosen von Dioxystilben. Man möge also bei bereits vorliegender Herzerkrankung mit hohen Dosierungen derartiger Prägungsstoffe vorsichtig sein.

Dann darf ich mir noch eine zweite Bemerkung zu den Ausführungen von Herrn JUNKMANN erlauben, die Wirkung der Steroidhormone auf den Blutzuckerspiegel betreffend: Es ist aus der Klinik bekannt, daß es bei Herzinfarkten zu einem Anstieg des Blutzuckerspiegels kommt, der Tage anhalten kann. Es fragt sich, ob man dies einfach mit einer Stresswirkung bzw. mit einem „Gewitterschlag ins Vegetativum", wie wir es einmal genannt haben, erklären kann oder aber, ob nicht die infarktbedingte Durchblutungsstörung — SCHIMERT hat dies ja am BEZOLD-JARISCH-Reflex gezeigt — zu einer vorübergehenden Schädigung des insulären Apparates des Pankreas führt und so den Blutzuckeranstieg erklärt.

PFEFFER:

Ich möchte zu dem Vortrag von Herrn Prof. JUNKMANN einige Fragen stellen: Die eiweiß-katalysierende Wirkung der Hormone ist doch abhängig von gewissen Gegebenheiten: 1. natürlich von der Dosierung, 2. aber auch von der Konstitution oder Kondition der verschiedenen Objekte, an denen man es prüft. Und zwar wissen wir aus Arbeiten von INGLE, daß das Cortison beim nebennierenlosen Tier in geringen Dosen gegeben einen eiweißanabolisierenden Effekt hat.

Ich möchte weiter sagen, daß die negative Stickstoffbilanz durch einen Stress abhängig ist von der Konstitution. Es ist bekannt, daß bei Normalpersonen unter Stressbedingungen ein wesentlich größerer Stickstoffabbau erfolgt, als z. B. bei kachektischen Personen. BROWNE hat das nachgewiesen und auf der 1. ACTH-Konferenz gezeigt, daß Carcinompatienten und auch sonst marantische Personen einen wesentlich geringeren Stickstoffabbau zeigen, als Normalpersonen unter Stressbedingungen.

Literatur.

BROWNE, J. S. L. et al: Proc. 1th Clinic. ACTH-Conf. **1950**, 108. — INGLE, D. J.: J. Clin. Endocrin. **10**, 1312 (1950).

WEISSBECKER:

Herr Prof. JUNKMANN hat erwähnt, daß nach Adrenalin eine ACTH-Ausschüttung aus der Hypophyse erfolgt und demnach eine vermehrte Produktion von Nebennierenrindenhormon. Diese Frage hat uns schon lange interessiert, da ja die Adrenalinteste der Nebennierenfunktion (oft fälschlicherweise als THORN-Test bezeichnet) darauf basieren. Ich möchte betonen, daß es bisher noch niemals einwandfrei gelungen ist, nach Adrenalingabe eine Steigerung des ACTH-Gehalts des Blutes nachzuweisen. Außerdem zeigen die letzten Arbeiten mit der NELSON-Technik zum Nachweis von Cortisol im Blut nach Adrenalin keinen Anstieg. Auch THORN lehnte es kürzlich auf dem Schweizer Endokrinologenkongreß auf Grund großer Versuchs-reihen ab, dem Adrenalin irgendeine wesentliche Bedeutung für die Nebennierenfunktion zuzuerkennen. Nach unseren Versuchen läßt sich injiziertes, allerdings nur mit Ballaststoffen verunreinigtes ACTH durch Heparin inaktivieren. Und zwar durch Salzbildung, wahrschein-lich über die unspezifische Eiweißkomponente. Durch Protamin-Sulfatzusatz kann die reine ACTH-Wirkung wieder hergestellt werden. Die Eosinopenie und der Blutzuckeranstieg nach Adrenalin läßt sich dagegen durch Heparin nicht beeinflussen. Es ist also wenig wahrschein-lich, daß Adrenalin ACTH mobilisiert. Mit ACTH behandelte Rheumatiker werden rasch beschwerdefrei. Man kann aber Adrenalin geben soviel man will, die rheumatischen Beschwerden bestehen unverändert weiter.

VOSS:

Ich möchte Herrn Prof. JUNKMANN folgendes fragen: KOCHAKIAN hat doch sehr viel Versuche mit der Beeinflussung der anabolen Wirkung der Androgene angestellt; u. a. hat er aber auch mitgeteilt, daß bei einem chronischen Versuch an der Ratte nach einer gewissen Zeit die anabole Wirkung in eine katabole Wirkung umschlägt. Nun ist das insofern interessant, als im allgemeinen die therapeutische Anwendung zu solchen Zwecken ja auch chronisch stattfindet.

Nun möchte ich fragen, ob sich die Angaben von KOCHAKIAN an anderen Tieren oder auch an der Ratte bestätigt haben, so viel mir bekannt, ist nichts Bestätigendes erschienen.

TAMM:

Ich möchte an Herrn Prof. JUNKMANN bezüglich der durch die Glucocorticoide gehemmten Fettsäuresynthese eine Frage richten. Meines Wissens nimmt man heute an, daß die Glucocorticoide allgemein einen hemmenden Effekt auf Substanzen mit einer SH-Gruppe haben. Ich glaube, CONN konnte dies als Erster zeigen, indem er einen durch ACTH-Zufuhr ausgelösten Steroiddiabetes durch Glutathiongaben beseitigen konnte. Auch scheint das Glutathion den hemmenden Effekt des Cortisons im sog. „Spreadingtest" an der Haut aufzuheben. Wenn man die SH-Gruppen-Hemmung verallgemeinert, so müßte man hier auch das Coenzym A einbeziehen. Möglicherweise ließe sich hierdurch die verminderte Fettsäuresynthese z. T. erklären. —

Zur Diskussionsbemerkung von Herrn Prof. WEISSBECKER möchte ich folgendes anmerken: Die Untersuchungen der Plasmacorticosteroide unter Adrenalin sind sowohl von der Utah-Gruppe als auch von LABHART in Zürich nur im venösen Blut gemacht worden, so daß man über das Verhalten derselben im arteriellen Schenkel keine Anhaltspunkte hat. Die Annahme einer vermehrten Inaktivierung der Plasmacorticosteroide in der Peripherie nach Adrenalinzufuhr ist somit noch unentschieden.

JUNKMANN:

Zunächst darf ich den Herren Diskussionsrednern für die Ergänzungen, die ihre Bemerkungen zu meinen und den Ausführungen der übrigen Referenten gebracht haben, verbindlich danken.

Betreffend den Blutzuckeranstieg beim Herzinfarkt, den Herr SCHENNETTEN erwähnte, möchte ich jedoch lieber dem Adrenalin die Schuld zuschieben und weniger glauben, daß hier den Glucocorticoiden als Stressfolge die entscheidende Rolle zukommt.

Zu der Bemerkung von Herrn PFEFFER ist eigentlich kaum etwas hinzuzufügen. Es ist zuzugeben, daß kleine Dosen Cortison auch anabole Wirkungen haben können, besonders an nebennierenlosen Tieren, und daß die starken katabolen Wirkungen sehr von den Nahrungsbedingungen und dem sonstigen Zustand der Versuchstiere abhängig sind.

Zu den Einwänden von Herrn WEISSBECKER möchte ich bemerken, daß die Hauptstütze der Annahme, daß Adrenalin zu einer ACTH- und nachfolgenden Corticoidausscheidung führt, in den Versuchen von MARTHE VOGT liegt, die die Zunahme der Glucocorticoid-Ausscheidung im Nebennierenvenenblut nachweisen konnte. Die endgültige Entscheidung dieser Frage möchte ich jedoch trotzdem gern der Zukunft überlassen.

Zu den Fragen, die Herr VOSS bezüglich der anabolen Wirkungen bei der Ratte aufgeworfen hat, möchte ich sagen, daß es zutrifft, daß bei der Ratte die anabole Wirkung bei längerer Versuchsdauer nachläßt. Ich glaube jedoch, daß bei Hund und Katze die anabole Wirkung ziemlich unbegrenzt ist.

Die Bemerkungen von Herrn TAMM hinsichtlich der Fettsäuresynthese sind durchaus zutreffend. Die Bedeutung der SH-Gruppe und des Coenzyms A, das ja nach den neuesten Arbeiten eine außerordentlich zentrale Stellung im Stoffwechsel einnimmt, sind zu unterstreichen. Vom Coenzym A aus erfolgt die Weichenstellung des Stoffwechselverlaufs in Richtung Eiweiß, Fett oder Kohlenhydrate. Ich glaube, es war WILHELMI, der Gründe dafür anführt, daß der anabole und katabole Teil des Fettsäure-Cyclus nicht auf demselben Wege verlaufen, sondern daß der Aufbau anders erfolgt als der Abbau und daß nur der Abbau-Weg durch die Glucocorticoide gehemmt wird. Allerdings stehen diese Untersuchungen noch in einem recht frühen Stadium, so daß ich mir eine abschließende Stellungnahme heute nicht erlauben möchte.

Aus dem Physiologisch-chemischen Institut der Universität Bonn/Rh.

Gewebestoffwechsel und Steroidhormone.

Von

W. DIRSCHERL.

Mit 2 Textabbildungen.

Über das Thema „Gewebestoffwechsel und Steroidhormone", unter welchen wir die chemisch verwandten Hormone der Keimdrüsen und der Nebennierenrinde verstehen, in kurzer Zeit *zusammenfassend* zu berichten, ist unmöglich. Es wäre vor 10 und 15 Jahren möglich gewesen, als darüber kaum etwas bekannt war. Seitdem haben sich aber verschiedene Laboratorien mit diesen Problemen in zunehmendem Maße beschäftigt, ohne daß man davon sprechen könnte, daß der Höhepunkt bereits erreicht oder gar überschritten sei. Ich nenne z. B. die Arbeitskreise von VERZÁR in Basel, KOCHAKIAN in Oklahoma, R. K. MEYER und McSHAN in Madison, EISENBERG, GORDAN und ELLIOTT in San Francisco, HAYANO und DORFMAN in Shrewsbury und unser Bonner Institut, das sich, zunächst ohne Kenntnis der meisten ausländischen Arbeiten, seit 1945 besonders mit der Einwirkung von Steroidhormonen auf den Gewebestoffwechsel (Atmung, Glykolyse) verschiedener tierischer Organe und auf Fermente in vitro beschäftigt, um die Frage einer direkten Hormonwirkung zu klären.

Bei der Kürze der verfügbaren Zeit beschränke ich mich darauf, einige Grundlinien dieses Forschungsgebietes aufzuzeigen und einige sich dabei ergebende grundsätzliche Fragen zu erörtern.

Weitaus am meisten ist über die Abhängigkeit der Gewebsatmung von Steroidhormonen in vivo und in vitro gearbeitet worden, z. T. wohl auch deshalb, weil die im allgemeinen angewandte manometrische Atmungsmessung relativ einfach zu handhaben ist. Über die Glykolyse, besonders die aerobe, sind viel weniger Untersuchungen ausgeführt worden; ihre Bestimmung ist technisch schwieriger, auch mit der manometrischen Technik, die zudem nicht spezifisch ist, aber vor spezifischeren Methoden (der colorimetrischen nach BARKER und SUMMERSON, der polarographischen nach DIRSCHERL und BERGMEYER) den Vorzug hat, sich besser für die zeitliche Verfolgung der Glykolyse zu eignen. Ferner ist die Abhängigkeit der Glykogenolyse und Glykogenese von Steroiden, besonders den Hormonen der Nebennierenrinde, näher studiert worden.

Über den Gewebestoffwechsel von Eiweiß, Fett und Lipoiden ist, im Gegensatz zu dem der Kohlenhydrate, bisher weniger bekannt geworden, so daß ich ihn unberücksichtigt lasse.

Viele Untersucher haben in vivo und in vitro nach Beziehungen zwischen Fermenten und Steroidhormonen gesucht in der Absicht, erkannte Abhängigkeiten des Gewebestoffwechsels aufzuklären. Ich möchte daher auch versuchen zu zeigen, ob und wie weit es z. Z. möglich erscheint, steroidabhängige Veränderungen im

Gewebestoffwechsel auf solche von Fermenten zurückzuführen. Dies soll vor allem an den Beispielen der Atmung, der Glykolyse und des Glykogenstoffwechsels versucht werden.

Atmung.

In Tab. 1 ist summarisch wiedergegeben, wie sich Atmung (Q_{O_2}) und Succinodehydraseaktivität verschiedener Organe (meist von männlichen Ratten) verhalten: nach Kastration, nach Behandlung von Kastraten mit dem der entfernten Keimdrüse entsprechenden Steroidhormon; ferner in vitro (bei Zusatz von Hormon) im Gewebe des normalen und des kastrierten Tieres.

Vor Besprechung dieser Tabelle sei kurz auf das Succinoxydase-System hingewiesen. Die Succinodehydrase wirkt zusammen mit Cytochrom b, einem noch nicht näher bekannten Faktor, weiter Cytochrom c und Cytochromoxydase (Warburgsches Atmungsferment). Die Gesamtheit von Succinodehydrase, Cytochromen und Cytochromoxydase wird als Succinoxydase oder Succinoxydase-System bezeichnet. Als ein wichtiges Glied des für die Endoxydation der Fette und Kohlenhydrate sowie der Aminosäuren notwendigen Citronensäurecyclus erscheint die Bernsteinsäure von repräsentativem Interesse.

Bernsteinsäure → Succinodehydrase → Cytochrom b → unbekannter Faktor → Cytochrom c → Cytochromoxydase → O_2.

Erläuterungen zu Tabelle 1 (Atmung).

Vesiculardrüsen. Nach Rudolph und Samuels (1949) (*1*) steigt die Atmung bei jungen kastrierten Ratten nach einmaliger Injektion von 1 mg Testosteronpropionat (Tp) in 10 Std. an, wobei gleichzeitige Zunahme von Drüsengewicht sowie Wasser- und Fructosegehalt erfolgt. Die Beeinflussung des Stoffwechsels wird für den primären Effekt gehalten.

Porter und Melampy (1952) (*2*) fanden zwar den Q_{O_2} beim Kastraten (250—300 g) nicht verändert, sahen aber bei täglicher Injektion von 0,5 mg Tp nach 2 Tagen Anstieg der Atmung auf übernormale Werte, die bei weiterer Tp-Zufuhr wieder auf Normalwerte absinkt. Einige Tage nach der Kastration sank die Kathepsinaktivität ab, nach Tp-Zufuhr stieg sie wieder an; ähnlich verhielten sich saure und alkalische Phosphatase.

Die Succinodehydrase-Wirksamkeit der Vesiculardrüsen nimmt nach Davis, Meyer und McShan (1949) (*3*) ähnlich wie das Drüsengewicht schon 1 Tag nach der Kastration ab, zu einer Zeit, zu der nach Moore auch die Sekretion zurückgeht. Werden den Kastraten alle 12 Std. 0,3 mg Tp zugeführt, so steigt die Fermentaktivität mit dem Drüsengewicht wieder an.

In vitro bleibt die Atmung bei Zusatz von bis zu 50 γ Tp/ml unbeeinflußt (Dirscherl und Breuer, 1953) (*4*).

Prostata. Kastration führt zu Herabsetzung der Atmung (Bern, 1953) (*5*), Verabreichung von Tp beim kastrierten Hund zu Atmungssteigerung (Barron und Huggins, 1944) (*6*). Als Folge der Kastration kommt es am 4. Tag zu Abnahme der Succinodehydraseaktivität, die sich durch Injektion von Tp wieder beheben läßt (Davis, Meyer und McShan, 1949) (*3*).

In vitro wird die Atmung nach Bern (1953) (*5*) durch 50 γ T gehemmt (Normaltiere) bzw. nicht beeinflußt (Kastraten); kleinere Konzentrationen (0,5 und 0,5 · 10^{-3} γ/ml) bewirkten in beiden Fällen teils Aktivierung, teils Hemmung. Möglicherweise liegt hier, wie Bern meint, eine nivellierende Wirkung im Sinne Dirscherls vor.

Uterus. Nach Kastration ist der Q_{O_2} erniedrigt, nach Zufuhr von 2,5 γ Oestron (KERLY, 1940) (*7*) bzw. 0,5 γ Oestradiol (ROBERTS und SZEGO, 1953) (*8*) wieder erhöht, und zwar schon nach 1 Std. bei intravenöser Injektion (*8*). Die Succinodehydraseaktivität des Kastratenuterus wird durch anaesthetisierende Dosen von Diäthylstilboestrol nicht beeinflußt (MEYER und McSHAN, 1950) (*9*). Auch in vitro bewirken synthetische Oestrogene keine Veränderung der Succinodehydrasewirkung (CASE und DICKENS, 1948) (*10*).

Die Uterusatmung normaler Mäuse wurde durch 1 γ Oestron/ml bei manchen Tierkollektiven gesteigert, bei anderen nicht verändert (DIRSCHERL und BREUER, 1953) (*11*). Auch die Atmung von menschlichem Endometrium und Placenta wurde durch 1 γ Oestradiol/ml gesteigert (HAGERMAN und VILLEE, 1953) (*12*).

Leber. Bei jungen Ratten war die Leberatmung nach der Kastration etwas erniedrigt; bei folgender 30 tägiger Behandlung mit täglich 1 mg Tp kam es zu einem weiteren Absinken (EISENBERG, GORDAN und ELLIOTT, 1949) (*13*). In vitro bewirkte 1 mg T/ml Hemmung der Atmung der Kastratenleber (*13*). Die Leberatmung (*14*) und -Succinodehydrasewirkung normaler Ratten wird durch Zusatz großer Konzentrationen von Oestrogenen oder Androgenen gehemmt (*9, 10*). Durch kleine Konzentrationen von Tp wurde das Cytochrom-Cytochromoxydase-System der Mäuseleber nicht sicher beeinflußt (DIRSCHERL und BERGMEYER, 1952) (*15*).

Bei der Maus bleibt die Leberatmung nach Kastration unverändert (TIEN HO LAN, 1942) (*16*). Implantation von 20 mg Tp führt nach 42—70 Tagen zu keiner Veränderung der Atmung.

Niere. Auch hier bleibt bei der Maus die Atmung nach Kastration und Hormonbehandlung unverändert (*16*).

Die Nierenatmung der Ratte wird durch große Konzentrationen von Androgenen (und Oestrogenen) gehemmt (HAYANO, SCHILLER und DORFMAN, 1949) (*14*), ebenso das Succinoxydase-System durch synthetische Oestrogene (*9*).

Zwerchfell. Bei jungen Rattenmännchen führt die Kastration zu keiner Atmungsveränderung, ebensowenig 30 tägige Behandlung mit 1 mg Tp täglich (*13*). In vitro bewirkte Zusatz von 1 mg T/ml Hemmung der Zwerchfellatmung bei normalen und kastrierten Ratten (*13*).

Levator ani. Hier wurden von EISENBERG, GORDAN und ELLIOTT (*13*) die gleichen Befunde wie beim Zwerchfell erhoben.

Perineal- und Rücken-Muskulatur. LEONARD (1950) (*17*) konnte trotz eingetretener Atrophie keine Veränderung von Atmung und Succinodehydrasewirkung nach Kastration feststellen.

Gehirn. Nach Kastration ist der Q_{O_2} erhöht (*13*); dieser Effekt ist allerdings nicht immer zu beobachten, er fehlt bei älteren oder schlecht ernährten Tieren, wahrscheinlich auch bei manchen Stämmen. 30 tägige Behandlung mit 1 mg Tp täglich führt wieder zu Herabsetzung der Atmung auf normale Werte (*13*). In vitro bewirkt 1 mg T/ml bei Gehirn normaler und kastrierter Tiere Atmungshemmung (*13*). Die Succinodehydrasewirksamkeit wird in vitro durch synthetische Oestrogene gehemmt (*9, 10*).

Tabelle 1. *Steroidabhängigkeit von Atmung und Succinodehydrase.*

↓ bedeutet Abnahme; ↑ Zunahme; 0: keine Veränderung.
—: nicht untersucht. ↓↑ 0: nivellierende Wirkung.
R: Ratte; M: Maus; H: Hund. Konz. in mg bzw. γ/ml (in vitro).
Eingeklammerte Zahlen: Literaturzitate.

Organ	in vivo				in vitro			
	Kastration		Kastration + Tp		Kastration + T(p)		Normal + T(p)	
	Qo_2	Succ. D.	Qo_2	Succ. D.	Qo_2	Succ. D.	Qo_2	Succ. D.
Vesiculardrüsen (R) . . .	0 (2)	↓ (3)	↑ 1 mg (1) 2×0,5 mg (2)	↑ (3)	—	—	0 (4) (50 γ)	—
Prostata (R)	↓ (5)	↓ (3)	↑ (6) (H)	↑ (3)	(↑↓) 0,5 γ (5) 0 50 γ (5)	—	(↑↓) 0,5 γ (5) ↓ 50 γ (5)	—
Uterus (R)	↓ (7)	—	↑ 2,5 γ Oestron (7) 0,5 γ Oestradiol (8)	0 (9) (Oe.)	—	0 (Oe.) (10)	↑ M. 1 γ Oestron (11)	
Leber (R) ♂	↓ (13)	—	↓ 30×1 mg (13)	—	↓ 1 mg (13)	—	↓ (14) große Dosen	↓ (9) (10)
Leber (M)	0 (16)	—	0 20 mg (16) (42—70 Tage)	—	—	—	—	—
Niere (M)	0 (16)	—	0 20 mg (16)	—	—	—	↓ (14) große Dosen (Ratte)	↓ Oe. (9)
Zwerchfell (R♂)	0 (13)	—	0 (13) (30×1 mg)	—	↓ 1 mg (13)	—	↓ 1 mg (13)	—
Levator ani (R♂)	0 (13)	—	0 (13) (30×1 mg)	—	↓ 1 mg (13)	—	↓ 1 mg (13)	—
Perinealmuskel (R) . . .	0 (17)	0 (17)	—	0 (10×1 mg)(17)	—	—	—	—
Rücken-M. (R)	0 (17)	0 (17)						
Gehirn (R♂)	↑ 0 (13)	—	↓ 30×1 mg (13)	—	↓ 1 mg (13)	—	↓ 1 mg (13)	↓ Oe. (9)

Besprechung der Tabelle 1 (Atmung).

Die vergleichende Betrachtung der Tab. 1 führt zu folgenden, meist an männlichen Ratten gewonnenen Ergebnissen:

1. *Kastration* führt zu *Erniedrigung der* in vitro gemessenen *Gewebsatmung* bei Prostata und Uterus, aber auch bei der Leber (der Ratte, nicht der Maus), nicht dagegen bei den anderen Nichtsexualorganen und den Vesiculardrüsen. Das Gehirn nimmt eine Sonderstellung ein, indem seine Atmung nach Kastration ansteigt; dies ist aber nicht immer der Fall (s. Erläuterungen).

2. *Behandlung der Kastraten mit* dem durch die Kastration ausgeschalteten *Hormon* verhindert oder behebt im allgemeinen die als Ausfallserscheinung aufgetretene Atmungsverminderung der Sexualorgane; bei der Rattenleber kommt es zu einer weiteren Abnahme der Atmung (langfristiger Versuch). War die Kastration ohne Einfluß auf die Atmung (Niere, Muskulatur), so führt auch Hormonbehandlung keine Veränderung herbei. Bei Gehirn wird die Atmung durch Tp herabgesetzt.

Daß die Gewebsatmung bei Sexualorganen von den Keimdrüsen bzw. den Keimdrüsenhormonen abhängig ist, erscheint plausibel. Wir wissen aber nicht, warum dies so und warum es bei anderen Organen, wie Niere und Muskulatur, anders ist.

3. Im gleichen Sinn wie die Atmung ändert sich bei Kastration und Hormonbehandlung die *Aktivität der Succinodehydrase* bei Vesiculardrüsen und Prostata, während beim Uterus (in vivo und in vitro) natürliches Oestrogen das Fermentsystem nicht beeinflußt. Bei der Perinealmuskulatur werden weder Atmung noch Fermentsystem verändert. Sieht man von der Ausnahme des Uterus ab, so könnte man sagen, die Abhängigkeit der Atmung der Vesiculardrüsen und der Prostata vom männlichen Keimdrüsenhormon beruhe auf einer entsprechenden Abhängigkeit der mitwirkenden Fermente, z. B. der Succinodehydrase. ˙Diese Schlußfolgerung stößt aber sofort auf Schwierigkeiten: die Atmung sollte dann in allen Organen hormonabhängig sein, da sie alle das System der Atmungsfermente enthalten. Vielleicht werden von den Hormonen nicht die essentiellen, in jedem Organ vorkommenden Komponenten des Atmungssystems angegriffen, sondern akzessorische Bestandteile, sog. Effectoren (Aktivatoren und Inhibitoren). Darauf wird noch zurückzukommen sein. — Ob der „unbekannte Faktor" im Succinoxydasesystem, an dem nach CASE und DICKENS die synthetischen Oestrogene die Hemmung bewirken, während Succinodehydrase und Cytochromoxydase nicht beeinflußt werden sollen, vielleicht in manchen Organen fehlt, ist mir nicht bekannt.

4. Wie steht es nun mit den *in vitro-Versuchen?*

Mit den besonders von amerikanischen Untersuchern verwendeten *großen Konzentrationen* (300 γ, 1 mg und mehr von T, DOC und synthetischen Oestrogenen/ml) wird die Atmung aller untersuchten Organe von normalen und kastrierten Tieren gehemmt, auch der Organe, wie Niere und Muskulatur, die in vivo „steroidunabhängig" sind. Das ist nicht weiter verwunderlich, denn diese hohen Konzentrationen sind nach unserer Meinung, und manche Untersucher sprechen die gleiche Ansicht aus, unphysiologisch. Wenn man z. B. mit 1 mg Tp an einer Ratte von 100 oder 200 g definierte Wirkungen im Stoffwechsel erzielt, so wird man diese Dosis als physiologisch ansehen dürfen. Wird aber in vitro diese physiologische Menge von 1 mg T in 1 oder einigen ml Volumen auf einige mg Gewebe oder Fermente einwirken gelassen, so handelt es sich zweifellos um eine starke Überdosierung. Nimmt man an, daß sich 1 mg injiziertes Tp gleichmäßig im Körper einer Ratte verteilt, so berechnen sich auf 100 mg Rattengewebe 1 γ, auf 1 mg Gewebe 0,01 γ Tp. In den Versuchen von Hayano, Schiller und Dorfman (14) über die Beeinflussung der Atmung von Leber- und Nierenschnitten durch Steroidhormone befinden sich z. B. in 3 ml rund 100 mg Frischgewebe und 0,2—4 mg Steroid, d. h. das 200—4000fache der in vivo-Dosis. Die mit solch hohen Hormonkonzentrationen gewonnenen Ergebnisse werden sehr wahrscheinlich keinen Schluß auf physiologische Verhältnisse zulassen; sie sind aber geeignet, zur Erklärung pharmakologischer Wirkungen herangezogen zu werden. Wie denn auch Eisenberg und Mitarbeiter aus dieser Absicht heraus die Beeinflussung der Gehirnatmung mit hohen Hormonkonzentrationen untersuchten und feststellten, daß die atmungshemmende Wirkung von Steroiden ungefähr ihrer von Selye seinerzeit aufgefundenen narkotischen Wirkung konform geht.

Im übrigen kann man nicht ohne weiteres den Schluß ziehen, daß eine Substanz, die in hoher Konzentration z. B. atmungshemmend wirkt, dies auch in kleinen Konzentrationen, wenn auch vielleicht nicht mehr meßbar, tun wird. Gerade unsere Untersuchungen haben immer wieder gezeigt, daß bei in vitro-Versuchen mit Geweben und Fermenten die Wirkungsrichtung eines Steroidhormons je nach den Wirkungsbedingungen (unter Umständen auch der Hormonkonzentration) verschieden sein kann.

Wir haben in unseren Untersuchungen von Anfang an größten Wert auf die Anwendung „physiologischer" Hormonkonzentrationen gelegt: ab etwa 1 γ/ml (einige mg Feuchtgewebe enthaltend), 10^{-1}, 10^{-2} γ usw., jeweils um eine Zehnerpotenz abnehmend. Dabei lag uns stets daran, einen großen Konzentrationsbereich abzutasten, da die wirkliche physiologische Konzentration nicht genau zu ermitteln ist.

Es ist ferner zu bedenken, daß die physiologischen Dosen für die einzelnen Gruppen der Steroidhormone durchaus verschieden sein können. Die Oestrogene wirken bereits in sehr kleinen, Progesteron, die Androgene und die NNR-Hormone erst in größeren Mengen.

Die Anwendung kleiner Konzentrationen von Steroiden bei in vitro-Versuchen bringt einen technischen Vorteil mit sich: in diesem Bereich sind die Steroidhormone noch wasserlöslich, wie aus der Tab. 2 ersichtlich ist.

Tabelle 2. *Löslichkeit (γ/ml) einiger Steroidhormone in Wasser.*

DOC.	120	18°	Miescher, Fischer und Meystre (18)
Progesteron	13	37,5°	Bischoff und Pilhorn (19)
Testosteron.	27,5	25°	Bischoff und Pilhorn (19)
	36	37,5°	Bischoff und Pilhorn (19)
	394	37,5° p_H 7,4; 3% Albumin	Bischoff und Pilhorn (19)

Das Arbeiten mit wäßrigen Suspensionen von Steroiden bringt den Nachteil mit sich, daß man nie genau weiß, welche Konzentration in der Lösung vorliegt, da die Lösungsgeschwindigkeit gering ist. Dafür ein Beispiel aus einer Arbeit von Dirscherl und Veltin (20) (Tab. 3).

Tabelle 3. *Löslichkeit von DOC in Glucose-Phosphat-Ringer-Lösung bei 37° (Schütteln).* Spektrophot. Best. (Unicam) bei 249 mμ. (Nach DIRSCHERL und VELTIN, 1953) (20).

γ DOC pro Ansatz (5 ml)	γ DOC in Lösung nach		
	60 min	90 min	120 min
125	—	117 (94%)	109 (88%)
250	91 (36%)	139 (56%)	214 (86%)
500	257 (51%)	330 (66%)	421 (84%)
	231 (46%)		

Die Lösungsgeschwindigkeit und damit die Wirkung hängt ferner stark von der Teilchengröße des Hormonpulvers ab, wie aus der Tab. 4 hervorgeht.

Tabelle 4. *Hemmung der Atmung von Leberschnitten (Ratte) durch DOC* (1 mg/2,7 ml). (Nach DIRSCHERL und VELTIN, 1953.) (*20*).

DOC	Atmungshemmung in %			
	0—30 min	30—60 min	60—90 min	90—120 min
fein gepulvert. . .	51	73	81	86
grob gepulvert . .	11	20	29	42

Selbst wenn man 2 Proben eines Steroidhormons in gleicher Weise pulverisiert, kann man zu sehr verschiedenen Ergebnissen kommen, so daß man möglichst mit demselben Präparat arbeiten muß, wenn man vergleichen will.

Wirkung kleiner Hormonkonzentrationen in vitro.

(Fortsetzung der Besprechung der Tab. 1.) Die Einzelheiten sind bereits in der Erläuterung zu Tab. 1 angeführt.

Während die Atmung der Vesiculardrüsen der normalen Ratte durch Konzentrationen bis zu 50 γ Tp/ml nicht beeinflußt wurde, haben DIRSCHERL, BERGMEYER und BREUER (*21*) bei der Drüse der Maus, die offenbar empfindlicher ist, mit kleinen Konzentrationen (1 γ/ml und weniger) nivellierende Wirkung beschrieben, wobei im allgemeinen niedrige Ausgangswerte erhöht, hohe dagegen erniedrigt werden; in einem Teil der Fälle bleibt die Wirkung aus. Bildet man den Durchschnitt der ,,Erfolgswerte", so unterscheidet er sich verständlicherweise nicht von dem der Ausgangswerte. An der Rattenprostata hat BERN mit 0,5 und 0,5 · 10^{-3} γ T/ml ähnliche Beobachtungen gemacht, so daß er eine nivellierende Wirkung im Sinne von DIRSCHERL und Mitarbeitern für möglich hält.

Am Uterus der Maus wurde die Atmung durch 1 γ Oestron/ml bei manchen Tierkollektiven aktiviert, bei anderen war diese Konzentration wirkungslos. Auch die Atmung von menschlichem Endometrium wird durch 1 γ Oestradiol/ml gesteigert, ebenso die von menschlicher Placenta.

Bei der Leber der Maus hatten wir längere Zeit mit kleinen Konzentrationen von Androgenen und Oestrogenen in vitro Beeinflussungen der Atmung festgestellt (*22*). Seit geraumer Zeit lassen sich diese Befunde aber nicht mehr reproduzieren.

Gerade bei kleinen Hormonkonzentrationen haben wir den Eindruck, daß die Wirkung von irgendwelchen unbekannten Faktoren abhängt, die nicht immer vorhanden sind. Aber sogar bei Verwendung von massiven Konzentrationen (Hormonsuspensionen) ist die Reproduzierbarkeit mitunter schwierig. So geben z. B. Dorfman und Mitarbeiter (*14*) u. a. an, daß Androsteron die Leberatmung (Ratte) in vitro mit 2,2—4,0 mg/3 ml um durchschnittlich 53% hemmte, während es später mit 1,0—4,0 mg Effekte von — 10 bis + 15% zeigte! (Da keine Einzelwerte angegeben sind, ist nicht ersichtlich, ob nivellierende Wirkung vorliegt.)

Schlußbemerkung zur Atmung.

An welchen Fermenten des Atmungssystems der Angriff der Steroidhormone erfolgt, ist noch nicht klar zu sagen. Nach mehreren Untersuchern (Dorfman; Case und Dickens; Dirscherl und Bergmeyer) wird die Cytochromoxydase nicht angegriffen, ebensowenig das Cytochrom c. Nach Case und Dickens soll es der unbekannte Faktor im Succinoxydasesystem sein, nach Dorfman ein gelbes Ferment, nach anderen wieder verschiedene Dehydrasen. Vielleicht ist dies auch von Organ zu Organ verschieden; das wäre denkbar, weil der Eiweißanteil eines Fermentes von Organ zu Organ gewisse Verschiedenheiten aufweisen kann, die vielleicht für die Bindung des Hormons von Bedeutung sind.

Glykogenolyse und Glykolyse.
Glykogenolyse (Tabelle 5).

Hier sind besonders Glykogenbildung und -abbau in Muskel (Skeletmuskel, Zwerchfell) und Leber in Abhängigkeit von der NNR studiert worden. Seit längerem ist bekannt, daß Adrenalektomie zu Glykogenabnahme besonders in der Leber (z. B. von 4—5% auf etwa 1%), weniger in der Muskulatur (z. B. von 0,5% auf etwas niedrigere Werte) führt. Diejenigen NNR-Hormone, die im 6 Std.-Test an Ratte oder Maus das Leberglykogen zu vermehren imstande sind, wurden bekanntlich als „Glucocorticoide" im Gegensatz zu den hier inaktiven „Mineralocorticoiden" bezeichnet; nach Verzár wirken aber auch diese in gleicher Weise, nur langsamer. Auch T wirkt glykostatisch auf die Perinealmuskulatur normaler und kastrierter Ratten (Leonard, 1952) (*23*).

Zwerchfell (Ratte). Hier hat Verzár (*24*) gefunden, daß 1 mg DOC/100 ml die Glykogenbildung aus Glucose durch Zwerchfell normaler Tiere völlig hemmt; bei Anwesenheit von 1 E Insulin (1/22 mg = 45 γ), das die Synthese fördert, ist 1 mg-% DOC kaum wirksam; zur vollständigen Hemmung sind 5—10 mg-% DOC nötig. (Hier zeigt es sich, von welch mächtiger Wirksamkeit das Insulin ist: 45 γ entsprechen wirkungsmäßig mindestens einigen mg DOC!)

Adrenalektomie hat keinen Einfluß auf den Umfang der Glykogenbildung aus Glucose; DOC hemmt hier ebenfalls.

Auch Progesteron, Androgene und Oestrogene wirkten wie DOC, meist aber schwächer (Cortison schwächer; Cyren stark, Oestradiol sehr schwach).

Nachdem in vivo DOC Glykogenzunahme verursacht, bestanden hier Widersprüche. Nach Verzár und Wang (1950) (*25*) bewirken aber große Dosen DOC (2—20 mg je Tier) bei der normalen und adrenalektomierten Ratte Förderung der Glykogenabnahme; die in vitro-Versuche waren eben auch mit „großen Dosen" gemacht!

Tabelle 5. *Abhängigkeit des Glykogengehaltes verschiedener Organe von Keimdrüsen und Nebennieren, bzw. deren Hormonen.*
(Zeichenerklärung s. Tab. 1)

Organ	in vivo				Gewebe von Normal-Tieren in vitro		
	Kastration	K. + Tp/Oe	Adrenal-ektomie	Adrenal-ektomie + NNR-Hormone	+ Andro-gen	+ Oestro-gen	+ NNR-Hormone
Uterus (R)...	↓ (27)	↑ (27) 50 γ Oe.-bz.					
Leber (R) ...			↓	↑			↑ (26) DOC (R. Ka.)
Zwerchfell (R) .			↓	↓↑(25)	↓	↓	↓ (24) DOC 10 mg-%
Bauch-muskulatur (M)			↓	↑			↓ desgl.
Skelet-muskulatur (R)	↓ (23) ♀ ♂	↑ (23) 6×1 mg Tp	↓	↑			
Perineal-muskulatur (R)	↓ (23)	↑ (23) 3×1 mg Tp					

Der Glykogengehalt der Skelet- und Perineal-Muskulatur (LEONARD, 1952) (*23*) ist auch von der Keimdrüse abhängig: er sinkt nach der Kastration ab und steigt nach Zufuhr von Tp wieder an.

Leber. Mit reinen NNR-Hormonen, auch DOC, stellte CHIU (*26*) in vitro Zunahme des Leberglykogens bei Ratte und Kaninchen fest, im Widerspruch zu den Ergebnissen VERZÁRs am Zwerchfell. Nach CHIU wird die Glykogensynthese gefördert.

Uterus. Cortison und Oestradiolbenzoat (50 γ) steigern nach Injektion den Glykogengehalt des Uterus der Ratte (vermutlich durch Förderung der Hexo-kinasebildung) (WALAAS, 1952) (*27*).

Nach VERZÁR wirken die NNR-Steroide fördernd auf den Glykogenabbau, indem sie die Glykogenphosphorylase aktivieren. Nach Adrenalektomie soll die Glykogenphosphorylierung in Leber und Muskel (als Brei untersucht) herabgesetzt sein; Injektion von DOCA soll diese Fähigkeit wieder zur Norm steigern, ebenso Zusatz von DOC zu Muskelbrei adrenalektomierter, nicht dagegen normaler Tiere.

HELVE (1944) (*28*) und RIESSER (1945) (*29*) haben nach Adrenalektomie keine verminderte Glykogenphosphorylierung gefunden und auch VERZÁR hat später mitgeteilt, daß DOC nicht in allen Versuchsserien die Glykogenphosphorylierung in vitro aktiviert.

Daß DOC nicht immer gleichsinnig wirkt, ergibt sich aus Versuchen von M. ROHDEWALD (*30*) an Pferdeleukocyten. In Konzentrationen ab etwa 100 γ/ml bewirkte das Hormon (bzw. DOCA) teils Aktivierung, teils Hemmung, teils war es ohne Wirkung auf die Glykogenolyse + Glykolyse. Bei Verwendung eines Ferment-präparates aus Leukocyten hemmte DOC in hoher Konzentration (300 γ/ml) die

Synthese des Glykogens aus Glucose-1-phosphat und steigerte den Glykogenabbau. Hier sind schließlich Versuche von Dirscherl und Otto (1953) (*31*) zu erwähnen, die den Abbau des Glykogens bis zur Milchsäure (also Glykogenolyse + Glykolyse) durch zellfreie Muskelextrakte untersuchten. Wie die Abb. 1 zeigt, kann die Milchsäurebildung verschiedenartig beeinflußt werden: bei relativ niedriger Fermentkonzentration wirkt DOC aktivierend (wobei auch die Phosphatveresterung aktiviert wird), bei relativ hoher Fermentkonzentration dagegen hemmend auf die Milchsäurebildung. Dabei hängt das Ausmaß der Wirkung von der Hormonkonzentration ab. Bei mittlerer Fermentkonzentration kann außerdem auch die Wirkungsrichtung in Abhängigkeit von der DOC-Konzentration wechseln. Diese Versuche sind in zweierlei Hinsicht von Interesse: einmal läßt sich hier die zuerst in Gewebeversuchen aufgefundene nivellierende Hormonwirkung am

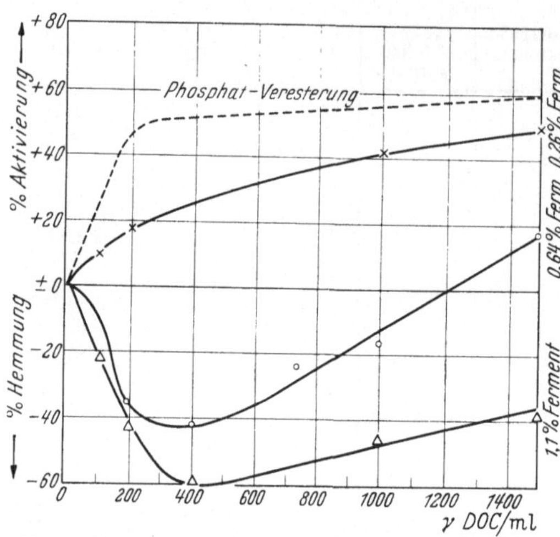

Abb. 1. Abhängigkeit der Wirkung von DOC auf die Glykolyse von Muskelextrakten von der DOC- und Fermentkonzentration. (Dirscherl und Otto, 1953) (*31*)

zellfreien Fermentsystem der Glykogenolyse und Glykolyse demonstrieren; zum anderen erscheinen die Verzárschen Versuche in einem neuen Licht. Im übrigen halten es Dirscherl und Otto für sehr wahrscheinlich, daß auch bei ihren Versuchen DOC an der Glykogenphosphorylase angreift. Eine noch unveröffentlichte Beobachtung sei hier angefügt: ein solches zellfreies Trockenpräparat aus Muskelextrakt (Kaninchen), das aktivierbar und hemmbar war, zeigte einige Monate später eine Erhöhung seiner Eigenaktivität auf das 3fache, war nun aber durch DOC nicht mehr aktivierbar, sondern nur noch hemmbar. Dieses Verhalten legt die Vermutung nahe, daß beim Lagern ein hypothetischer Hemmstoff unwirksam geworden und dadurch eine „Selbstaktivierung" eingetreten ist. Daß dieses Präparat durch DOC nicht mehr zu aktivieren ist, mag so erklärt werden, daß die früher festgestellte Aktivierung in einer Kompensation des Hemmstoffes durch DOC bestand. Auch Verzár denkt an eine Mitwirkung von unbekannten Faktoren, an denen DOC angreifen könnte.

Wir haben schon bei früheren Gelegenheiten darauf hingewiesen, daß mindestens in manchen Fällen die Beeinflussung von Fermenten durch Steroidhormone in vitro über akzessorische Effectoren erfolgt und an die fast unbekannte und auch uns erst spät zur Kenntnis gekommene Kompensatorhypothese der Hormone von Willstätter und Rohdewald (1936) (*32*) erinnert. Nach dieser Auffassung sollen Insulin und Adrenalin auf die Glykogenphosphorylierung in Leberschnitten beispielsweise so einwirken, daß Hemmstoffe bzw. Aktivatoren durch diese Hormone kompensiert werden, so daß durch Enthemmung eine „Aktivierung" bzw. durch Entaktivierung eine „Hemmung" zustande kommt. Diese Anschauung scheint uns einen richtigen Kern zu enthalten.

Glykolyse (Tabelle 6).

Vesiculardrüsen und Prostata. Injektion von Tp soll die anaerobe Glykolyse der Vesiculardrüsen der Ratte nach RUDOLPH und SAMUELS (1) nicht beeinflussen, ebensowenig die der Prostata des Hundes (BARRON und HUGGINS, 1944) (6).

Tabelle 6. *Abhängigkeit der Glykolyse von den Keimdrüsen und ihren Hormonen.*
Erklärung der Zeichen s. Tab. 1.
an.: anaerobe;   aer.: aerobe Glykolyse   Konz. (in vitro): γ/ml.

Organ	in vivo		in vitro	
	Kastration	Kastration und Hormon	Kastration und Hormon	Normal und Hormon
Vesiculardrüsen . .	—	R; an. 0 (1) (1 mg Tp)	—	R; an.[1] $\downarrow$ 10 γ T 50 γ Tp 25 γ DOC M; an.; aer. $\downarrow\uparrow$ 0 $<$ 1 γ Tp (21)
Prostata . .	—	H; 0 (6)	—	—
Uterus. . .	R; an. 0[1]	R; an.; aer. $\uparrow$ 2,5 γ Oestron (7) 0,5 γ Oestradiol (8)	R; an. 0 (7) $7 \cdot 10^{-3} - 7\gamma$ Oestron	R; an 0 (7) ($7 \cdot 10^{-3} - 7\gamma$ Oestron) $\downarrow^1$ (100 γ Oestradiol) M; an. 0 ($\uparrow\downarrow$) (11) (0,1 und 1 γ Oestradiol) M; aer. $\uparrow\downarrow$ 0 (11) (0,1 und 1 γ Oestradiol)
Zwerchfell .	—	—	—	M; an;. aer. $\uparrow\downarrow$ 0 (33) ($10^{-1}\gamma$ und weniger DOCA)
Leber . . .	—	—	—	M; an.; aer. $\uparrow\downarrow$ 0 (33) ($10^{-1}\gamma$ und weniger DOCA)

In vitro haben DIRSCHERL, BERGMEYER und BREUER (1952) (21) an der Vesiculardrüse der Maus mit kleinen Konzentrationen von Tp (1 γ/ml und weniger) nivellierende Beeinflussung der anaeroben und aeroben Glykolyse gesehen. Die Ratte scheint auch hier wieder weniger empfindlich zu sein: die anaerobe Glykolyse wurde in vitro gehemmt durch 10 γ T/ml, 50 γ Tp/ml und 25 γ DOC/ml (1 und 10 γ DOC zeigten nur teilweise Wirkung) (DIRSCHERL und BREUER, unveröffentlicht).

Uterus. Hier ist der Querschnitt der Untersuchungen vollständiger. Nach Kastration war die anaerobe Glykolyse des Rattenuterus nicht signifikant verändert (DIRSCHERL und BREUER, unveröffentlicht). Nach Behandlung der kastrierten Ratte mit 2,5 γ Oestron (KERLY, 1940) (7) oder 0,5 γ Oestradiol/100g (ROBERTS und SZEGO, 1953) (8) waren anaerobe und aerobe Glykolyse bereits nach wenigen Stunden erhöht. In vitro fand KERLY (7) beim Uterus normaler wie kastrierter Ratten mit $7 \cdot 10^{-3} - 7\gamma$ Oestron/ml keine Beeinflussung der anaeroben Glykolyse. DIRSCHERL und BREUER (unveröffentlicht) erzielten am Rattenuterus erst mit 100 γ Oestradiol/ml Hemmung der anaeroben Glykolyse. Der Mäuseuterus scheint wieder empfindlicher zu sein als der der Ratte: die anaerobe Glykolyse wurde durch 0,1 und 1 γ Oestradiol/ml, allerdings nur bei manchen

---

[1] DIRSCHERL und BREUER (unveröffentlicht).

Kollektiven, gesteigert oder gehemmt, während die aerobe Glykolyse in nivellierender Art beeinflußt wurde (Dirscherl und Breuer, 1953) (*11*).

Faßt man die am Rattenuterus erzielten Ergebnisse zusammen, so hat man den Eindruck, daß sich die in vivo erzielte Steigerung der Glykolyse in vitro nicht auffinden läßt. Das legt den Schluß nahe, daß durch Oestrogene in vivo wahrscheinlich die Fermentbildung gefördert wird.

Leber und Zwerchfell (Maus). In vitro haben Dirscherl und Breuer (1951) (*33*) nivellierende Wirkung von DOCA auf die anaerobe und aerobe Glykolyse beobachtet.

Es erhebt sich die Frage, *an welchem Ferment oder welchen Fermenten die Beeinflussung der Glykolyse durch Steroidhormone in vitro erfolgt*. Einige der in Frage kommenden Fermente sind untersucht worden: die Glykogenphosphorylase, die Hexokinase, die Aldolase und die Enolase.

Über das Verhalten der *Glykogenphosphorylase* in vitro ist bereits oben das Notwendige gesagt worden. Sie spielt bei der Glykolyse im engeren Sinne, d. h. beim Abbau der Hexosephosphate zur Milchsäure, keine Rolle mehr.

Die Hexokinase, welche unter Mitwirkung von Adenosintriphosphat Glucose in Glucose-6-phosphat überführt, kommt in Betracht, wenn zugesetzte Glucose glykolysiert wird. Konzentrationen bis zu 3,5 γ Tp/ml blieben ohne Einfluß auf das Ferment aus Hefe und Ochsenhirn, ebenso DOCA bis zu 1 γ/ml auf das Ferment aus Hefe (M. Rohdewald) (*30*).

Die *Aldolase*, die Hexosediphosphat in Dioxyacetonphosphat $+$ Glycerinaldehydphosphat zerlegt, wird nach Dirscherl und Schriefers (unveröffentlicht) durch DOC ab etwa 1 γ/ml gehemmt; T hemmt weniger stark, Cortison dagegen stärker als DOC und am kräftigsten Diäthylstilboestrol. Das gilt auch für die kristallisierte Aldolase.

Die Aldolasewirkung von Rattenuterus wird erst ab etwa 10 γ DOC/ml beeinflußt, und zwar meist hemmend. Die nach Kastration sehr stark verringerte Aldolaseaktivität des Rattenuterus wird durch DOC und T gesteigert (Dirscherl und Schriefers, unveröffentlicht), während die anaerobe Glykolyse nur gehemmt wird (Dirscherl und Breuer, unveröffentlicht).

Die Aldolase könnte als dasjenige Teilferment mit der kleinsten Wechselzahl das limitierende („langsamste") Ferment der Glykolyse sein. Es ist aber vorläufig unerklärt, warum Glykolyse und Aldolasewirkung im Uterus durch Steroidhormone nicht immer gleichsinnig beeinflußt werden.

Schließlich wird auch die *Enolase*, welche die Umwandlung der 2-Phosphoglycerinsäure in Phospho-enolbrenztraubensäure katalysiert, durch Steroidhormone ab etwa 10—20 γ/ml beeinflußt; DOC und T hemmen die Reaktion (Dirscherl, Weingarten und Schriefers, unveröffentlicht).

Faßt man zusammen, so kann z. Z. noch nicht gesagt werden, ob die hormonale Beeinflussung der Glykolyse auf ein oder mehrere Fermente zu beziehen ist.

Darüber hinaus ist es, wie oben betont, wahrscheinlich, daß die Steroidhormone in vivo die Bildung des Fermentsystems fördern.

Weitere Beziehungen zwischen Steroidhormonen und Fermenten in vivo und in vitro.

Aus der großen Zahl derartiger Untersuchungen seien hier lediglich 2 Beispiele herausgegriffen, die für die Frage von besonderem Interesse zu sein scheinen, ob nämlich eine nach Hormoninjektion in einem bestimmten Organ erfolgende Veränderung der Fermentaktivität als eine Veränderung der Fermentbildung oder aber als eine direkte Beeinflussung der Fermentwirkung aufzufassen ist.

Auf die Veränderungen besonders der Arginase- und Phosphatase-Aktivitäten in Leber, Niere und Darmschleimhaut nach Kastration, Adrenalektomie und Injektion von Steroidhormonen, wie sie von KOCHAKIAN u. a. studiert worden sind, gehe ich hier nicht ein. Sie können als bekannt vorausgesetzt werden. Bemerkenswert erscheint, daß nicht in allen Organen gleichsinnige Veränderungen erfolgen, was wohl mit der verschiedenen Struktur der Organe erklärt werden kann. Ein direkter Zusammenhang dieser Fermentbeeinflussungen mit der anabolen Eiweißwirkung von Steroidhormonen ist offenbar nicht vorhanden (KOCHAKIAN am Beispiel der Arginase).

Die *Cholinesterase* (ChE) zeigt deutliche Beziehungen zu Steroidhormonen. In der Leber weiblicher Ratten ist die Aktivität höher als bei männlichen (BIRKHÄUSER und ZELLER) (*34*) (BEVERIDGE und LUCAS) (*35*). Auch die ChE-Wirksamkeit von Blutserum hängt vom Funktionszustand des Ovars ab; nach Kastration sinkt sie ab, nach Oestrogenzufuhr steigt sie wieder an (SAWYER und EVERETT) (*36*). Diese Autoren nahmen an, daß durch die Oestrogene nicht die Aktivität des Ferments, sondern seine Bildung gefördert werde.

KRÜSKEMPER und DIRSCHERL (1953) (*37*) haben an der Maus Abhängigkeit der ChE-Aktivität des Uterus vom Sexualcyclus festgestellt: im Oestrus ist sie signifikant größer als im Dioestrus.

In vitro zu Uterushomogenat normaler weiblicher Mäuse zugesetzt, ergab sich folgendes: Oestradiol (10^{-2} — 200 γ/ml) erwies sich als unwirksam, ebenso Oestron und Diäthylstilboestrol-dipropionat, Tp, DOC und Cortison. Dagegen hemmte Progesteron (ab 10 γ/ml) die Fermentwirkung (ebenso T und Dehydroandrosteron). Dies ist deshalb von Interesse, weil nach SAWYER und EVERETT Progesteron in vivo die ChE-Aktivität im Blutserum herabsetzt. Hier könnte möglicherweise eine direkte Fermentbeeinflussung in vivo vorliegen. Die in vivo-Wirkung der Oestrogene aber dürfte sehr wahrscheinlich nicht auf einer direkten Beeinflussung der Fermentaktivität beruhen, da sie in vitro selbst in hoher Konzentration unwirksam sind, auch bei der dioestrischen Maus (für Oestradiol untersucht). So kommen KRÜSKEMPER und DIRSCHERL auf Grund ihrer Ergebnisse für die ChE des Mäuseuterus zu der gleichen Folgerung wie SAWYER und EVERETT für die Serum-ChE, daß die Oestrogene in vivo nicht die Aktivität, sondern die Bildung der ChE fördern.

Während demnach die Cholinesterase (der Leber, des Uterus und des Blutserums) im Organismus von den Oestrogenen abhängig ist, ist die *Katalase* (der Leber) androgenabhängig.

Nach ADAMS (1950, 1952) (*38*) wird die Leberkatalase der Maus von der Nebenniere und der männlichen Keimdrüse kontrolliert.

Werden junge Männchen kastriert, so sinkt die Katalase-Aktivität der Leber ab; nach Zufuhr von Testosteron (20—40 γ/Tag) erfolgt wieder Anstieg zur Norm

(Abb. 2). Bei normalen Männchen ist T ohne Wirkung. Bei den Weibchen ist der Katalasespiegel niedriger als beim Männchen; Kastration bleibt ohne Einfluß, Zufuhr von T (20—40 γ/Tag) erhöht bei normalen Weibchen die Fermentaktivität der Leber auf die Werte des Männchens (Abb. 2).

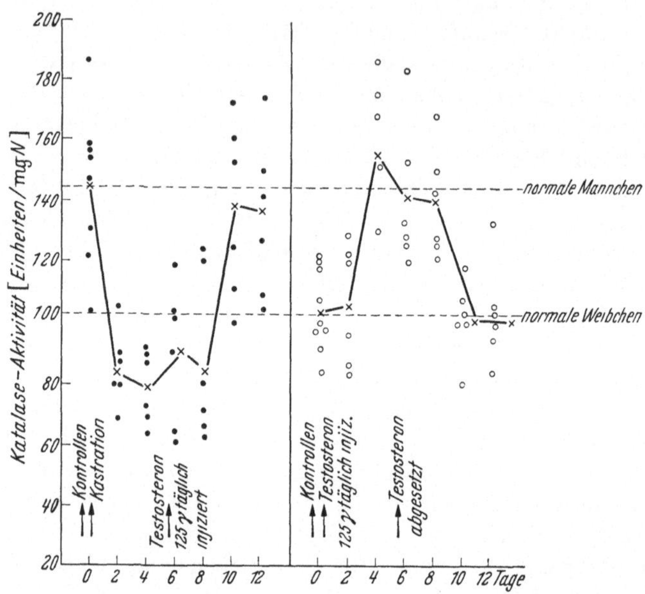

Abb. 2a. Wirkung von Kastration und nachfolgender Injektion von Testosteron auf die Aktivität der Leberkatalase männlicher weißer Mäuse.

Abb. 2b. Wirkung der Injektion von Testosteron auf die Aktivität der Leberkatalase weiblicher weißer Mäuse. (ADAMS, 1952.)

Adrenalektomie führt bei beiden Geschlechtern zu Verminderung der Katalase-Aktivität der Leber; nach 5tägiger Zufuhr von 30 γ Cortison/Tag werden die Ausgangswerte wieder erreicht, höhere Dosen hatten keine stärkere Wirkung.

Progesteron war mit bis zu 240 γ/Tag ohne signifikante Wirkung, DOC bewirkte mit 400 γ/Tag eben signifikante Steigerung der Fermentaktivität (nicht bis zur Norm) bei der adrenalektomierten männlichen Maus.

Demnach wirken Testosteron und Cortison am stärksten, DOC schwächer, Progesteron nicht (Oestrogene wurden nicht besonders geprüft).

Es ist von Interesse, die in vitro-Versuche von DIRSCHERL, BERGMEYER und KRÜSKEMPER (1952) (*39*) gegenüberzustellen. Ohne auf Einzelheiten einzugehen, sei hier nur erwähnt, daß an bestimmten Fermentpräparaten Tp in kleinen Konzentrationen ($10^{-1}\gamma$/ml und weniger) aktivierend, Oestradiol dagegen hemmend wirkte, während Progesteron ohne Wirkung blieb. DOCA bewirkte mit 10 γ/ml Aktivierung, mit kleiner werdender Konzentration Hemmung der Katalasereaktion, zeigte also eine Wirkungsumkehr. Die Steroidhormone verhalten sich also in vitro in gewisser Weise ähnlich wie in vivo, so daß man daran denken könnte, daß die Wirkung der injizierten Hormone auf einer Beeinflussung der Fermentwirkung beruhe. Andere Befunde, deren Erörterung hier zu weit führen würde, sprechen gegen eine einheitliche Erklärung der in vivo- und in vitro-Effekte.

Schlußbemerkungen.

Daß Veränderungen des Gewebestoffwechsels durch Steroidhormone auf Veränderungen in den beteiligten Fermentsystemen zurückzuführen sind, ist sehr wahrscheinlich. Ob aber die nach Hormoninjektion in irgendeinem Organ beobachtete Steigerung einer bestimmten Fermentwirkung auf einer vermehrten Fermentbildung, also Steigerung der Fermenmenge, vielleicht auch auf vermehrter Bildung von Aktivatoren beruht, oder ob das injizierte Hormon wie in vitro zugesetztes eine direkte Wirkung ausübt, sei es auf das Fermentmolekül oder Effectoren, oder das Substrat, ist sehr schwierig zu entscheiden. Man wird, wie am Beispiel der Cholinesterase gezeigt, bei fehlender Hormonwirkung in vitro versucht sein, die Schlußfolgerung zu ziehen, daß damit auch in vivo eine direkte Beeinflussung der Fermentaktivität ausgeschlossen sei und so zur Annahme einer Beeinflussung der Fermentbildung in vivo neigen. Damit ist aber noch nichts bewiesen. Denn es wäre auch denkbar, daß das isolierte Gewebe infolge Fehlens von Korrelationen, wie sie im Organismus vorliegen, weniger leicht auf Hormone anspricht als in situ (DIRSCHERL und BREUER, 1953) (*11*). Einen gewissen Hinweis in der einen oder anderen Richtung können die zeitlichen Verhältnisse liefern: Treten die Veränderungen in der fermentativen Wirksamkeit eines Organs erst sehr spät nach Hormoninjektion auf, so würde das gegen eine direkte Beeinflussung des Fermentsystems sprechen. Die Entscheidung kann aber nur durch genaue Bestimmung der Fermentmenge erfolgen, was meines Wissens in den diesbezüglichen Arbeiten nicht gemacht worden ist.

Im übrigen wäre es sehr plausibel, wenn die Steroidhormone die Fermentbildung beeinflußten, da die Fermente einfache oder zusammengesetzte Eiweiße sind und die meisten Steroidhormone proteinanabol wirken können. Dieser Frage soll hier aber nicht im einzelnen nachgegangen werden.

Trotz des immer weiter anwachsenden Umfangs sind unsere Kenntnisse über die Beziehungen der Steroidhormone zum Gewebestoffwechsel und den Fermenten noch lückenhaft. Einige Grundlinien lassen sich aber bereits erkennen. Auf die Schwierigkeiten der Problematik hinzuweisen, war eine wesentliche Aufgabe meines Vortrages.

Literatur.

1. RUDOLPH, G. G., and L. T. SAMUELS: Endocrinology (Springfield, Ill.) **44**, 190 (1949).
2. PORTER, J. C., and R. M. MELAMPY: Endocrinology (Springfield, Ill.) **51**, 412 (1952).
3. DAVIS, J. S., R. K. MEYER and W. H. MCSHAN: Endocrinology (Springfield, Ill.) **44**, 1 (1949).
4. DIRSCHERL, W., u. H. BREUER: unveröffentlicht (1953).
5. BERN, H. A.: J. of Endocrin. **9**, 312 (1953).
6. BARRON, E. S. G., and C. HUGGINS: J. of Urol. **51**, 630 (1944).
7. KERLY, M.: Biochemic. J. **34**, 814 (1940).
8. ROBERTS, S., and C. M. SZEGO: J. of Biol. Chem. **201**, 21 (1953).
9. MEYER, R. K., and W. H. MCSHAN: Recent Progr. in Hormone Res. **5**, 465 (1950).
10. CASE, E. M., and F. DICKENS: Biochemic. J. **43**, 481 (1948).
11. DIRSCHERL, W., u. H. BREUER: Biochem. Z. **324**, 41 (1953).
12. HAGERMAN, D. D., and C. A. VILLEE: J. of Biol. Chem. **203**, 425 (1953); VILLEE, C. A., and D. D. HAGERMAN: J. of Biol. Chem. **205**, 873 (1953).
13. EISENBERG, E., G. S. GORDAN and H. W. ELLIOTT: Endocrinology (Springfield, Ill.) **45**, 113 (1949).

14. HAYANO, M., S. SCHILLER and R. I. DORFMAN: Endocrinology (Springfield, Ill.) **46**, 387 (1949).
15. DIRSCHERL, W., u. H.-U. BERGMEYER: Biochem. Z. **322**, 263 (1952).
16. TIEN HO LAN: Doctor's Thesis, University of Rochester, 1942; zit. nach CH. D. KOCHAKIAN: Ann New. York Acad. Sci. **54**, 53 (1951).
17. LEONARD, S. L.: Endocrinology (Springfield, Ill.) **47**, 260 (1950).
18. MIESCHER, K., W. H. FISCHER u. CH. MEYSTRE: Helvet. chim. Acta **25**, 40 (1942).
19. BISCHOFF, F., and H. R. PILHORN: J. of Biol. Chem. **174**, 663 (1948).
20. DIRSCHERL, W., u. A. VELTIN: Biochem. Z. **323**, 408 (1953).
21. DIRSCHERL, W., H.-U. BERGMEYER u. H. BREUER: Biochem. Z. **322**, 245 (1952).
22. DIRSCHERL, W., u. K.-H. HAUPTMANN: Biochem. Z. **320**, 199 (1950); DIRSCHERL, W., u. W. KNÜCHEL: Biochem. Z. **320**, 228 (1950).
23. LEONARD, S. L.: Endocrinology (Springfield, Ill.) **50**, 199 (1952); **51**, 293 (1952).
24. VERZÁR, F., and V. WENNER: Biochemic. J. **42**, 35 (1948).
25. VERZÁR, F., and F. C. WANG: Nature (London) **165**, 114 (1950).
26. CHIU, C. Y.: Biochemic. J. **46**, 120 (1950).
27. WALAAS, O.: Acta endocrinol. (Copenh.) **10**, 175 (1952).
28. HELVE, O.: Acta physiol. scand. (Stockh.) **7**, 108 (1944).
29. RIESSER, O.: Enzymologia (Den Haag) **11**, 348 (1945).
30. ROHDEWALD, M.: Habilitationsschrift Bonn 1953.
31. DIRSCHERL, W., u. K. OTTO: Biochem. Z. **324**, 172 (1953).
32. WILLSTÄTTER, R., u. M. ROHDEWALD: Enzymologia (Den Haag) **1**, 213 (1936).
33. DIRSCHERL, W., u. H. BREUER: Biochem. Z. **321**, 514 (1951).
34. BIRKHÄUSER, H., u. E. A. ZELLER: Helvet. chim. Acta **23**, 1460 (1940).
35. BEVERIDGE, J. M. R., and C. C. LUCAS: Science (Lancaster, Pa.) **93**, 356 (1941).
36. SAWYER, C. H., and J. W. EVERETT: Endocrinology (Springfield, Ill.) **39**, 307 (1946).
37. KRÜSKEMPER, H.-L., u. W. DIRSCHERL: Biochem. Z. **323**, 505 (1953).
38. ADAMS, D. H.: Nature (London) **166**, 952 (1950); Biochemic. J. **50**, 486 (1952).
39. DIRSCHERL, W., H.-U. BERGMEYER u. H.-L. KRÜSKEMPER: Biochem. Z. **322**, 269 (1952).

Diskussion.

STÜTTGEN:

Wir haben in Düsseldorf an der Hautklinik von Prof. SCHREUS Hautflachschnitte in der WARBURG-Apparatur auf Atmung und anaerobe Gykolyse geprüft. Wir sahen hier im Prinzip das gleiche Ergebnis wie Herr Prof. DIRSCHERL zeigte. In ganz geringen Dosen, die als physiologisch anzusehen sind, von 0,01 γ bis $+$ 10^{-3} γ sahen wir eine Aktivierung, aber auch eine leichte Hemmung und erst, wenn man in Konzentrationsbereiche kommt, die absolut außerhalb jedes Physiologischen liegen, haben wir eine eindeutige Hemmung und interessanterweise besonders hier mit Methyltestosteron. Die einzelnen Werte beziehen sich auf Methyltestosteron, Testosteronpropionat, Cyren, Oestradiol und Progesteron. Die geringen Dosierungen, die im Bereich des therapeutisch Möglichen liegen, weisen eine eindeutige Erhöhung der Atmung auf, die außerhalb der Fehlerbreite liegen. Die nächste Abbildung betrifft Tumoren, und zwar Ovarialcarcinome. Da sehen wir, daß im Prinzip zwischen niedriger Dosierung und hoher Dosierung nur eine Parallelverschiebung besteht. Wir haben hier mit der hohen Dosierung von 10 γ eine über 100%ige Aktivierung der Werte von Proluton, Cyren, während wir bei der 10fach bzw. 20fach höheren Dosierung eine Rückführung der Atmung zur Norm haben. Die geringere Dosis im Verhältnis zur hohen Dosis weist immer eine Aktivierung auf. Bei der Atmung als auch bei der anaeroben Glykolyse zeigt sich prinzipiell das gleiche.

Noch ein Wort zur hohen Dosierung der Steroide: sie scheint nicht spezifisch zu sein, auch wenn man Cholesterine nimmt und deren Derivate, die keinen Sexualhormoncharakter oder keinen eindeutigen Steroidcharakter haben, so sehen wir eine Hemmung bei hoher Dosierung, so daß die Hemmungen in hohen Dosen durchaus als ein unspezifisches Moment anzusehen sind. Cyren zeigt den gleichen Effekt wie Steroidhormone.

VOIGT:

Herrn Prof. DIRSCHERL hätte ich gerne die Frage gestellt, ob er die Lösungsverbesserung durch die Albuminzugabe auf eine Additions- oder Komplexbildung zwischen dem Steroid und dem Eiweiß zurückführt. Zum Löslichkeitsproblem selbst möchte ich hinzufügen, daß es mit Hilfe von Detergents gelingt, höhere Konzentrationen von Steroiden in wäßrige Lösungen zu bekommen. Weiter würde mich interessieren, ob Herr Prof. DIRSCHERL bei seinen Versuchen eine Abnahme der Absorption bei 240 μ, die auf einen Abbau der Delta 4 ungesättigten Konfiguration des Steroids zurückzuführen ist, beobachtet hat, was dafür sprechen würde, daß auch unter diesen Versuchsbedingungen die Steroide selbst einem Abbau unterliegen.

JORES:

Herr DIRSCHERL, Sie sprachen von den abhängigen und unabhängigen Atmungswirkungen. Dabei ist ja doch sehr auffallend, worauf Sie auch hinweisen, daß sich als abhängig eigentlich nur die Organe erwiesen, von denen wir wissen, daß sie spezifisch durch Steroide in ihrer gesamten Aktivität stimuliert werden.

Es ist deshalb gar nicht nötig, einen spezifischen Einfluß der Steroide auf die Atmung anzunehmen, weil der gesamte Stoffwechsel in diesen Zellen darniederliegt. Es wird eben die Prostata von einem aktiven Gewebe zu einem inaktiven Gewebe, das einen niedrigeren Stoffwechsel hat. Ich möchte sogar denken, daß im Schnitt, den Sie im WARBURG-Apparat prüfen, wahrscheinlich auch weniger Zellen vorhanden sind, so daß ich nicht glaube, daß man hier gezwungen ist, eine spezifische Wirkung auf das Atmungssystem anzunehmen.

DIRSCHERL:

Zur Bemerkung von Herrn STÜTTGEN: Wir haben uns dafür interessiert, ob die in der Therapie angewandte paradoxe Hormonbehandlung (von Prostata-Carcinom mit Oestrogenen, von Mamma-Carcinom mit Androgenen) auf einem direkten Angriff im Gewebestoffwechsel beruht. Im Carcinomgewebe ist nach den bekannten Untersuchungen von WARBURG ein Überschuß der Glykolyse gegenüber der Atmung vorhanden. Dieser „Gärungsüberschuß" kann verringert werden, wenn entweder die Atmung größer oder die Glykolyse kleiner wird. Bei unseren in vitro-Versuchen haben wir „günstige" Wirkungen beobachtet; das Material ist aber zu klein, um bindende Schlußfolgerungen zu ziehen. Immerhin erscheint nach unseren Versuchen eine direkte Hormonwirkung möglich.

Zu VOIGT: Ich habe in meinem Referat schon erwähnt, daß nach BISCHOFF und PILHORN die Löslichkeit von Steroidhormonen durch Eiweiß erhöht wird. Diese und andere Beobachtungen sprechen dafür, daß Steroidhormone von Eiweiß gebunden werden können. Vom Cholesterin ist eine solche Bindung an die Bluteiweißkörper seit langem bekannt. — Wir haben bei unseren früheren Versuchen nicht darauf geachtet, ob sich die UV-Absorption der zugesetzten Steroide verändert. Bei unseren im Gange befindlichen Untersuchungen über die Bindung von Steroidhormonen an Eiweiß werden aber derartige Messungen gemacht.

Zu JORES: Ich habe in meinem Referat bereits erwähnt, daß etwa 1 Tag nach erfolgter Kastration in der Vesiculardrüse nicht nur die Aktivität der Succinodehydrase, sondern ganz allgemein die Sekretion zurückgeht. In der Prostata liegen die Verhältnisse analog, die Veränderungen treten aber erst am 4. Tag auf. Der Rückgang der Sekretion könnte mit dem Ausfall der proteinanabolen Wirkung der Keimdrüsenhormone erklärt werden.

Aus dem Hauptlaboratorium der Schering A. G., Berlin-West.

Die Wirkung der Steroidhormone auf Wasser- und Mineralhaushalt.

Von

H. LANGECKER.

Der zu Funktion und Wachstum von Gewebe in engster Beziehung stehende Wasser- und Elektrolythaushalt sorgt für die Erhaltung der für alle Lebensvorgänge unerläßlichen Flüssigkeit und stellt für die rasche Abgabe von Metaboliten und Harn-pflichtigen Stoffen Wasser zur Verfügung. Er ist neben anderen Faktoren von allen endokrinen Organen abhängig. Ein regulierender Apparat, zentral in Zwischenhirn und Hypophyse vertreten, peripher in extra- und renaler Steuerung, bestimmt die Wasser- und Elektrolytverschiebungen im Körper. Die engen Beziehungen zu Funktion und Wachstum teilt der Wasser- und Elektrolythaushalt mit allen Teilgebieten des Gesamtstoffwechsels. Es kann daher keine Wirkung isoliert betrachtet werden, Primäres und Sekundäres ist oft schwer auseinanderzuhalten.

Die Corticosteroide wirken ganz allgemein auf Wasser- und Mineralverteilung sowie -ausscheidung. Die Sexualhormone haben lokale Wirkungen. Verschiedene Gewebe sind infolge spezifischer Anpassung in besonderer Weise für Beeinflussung durch Sexualhormone differenziert.

I. Corticosteroide.

Eine Hauptfunktion der Corticosteroide liegt in der Erhaltung der Homeostasis. Die lebensrettende Wirkung beim nebennierenlosen Tier ist an die Beeinflussung des Wasser- und Mineralhaushalts gebunden. Sie wurde auch als erste erkannt und die Regulation der Elektrolytausscheidung durch die Corticosteroide galt lange Zeit als die maßgebende Wirkung. Mit der Entdeckung anderer Wirkungen der Corticosteroide wurde ihre Rolle für Elektrolyt- und Wasserhaushalt schwieriger zu verstehen. Heute gilt als erwiesen, daß ihre Wirkung aufs engste mit denen des Hypophysenhinterlappens verknüpft ist, wobei es sich nicht um direkte Antagonismen und Synergismen, sondern um einander ergänzende Wirkungen handelt [GAUNT (a)]. Durch die Entdeckung des Aldosterons hat die Frage nach der Wirkung der Corticosteroide auf Wasser- und Mineralhaushalt erneut Interesse gewonnen. Dabei hat für die Entwicklung der Forschung die Anwendung der Isotopen und des Flammenphotometers bei der Ausbildung von Testmethoden große Bedeutung erlangt.

Die Corticosteroide beeinflussen den Wasserwechsel renal unabhängig vom Elektrolythaushalt, wobei die Diuresesteigerung nicht so sehr über Förderung der Durchblutung und Glomerulus-Filtration, als vielmehr über Hemmung der tubulären Rückresorption eintritt, außerdem extrarenal über Beeinflussung der

Flüssigkeitsverteilung und schließlich, wenn auch in geringerem Maße über die Beeinflussung der Darmresorption [GAUNT (b)]. Die Wirkung einzelner Steroide hängt von Dosis, Dauer der Einwirkung, Gegenwart anderer Steroide und physiologischen Variablen ab. Für hohe und rasche Diureseausschläge sind die Corticosteroide erforderlich. Die normale Wasserdiurese unter akuter Belastung ist an Stimulierung der Nebenniere gebunden, die vielleicht ähnlich wie beim Hypophysenhinterlappen durch Änderungen des osmotischen Drucks im Plasma hervorgerufen wird und die Anpassungsfähigkeit der Niere begründet.

Beim nebennierenlosen Hund ist unter Bedingungen der Acidosis die Ammoniakbildung in der Niere schon zu einer Zeit gestört, wenn sich noch keine Störungen der Wasser- und Elektrolytausscheidung nachweisen lassen. Desoxycorticosteron ist besser geeignet, diese Störungen zu beseitigen als Cortison (HARRIS). Die Ammoniakbildung erfolgt in den distalen Teilen des Nephrons. Auch den Cortisondiabetes erklärt man mit einer defekten tubulären Glucoserückresorption. Es ist demnach der Nieren-Tubulusapparat ein wichtiger Angriffspunkt der Corticosteroide.

Nebennierenlose Tiere können Wasserbelastung schlecht ausscheiden und sind daher unabhängig vom Salzgehalt ihres Körpers empfindlich gegenüber Wasservergiftung. Die gestörte Diurese ist z. T. durch mangelnde Darmresorption, z. T. durch Verlagerung von Wasser in die Zelle bedingt (FROST). Nebennierenlose Ratten vertragen Wasserbelastungen schlechter als Salzbelastungen (BRISTOL). Diese Störung ist durch Corticosteroide ausgleichbar. Die Wasserdiurese läuft parallel mit der Ausscheidung von Nebennieren-Metaboliten im Harn (LLOYD); außerdem bestehen Beziehungen zu einer antidiuretisch wirkenden Substanz im Serum. Diese renale Wirkung hat nichts mit einer renotropen zu tun; die stark renotrop wirkenden Androgene haben keine diuretische Wirkung. Die in der initialen Shockphase auftretende Retention zugeführter Flüssigkeit wird von GAUNT (c) als Ausdruck eines infolge erhöhten Verbrauchs entstandenen Corticosteroid-Defizits angesehen, die in der Counter-Shock-Phase beschleunigte Wasserausscheidung hingegen als Nebennierenrinden-Überaktivität.

Corticosteroide können auch Wasserretention machen; so kommt es als Folge der Natriumretention unter Desoxycorticosteronanwendung sekundär zu osmotischer Wasserretention, evtl. Zunahme der extracellulären Flüssigkeit und Ödeme, insbesondere bei mangelnden Wasserdepots oder zu geringem Angebot überdeckt die Retention die diuretische Wirkung. Im chronischen Versuch führt die Salzretention zu Durst und die zusätzlich gehemmte Wasserrückresorption hat einen Diabetes insipidus zur Folge, der extrarenal ausgelöst ist. Im Experiment läßt sich unter geeigneten Bedingungen eine Kombination von Zunahme extracellulärer Flüssigkeit und Wasserausscheidung zeigen.

Beim ständigen Wechsel des Eiweißbestandes einzelner Organe unter hormonalem Einfluß ist selbstverständlich auch das Wasser beteiligt, was nach WHITE ebenso für die lympholytische Wirkung der Corticosteroide gilt.

Die Beobachtung von STEWART und ROGOFF (1925), daß beim nebennierenlosen Hund Infusion von physiologischer Kochsalzlösung günstige Wirkungen entfaltet, wurde damals als Auswaschen giftiger Stoffe gedeutet. Heute weiß man, daß beim nebennierenlosen Tier Störungen in Verteilung und Ausscheidung von Wasser und Elektrolyten vorliegen.

Die Verteilung des Wassers extra- und intracellulär erfolgt über Variationen des osmotischen Drucks der umgebenden Flüssigkeit mit dem Hauptelektrolyt Na^+, besonders leicht aber durch Flüssigkeitsaustausch. Das Wasser ist wie alle Körperbestandteile in einem dauernden Austausch, der nicht nur auf osmotischen Veränderungen beruht; an der Flüssigkeitsbalance sind außer Kreislauf und Niere vor allem die Kolloide und Elektrolyte der Körperflüssigkeit beteiligt. Auch das Verhalten der Niere gegenüber Wasser wird nach Hays wesentlich vom Serum-Na^+ und erst in zweiter Linie von den Corticosteroiden bestimmt. Die Nebenniere stellt dieses wesentliche Ion dauernd zur Verfügung. Die Corticosteroide sind direkt oder indirekt am Ionentransport durch die Zellmembran und somit an der Elektrolyt-Wasserverteilung beteiligt. Beim nebennierenlosen Tier versagt die Regulation der Wasserverteilung im Organismus. Die interne Flüssigkeitsverteilung ist im Sinne einer Verlagerung des Wassers aus dem Extracellular-Raum in die Zelle mit Reduktion des Blutvolumens und der extracellulären Flüssigkeit gestört. Entsprechend dem extracellulären Na^+-Verlust wird Wasser in die Zellen aufgenommen.

Bei intakter Nebenniere schützt Kochsalz gegen Wasservergiftung. Es ist maßgebend für die Ionenresorption im Darm. Bei Kochsalzentzug wird kein Kochsalz ausgeschieden. Ohne Nebenniere benötigt der Organismus viel Kochsalz. Das nebennierenlose Tier kann kein Na^+ speichern, daher der gesteigerte Salzappetit und der hohe Na^+-Gehalt des Harns, Speichels und Schweiß. Das nebennierenlose Tier spricht auf Wasserbelastung schlechter mit Diurese an als auf Salzbelastung. Mit fortschreitendem Ausfall nimmt ohne Substitutionstherapie der Kochsalzbedarf zu. Kochsalz verlängert die Überlebenszeit des nebennierenlosen Tieres und spart in der Therapie Corticosteroide ein. Die Nierenfunktion kann ohne Substitutionstherapie bei optimaler Elektrolytkonzentration in der Nahrung aufrechterhalten werden. Auch die Muskelleistung und Aktivität nebennierenloser Tiere bessert sich unter Kochsalzverabreichung. Außerdem wird die Darmresorption, die Eiweißverwertung, die Glykogenspeicherung, nicht aber die Gluconeogenese aus Eiweiß günstig beeinflußt.

Die Nebennierenrinde modifiziert den Transfer von Na^+, K^+, Cl' durch den Körper. Die Wirkung der Corticosteroide paßt sich dabei den physiologischen Bedingungen an, wie es ganz allgemein für Stoffe mit Schlüsselstellung bei adaptativen Prozessen zutrifft. Die Zellfunktion ist von der intracellulären Zusammensetzung abhängig, und zwischen normalem Gewebe und dem nebennierenloser Tiere muß man fundamentale Differenzen erwarten. So soll nach Overmann das Knochengewebe einen labilen Na^+-Speicher darstellen, der unter den Bedingungen der Nebenniereninsuffizienz Na^+ abgibt. Die Hauptveränderung der Elektrolytzusammensetzung in Haut und Skeletmuskel der nebennierenlosen Ratte bestehen nach Cole (c) in einer Abnahme der Na^+- und Cl'-Konzentration, die parallel mit den Veränderungen in der Extracellularflüssigkeit verläuft. Dabei bezieht sich der Na^+-Verlust im Muskel auch auf Eiweiß-gebundenes Natrium. Die Veränderungen in der Chlorid-Konzentration laufen parallel. Der K^+-Gehalt nimmt im Muskel stärker zu als in der Haut, was mit Unterschieden in den Zellanteilen erklärt wird. Die intracelluläre K^+-Zunahme bewirkt eine Expansion des intracellulären Raumes. Nebenniereninsuffizienz geht mit Abnahme der Na^+-Rückresorption im distalen Nierentubulus einher, Corticosteroide steigern sie. Nach Conway steigern hohe Cortisongaben den Na^+-Gehalt der Muskelfasern, wahrscheinlich über eine Membranwirkung.

Die Frage, ob der Verlust des Na^+ aus der extracellulären Flüssigkeit der erhöhten Ausscheidung entspricht, ist aus methodischen Gründen nicht leicht zu beantworten. NETRAVISESH fand beim Vergleich der negativen Na^+-Bilanz des nebennierenlosen Hundes mit der unter Desoxycorticosterontherapie folgenden positiven gute Übereinstimmung. Es ist sehr wahrscheinlich, daß die intracelluläre Flüssigkeit und die Knochen während der Ausschüttungsphase Na^+ abgeben und bei der Erholung wieder auffüllen und daß es nicht zur Bewegung von Na^+ in abgeschlossene Räume kommt. Nach MUNTWYLER ist der Na^+-Verlust im Muskel beim nebennierenlosen Tier nicht durch einen Cl'-Verlust ausgeglichen. Das Na^+ fällt stärker ab als das Cl', was für eine aktive Wirkung der Corticosteroide spricht und damit ist auch die höhere Empfindlichkeit nebennierenloser Tiere gegenüber Desoxycorticosteron zu erklären [COLE (b)].

Beim nephrotischen Syndrom fanden LUETSCHER und auch McCALL im Harn viel mehr Na^+-retinierendes Hormon als beim gesunden und unabhängig vom Kochsalzgehalt der Diät, hingegen beim Einschießen der Diurese eine Abnahme. Die Corticoidwerte im Harn waren unbeeinflußt, es sind daher für die Charakteristik des nephrotischen Syndroms die Bestimmung der Corticoid- und 17-Ketosteroidausscheidung nicht geeignet. GORDAN fand bei Schwangerschaftstoxikosen vermehrte Ausscheidung von salzretinierendem Hormon. FORSHAM hält jedoch eine ätiologische Beziehung zwischen Aldosteron und Schwangerschaftstoxikose für noch nicht gesichert. Da bei der Ratte die Na^+- und Cl'-Retention als Folge von Frakturen nicht mit einer geänderten Corticoidsekretion einhergeht, nimmt INGLE(c) an dieser Stelle einen Regulationsmechanismus außerhalb der Nebenniere an. Es könnte sich jedoch um eine erhöhte Mineralocorticoidausscheidung handeln.

Für Wachstumsvorgänge, Stoffwechsel und Muskelleistung, für die Tätigkeit bestimmter Enzyme ist eine intracelluläre Anreicherung von K^+ erforderlich. K^+ hat als positive Ladung eine bevorzugte Stellung in der Zelle. Es ist im hydratisierten Zustand kleiner als Na^+, leichter diffusibel, leichter an Oberflächen adsorbierbar und leichter deformierbar. Unter Anpassung an ungewöhnliche Anforderungen sind bei normalen Plasmawerten sehr weite Schwankungen in der K^+-Ausscheidung möglich. BERLINER schließt aus Versuchen an Hunden mit hypertonen K^+-Lösungen und MUDGE aus solchen mit Harnstoffdiurese, daß K^+ auch auf dem Weg tubulärer Sekretion ausgeschieden wird. Die K^+-Entleerung aus der Zelle geht zumeist parallel mit Na^+-Retention und Zunahme der extracellulären Flüssigkeit (COLE). Unter Na^+-Zufuhr kommt es bei normalen Ratten unter Verlust an Zell-K^+ zu Na^+-Eintritt in die Zelle. Dieser Austausch ist reversibel, solange der Muskel nicht mehr als die Hälfte des K^+ verloren hat. Na^+ ist von günstigem Einfluß auf die K^+-Vergiftung. Bei Nebenniereninsuffizienz beobachtet man intracelluläre K^+-Anhäufung und unter K^+-Zufuhr kommt es zur K^+-Vergiftung. GAUNT sieht darin eine osmotische Kompensation gegenüber Na^+-Verlust. Mit einem optimalen Verhältnis Na^+/K^+ in der Nahrung sind Addison-Kranke wohlauf, durch K^+-reiche Kost hingegen gefährdet. BERNHARD empfiehlt die perorale K^+-Belastung als Test für Nebenniereninsuffizienz. Beim nebennierenlosen Tier ist die Bewegung des K^+ gestört. COLE (a) konnte am Skeletmuskel nebennierenloser Ratten nachweisen, daß Desoxycorticosteron die intracelluläre

K^+-Anhäufung beeinflußt, aber nicht die Na^+-Gleichgewichtsstörung und glaubt, daß zwei verschiedene Prozesse vorliegen. Eine K^+-Ausschüttung aus den Zellen unter Beteiligung der Nebenniere begleitet verschiedene Stress-Formen (Traumen, postoperativ gesteigerter Eiweißabbau), das Cushing-Syndrom, ferner die Verabreichung von ACTH und Desoxycorticosteron. Auch die Nebenwirkungen bei längerer Cortisontherapie (Psychotische Phänomene, elektroencephalographische Veränderungen) werden mit K^+-Defizit in Zusammenhang gebracht und sprechen auf K^+-Zufuhr gut an.

Beim Cushing-Syndrom entspricht dem mehr an Corticosteroiden die Abgabe des intracellulären K^+, bzw. ein niedriger K^+- und Cl'-Serumspiegel, während eine Hypernatriämie nicht obligat ist. Die Muskelschwäche entspricht einem K^+-Defizit bzw. einer katabolen Cortisonwirkung auf Eiweiß (Sprague, Kepler, Flink). K^+-Verabreichung korrigiert die Abnormitäten im Elektrolythaushalt, ohne die anderen Symptome zu beeinflussen. Kinsell hält den K^+-Verlust beim Diabetiker während ACTH- und Cortisontherapie für die dabei auftretende Insulin-Resistenz maßgebend, die durch K^+-Verabreichung zu verhindern ist. Die K^+Ausschüttung ist ein wesentlicher Teil der diabetogenen Wirkung von Corticosteroiden. Er nimmt an, daß K^+ die Insulin-Resistenz verhindert oder die Empfindlichkeit gegenüber Insulin steigert oder seine Produktion begünstigt. K^+ greift mannigfach in Stoffwechselvorgänge ein, so bei der Reizübertragung von cholinergischen Nerven auf das Erfolgsorgan, beim Glykogenan- und -abbau. K^+-Haushalt und Kohlenhydratstoffwechsel sind sehr eng miteinander verbunden und die Hormone wahrscheinlich an einer Reaktion beteiligt, bei der diese zwei Prozesse zusammenlaufen.

Der Einfluß der Nebenniere auf das mit dem K^+ vorwiegend intracellular vorkommende PO_4''' ist wenig untersucht. Die Ausscheidung ist hier schwerer zu übersehen als beim K^+, weil ja beim Pflanzenfresser auch der Darm wesentlich beteiligt ist. Die Ausscheidung über Dephosphorylierung wird angezweifelt. Beim Menschen und Hund hemmt Cortison, nicht aber Desoxycorticosteron die PO_4'''-Rückresorption und erhöht die renale Ausscheidung [Roberts (b)]. Bei Nebennierenrindenüberfunktion wurde Entleerung der intracellularen PO_4'''-Speicher und Knochendemineralisation beobachtet [Albright (b)]. Beim nebennierenlosen Hund steigt während der ersten Periode der Diurese und Kochsalzausscheidung PO_4''', K^+ und SO_4'' im Plasma an und unter der Entwicklung einer Acidosis nimmt die Ausscheidung ab. Diese Verschiebungen werden durch Corticosteroide rückgängig gemacht (Harrop). Die Koppelung des PO_4'''-Haushalts mit dem Stoffwechsel ist eine sehr enge, da ja die Zahl von Reaktionen, für die die intermediäre Beteiligung von PO_4''' die Voraussetzung ist, ständig zunehmen. Die Rolle der Corticosteroide für Phosphorylierungen und damit zusammenhängend die Beeinflussung von Resorptions- und Sekretionsvorgängen ist im ersten Referat besprochen worden; auch hier erhebt sich die Frage nach der primären Störung.

Die Osteoporosis beim Cushing-Syndrom steht im Zusammenhang mit der antianabolen Glucocorticoidwirkung auf die Knochenmatrix und ist keine direkte Wirkung auf den Calcium-Stoffwechsel (Albright). Teicher und Nelson beobachteten Osteoporose bei einem Pemphigus-Kranken nach langfristiger ACTH- und Cortisonbehandlung. Moehlig beobachtete bei postoperativer, therapeutisch ausgeglichener Tetanie nach Cortison eine negative Calciumbilanz mit Anstieg des Serum-PO_4''' und Auftreten von Tetanie, die er mit der Annahme verringerter

Calciumresorption und erhöhter -Ausscheidung erklärt. Es kann aber auch eine sekundär eintretende Abnahme des Serumcalciums infolge Abnahme des eiweiß-gebundenen Calciums sein.

Der normale Elektrolyt-Wasserhaushalt hängt von den Beziehungen der Nebennieren- und Hypophysenhinterlappenfunktion ab, die offenbar beide vom gleichen Zentrum gesteuert werden. Das wassersparende Zwischenhirn-Adiuretin-System verhütet über Beeinflussung der Wasserrückresorption im distalen Nieren-tubulus und der Wasserresorption im Darm Wasserverarmung. Die Nebenniere unterscheidet genau zwischen Wasser- und Salzbelastung. Kleine Fluktuationen im Wasseraustausch sind das Resultat eines sehr empfindlichen Sekretionsspiegels von Adiuretin. Ein größerer Wasserüberschuß führt zu Überschuß an Corticoid-sekretion [GAUNT (a)]. Hypophysenhinterlappenstoffe wirken Cl'-Na^+- und K^+-uretisch, ferner wasserretinierend, die Corticosteroide verhalten sich antagonistisch hinsichtlich Wasser-Cl'- und Na^+-Ausscheidung, gegenüber K^+-Ausscheidung synergistisch (SARTORIUS).

MARTIN beobachtete schon 1939 bei nebennierenlosen Katzen die Zunahme antidiuretischer Aktivität im Harn. BIRNIE konnte 1948 bei normalen Ratten im Serum eine antidiuretisch wirkende Substanz nachweisen, die nach Hypophysekto-mie fehlte. Da sich die Substanz auch im Plasma findet, kann sie nicht von der Gerinnung stammen. Sie verhält sich gegenüber Cl' und Na^+ wie Vasopressin und ist auch K^+-uretisch. Die Aufklärung der Genese der Substanz scheitert bisher an der Spezifität des Nachweises (LLOYD). Die Bestimmung der antidiuretischen Substanz im Serum ist brauchbarer als im Harn, da sich im Harn auch nichtspezi-fische toxische Substanzen finden, die antidiuretisch wirken. LOCKETT wies bei nebennierenlosen Hunden eine gesteigerte und langanhaltende Wirkung gegenüber Hypophysenhinterlappenextrakten nach. Versuche an nebennierenlosen Hunden mit Gluco- und Mineralocorticoiden ergab, daß die für das Versagen der Diurese erforderlichen Faktoren nicht identisch sind mit denen, die die Sensibilisierung für Hinterlappenstoffe steigern. GAUNT (a), der mit Ratten arbeitete und LLOYD, unterstützt durch SLESSOR, deren Beobachtungen sich auf Menschen beziehen, stimmen darin überein, daß bei Nebenniereninsuffizienz im Blut ein Überschuß an antidiuretischer Substanz auftritt. LLOYD konnte zeigen, daß hohe Diuresen mit relativ niedrigen Serumwerten von antidiuretischer Substanz und hohen Corticosteroidwerten einhergehen.

Als Erklärung für die veränderte tubuläre Rückresorption beim Nebennieren-ausfall nimmt GAUNT neben dem an Durchblutung, Filtration und Rückresorption sich auswirkenden Defizit an Nebennierenhormonen auch eine Beteiligung der Zunahme an antidiuretischer Substanz im Serum an, ferner Zunahme an Ferritin im Blut, das gleichfalls antidiuretisch wirkt (SHORR) und schließlich eine gestei-gerte Empfindlichkeit des Nierentubulus gegenüber Vasopressin (LOCKETT), da mit Nebennierenausfall der antagonistische Einfluß wegfällt. MOREL, der eine syn-ergistische Wirkung von Cortison und Desoxycorticosteron bei der nebennierenlosen Ratte gegenüber Wasserbelastung nachweisen konnte, nimmt eine indirekte Wir-kung über die Hypophyse an, weil sie erst nach einer prolongierten Behandlung eintritt. FRIEDMANN hat nachgewiesen, daß die bei der Ratte durch Desoxy-corticosteron und Compound F hervorgerufene Hypertension durch Pitressin (aber nicht durch Pitocin) gehemmt wird.

Als Erklärung für die Anhäufung von antidiuretischer Substanz in Körper-flüssigkeiten nach Nebennierenexstirpation diskutiert Gaunt (f) eine Hyper-sekretion der Hypophyse, für die jedoch cytologische Anhaltspunkte fehlen(Gersh und Grollman). Es könnten aber andere im Blut auftretende Stoffe (Ferritin ?) Vasopressinausschüttung bewirken. Birnie (a) wies nach, daß die nebennierenlose Ratte Vasopressin nicht zu zerstören vermag; dabei bleibt es offen, ob es sich um eine spezifische Vasopressinase handelt (Folley); ebenso gehen Leberschäden mit herabgesetzter Vasopressininaktivierung einher; auch bei eiweißarmer Er-nährung zeigten Ratten Diureseabnahme und die Leber büßt das Vermögen der Vasopressininaktivierung ein. Der Synergismus von Corticosteroid- und Hypo-physenhinterlappenwirkung bezüglich K^+ fügt sich nicht in die Gauntsche Hypo-these der Nebennierenrinden-Hypophysenrelation ein.

Andere Autoren nehmen eine stoffwechselbedingte Permeabilitätsbeeinflussung an: Als Voraussetzung normaler Zellfunktion werden zwischen intracellulärem und extracellulärem Raum durch dauernde Energiezufuhr beträchtliche osmotische Spannungen aufrechterhalten (Krebs, Pichotka). Die Membran ist eine funktio-nelle Struktur und an dem Bestehen selektiver Permeabilität ist ein mit Energie gekoppelter aktiver Ionentransport beteiligt (Carrier-Mechanismus). Netter spricht von Ionenpumpen, die dauernd aufeinander abgestimmt sein müssen. In den Membranen sind ähnlich wie in den Mitochondrien Fermente lokalisiert (z. B. Hexokinase). Beim nebennierenlosen Tier sinken diese osmotischen Diffe-renzen, die die Wandspannung bestimmen, ab. Dies erklärt auch z. T. die Sym-ptome der Adynamie. Die verschiedene Verteilung von Na^+ und K^+ innerhalb und außerhalb der Zelle gleicht sich beim nebennierenlosen Tier an. Diese Zustands-änderungen gehen parallel vor sich und sprechen gegen eine isolierte Nierenfunk-tionsstörung und befürworten eine allgemeine Störung des Zellstoffwechsels aller Gewebe einschließlich Niere, wobei der tubuläre Apparat nach Frey als gerichtete Struktur mit besonderen elektro-osmotischen Leistungen anzusehen und dem An-griff der Corticosteroide besonders zugänglich wäre. Conway schließt von Ver-suchen an der Hefe, daß ein aktiver Austausch von Na^+ durch die Zellmembran den Elektrolytbestand der Zelle reguliert. Für den Durchgang nimmt er die Bil-dung eines Komplexes mit einem metallischen Atmungsenzym an, was einem Redoxpotential entspräche, das sich in Beziehung zur osmotischen Arbeit ändern könnte. Flink zieht auch eine Überführung von Serum-K^+ in die Zelle unter einer Membranbeteiligung in Betracht. Die Beziehungen werden durch den gleich-sinnigen Einfluß des Hypophysenhinterlappens auf K^+- und Na^+-Ausscheidung noch kompliziert. Conway vertritt die Auffassung, daß Wasserverschiebungen in und aus der Zelle von osmotischen, elektrischen und Donan-Gleichgewichten abhängen, aber auch von der Relation diffusibler zu nichtdiffusiblen Anionen in der Zelle, die in Beziehung zum Kohlenhydratstoffwechsel stehen. Im Skeletmuskel kommt es nach Nebennierenexstirpation zur Zunahme nichtdiffusibler Anionen in der Zelle. Eine analoge Zunahme nichtdiffusibler Anionen in den Zellen des distalen Nieren-tubulus muß nach Conway von Einfluß auf die Wasser- und Salzausscheidung bestimmenden Mechanismen sein. Gaunt (c) hingegen hält Permeabilitätsände-rungen beim nebennierenlosen Tier nur gegenüber Eiweiß für gesichert und betrachtet die veränderte Ionenverteilung als direkte Folge der renalen Cortico-steroid-Wirkung.

Als Beweis für extrarenale Wirkung kann gelten: hypertonische Kochsalzlösung beeinflußt Wasservergiftung, noch ehe Diurese auftritt. Die Reduktion des Blutvolumens und der extracellulären Flüssigkeit beim nebennierenlosen Tier ist größer als durch die renale Na^+-Ausscheidung erklärt werden kann. Desoxycorticosteron schützt das nebennierenlose Tier gegen Wasservergiftung in Dosen, die die Diurese noch nicht normalisieren [GAUNT (d)]. Auch beim nierenlosen Tier schützen Corticosteroide gegen Wasservergiftung. Nach Nebennierenexstirpation treten auch vom Darm her Änderungen in der Wasser- und Ionenresorption auf. WOODBURY (b) zeigte in Untersuchungen von Plasma, Muskel, Knochen und Darm nephrektomierter Ratten eine Beeinflussung des Elektrolythaushalts durch Nebennierenexstirpation bzw. Desoxycorticosteron, womit eine Nebennierenrinden-Abhängigkeit des Elektrolythaushalts aller Körpergewebe unabhängig von der Niere nachgewiesen ist. Die Frage, ob Verschiebungen im Elektrolyt- und Wasserhaushalt primär durch Nebennierenenfluß entstehen oder sekundär im Zusammenhang mit Stoffwechselvorgängen, bleibt ungeklärt.

Der Polymerisationszustand der Mucopolysaccharide des Bindegewebes ist von der Tätigkeit endokriner Drüsen abhängig und beeinflußt maßgebend Diffusionsvorgänge. Die Hyaluronidase bewirkt Viscositätsveränderungen der in der Gewebskittsubstanz vorhandenen Hyaluronsäure und erhöht dadurch die Permeabilität. OPSAHL beschreibt bei der Maus, daß Nebennierenextrakte die Hyalasewirkung vermindern und daß beim nebennierenlosen Tier die Diffusion ausgedehnter ist. SEIFTER beobachtete an der Kaninchensynovia nach Desoxycorticosteron eine erhöhte und nach Cortison eine verminderte Permeabilität (zit. nach VALETTE). Die günstige Wirkung bestimmter Steroidhormone auf verschiedene Erkrankungen mit wesentlicher Beteiligung des Mesenchyms wird auf Beeinflussung des Hyaluronsäure-Hyalasesystems bezogen, wobei Cortison und Desoxycorticosteron gegensätzlich wirken sollen. Die antagonistische Beziehung zu Proliferationsvorgängen bzw. Fibroblastentätigkeit ist wahrscheinlich bedeutsamer als die zum Fermentsystem. In Untersuchungen über die Beeinflussung der Hyaluronsäurespaltung durch Hyalase fand DIRSCHERL Cortison und Desoxycorticosteron in Konzentrationen von 10 γ/cm³ hemmend und nur bei p_H 6 wirkte Cortison aktivierend. Er erklärt den bei gewissen Gewebsreaktionen postulierten Antagonismus zwischen Cortison und Desoxycorticosteron nicht nur mit einer hormonalen Beeinflussung. Cortison bewirkt eine Einschränkung der Permeabilität durch direkte Hyalase-Hemmung, während Desoxycorticosteron dies zwar auch kann, aber als Mineralocorticoid durch lokale Erhöhung der Ionenstärke die Viscosität der Hyaluronsäure herabsetzt und dadurch permeabilitätssteigernd wirkt.

Die in der Klinik gebräuchlichen Teste auf Mineralocorticoide berücksichtigen eine Partialfunktion der Nebenniere: Wasserausscheidung nach Belastung, das Verhalten des extracellulären Na^+-Spiegels unter salzfreier Diät, das Verhalten von Harnstoff- und Cl′-Clearance unter Wasserbelastung, das Verhalten von Na^+ und K^+ im Speichel (WEISSBECKER) und das Verhalten der Speichel-Na^+-Konzentration nach Pitocin-Verabreichung (WARMING-LARSEN). Im Tierversuch ist die Bestimmung der Überlebenszeit (CARTLAND und KUIZENGA), die Erholung des ermüdeten Muskels (EVERSE DE FREMERY) und das Na^{24+}-K^{42+}-Verhältnis im Harn (SIMPSON und TAIT) gebräuchlich.

Die Wirkung der einzelnen Steroide: Eine Einteilung der Steroide nach funktionellen Gesichtspunkten ist schwer. Es besteht eine Parallelität zwischen lebenserhaltender Wirkung und Na^+-Retention, es fehlt aber eine solche zwischen Wasser- und Elektrolythaushalt.

Desoxycorticosteron ist von Reichstein im Jahre 1938 in der Nebenniere von Tieren in sehr kleinen Mengen gefunden worden, ebenso in Perfusaten von Rindernebennieren unter ACTH-Einfluß (Hechter). Burton konnte bei der Aufarbeitung von Nebennierenextrakten aus einem Pfund Organ 6—9 γ Desoxycorticosteron gewinnen. Im menschlichen Blut und Harn konnte es zum Unterschied von Coumpound E, F und B nicht nachgewiesen werden, wohl aber im Rinderblut. Seine physiologische Bedeutung ist daher umstritten. Vielleicht ist es ein Intermediärprodukt im Corticosteroidauf- oder -abbau (Weissbecker). Lászt nimmt auf Grund von Desoxycorticosteron-Ausscheidungsversuchen an normalen und nebennierenlosen Ratten an, daß es sich um das Zwischenprodukt eines eigentlichen Mineralocorticoids handelt mit zusätzlich toxischen Wirkungen eines Membrangiftes, das bei Verabreichung größerer Mengen auftritt und durch Kochsalz verstärkt wird. Bei intakter Nebenniere wird es rasch verstoffwechselt. Bei Nebennierenfunktionsstörungen könnte Desoxycorticosteron nicht weiter verarbeitet werden. So ließen sich seine unphysiologischen Wirkungen bei längerer Verabreichung verstehen und es käme ihm eine Bedeutung in der Pathophysiologie zu. Woodbury (c) bezieht die toxischen Wirkungen auf eine Verschiebung der Relation 11-Desoxy- zu 11-Oxycorticosteroiden.

Ein Vergleich der Wirkung einzelner Corticosteroide insbesondere von Cortison und Desoxycorticosteron ergibt, daß Cortison rasch wirkt, aber auch rasch in seiner Wirkung abklingt. Nach Löslichkeit und Zahl der reaktionsfähigen Gruppen kann man ja auch eine andere Resorption und Elimination erwarten. Im akuten Versuch ist seine diuretische Wirkung stärker als die des Desoxycorticosterons. Desoxycorticosteron kann sogar als osmotische Konsequenz der Na^+-Retention Wasserretention hervorrufen, die durch Nebennierenextrakte zu beheben ist (Lloyd). Nach chronischer Verabreichung von Desoxycorticosteron kommt es beim normalen Hund zu Polydipsie und Polyurie ohne Ödeme, bei gleichzeitiger Kochsalzgabe über K^+-Verlust bis zu Lähmungserscheinungen. Die Zunahme des Thiocyanatraumes beim Menschen ist nach Desoxycorticosteron größer als bei Cortison und konnte mit Compound S nicht gezeigt werden (Ellegast). Beim Hund vergrößert nur Nebennierenextrakt den Extracellularraum (Bloodworth). Für die Wiederherstellung des Elektrolytgleichgewichts, beurteilt nach den drei Testen: Na^+-K^+-Verhältnis im Harn, Überlebendtest, Evers de Fremery-Muskeltest, ist Desoxycorticosteron am besten geeignet (Roberts). Die Steroidhormone reihen sich wie folgt auf: Desoxycorticosteron, Corticosteron, Compound S, F, A, E, Progesteron, Oestradiol, Testosteron (Simpson und Tait). Nach Woodbury (a) bewirken die physiologisch im Blut auftretenden Corticosteroide Compound E, F und B sowohl beim Exzeß wie beim Defizit Normalisierung des Plasma-Na^+, während Desoxycorticosteron unabhängig von Elektrolytgleichgewicht und Stoffwechsellage immer Salzretention macht und daher bei Na^+-Defizit günstig, hingegen bei Hypernatriämie ungünstig wirkt. Bei Überdosierung macht auch Cortison Na^+-Retention und osmotische Wasserretention. Nach Swingle lassen sich nebennierenlose Hunde mit Cortison im guten Allgemeinzustand erhalten, ohne daß die Serum-Elektrolyte normalisiert werden. Er bezieht die Schutzwirkung auf eine Beeinflussung von Kreislauffaktoren. Beim Vergleich der Wirkung von Desoxycorticosteron und Cortison ist auch zu beachten, daß Desoxycorticosteron von Nebenniere, Leber und Niere zu Cortison oxydiert werden kann. Diese biochemischen Übergänge erschweren die Beurteilung der Wirkung verabreichter Steroide.

Die Bedeutung der Nebenniere für die Regulation des Mineralhaushaltes ist seit 1932 durch Loeb bekannt und viele Arbeiten über die Therapie der Nebennierinsuffizienz mit Nebennierenextrakten beweisen, daß die lebensverlängernde Wirkung der Corticosteroide bei normaler Salzdiät über den Mineralhaushalt geht. Auch das Konzept der Adaptationskrankheiten von Selye setzt eine exzessive Sekretion von Mineralocorticoiden voraus, die sich in der Wirkung von den Glucocorticoiden unterscheiden müssen. Da Nebennierenextrakte beim Morbus Addison und im Ingle Test der Wirkung von Compound E überlegen sind, bestanden schon lang Anhaltspunkte dafür, daß die Nebenniere einen auf den Mineralhaushalt besonders stark wirksamen Stoff enthalten muß. Kendall hatte nach Abtrennung der Steroide aus Nebennierenextrakten bereits eine Fraktion mit starker Wirkung auf den Mineralhaushalt gewonnen. Neuerdings ist es nach eingehenden und mühevollen Untersuchungen dreier Arbeitskreise [Reichstein (Universität Basel), Wettstein (Ciba-Basel), Simpson und Tait (Middlesex Hospital London)] gelungen, aus Rinder- und Schweinenebennieren durch prolongierte chromatographische Trennung eine Substanz kristallisiert zu isolieren, die hohe Mineralocorticoidwirkung aufweist. Dazu waren mehrere Tonnen von Nebennieren nötig. Aus einem Kilogramm konnten 10—40 γ Substanz isoliert werden, die Aldosteron genannt wurde. Die Mineralocorticoide scheinen demnach in der Drüse nur in sehr kleinen Mengen vorzukommen. Eine genaue experimentelle Durchuntersuchung wird daher erst ihre Synthese ermöglichen. Für den Nachweis der Wirkung wurde die Bestimmung des Na^{24+}-K^{42+}-Verhältnis im Harn der nebennierenlosen Ratte nach Belastung mit Isotopen-Lösungen benützt. Bekanntlich senken Mineralocorticoide dieses Verhältnis im Harn, Schweiß und Speichel (v. Schönberg). Aldosteron ist zum Unterschied von den bekannten Corticosteroiden sehr empfindlich gegen Mineralsäuren, Alkali, Erhitzen auf 60° C und Acetylierung. Es lassen sich daher für die Darstellung nur Verteilung zwischen Lösungsmitteln und fraktionierte Kristallisation verwenden. Es bildet zum Unterschied von den bekannten Corticosteroiden inaktive Polyacetate (Grundy). Die Konstitution wurde dahin aufgeklärt, daß es sich um ein 18-Oxo-corticosteron handelt, das in Lösungen als Cyclohemiacetal vorliegt (Wettstein). Über Aufarbeitung der amorphen Fraktion aus Schweine- und Rindernebennieren mit sehr ähnlichen Ergebnissen berichten Knauf und auch Mattox. Voigt konnte mittels Chromatographie und Papierelektrophorese aus Nebennierenextrakten Fraktionen mit einem doppelgipfligen UV-Spektrum auswählen, z. T. mit hoher biologischer Aktivität. Simpson hat bei Hunden und Affen im Nebennierenvenenblut chromatographisch ein hoch aktives Mineralocorticoid nachweisen können, ebenso Farell im Hundevenenblut. Cope und Llaurado haben ein ähnliches Material im Menschenharn gefunden.

Aldosteron unterscheidet sich nach Versuchen von Desaulles an der nebennierenlosen Ratte unter Verwendung der Methode von Kagawa und ihrer

Erweiterung auf K^+_i- und Wasserausscheidung qualitativ und quantitativ von der des Desoxycorticosteron, das bisher als das typische Mineralocorticoid galt. Es verursacht eine 25mal stärkere Na$^+$-Retention und eine etwa 5mal stärkere K$^+$-Mehrausscheidung als das Desoxycorticosteron. Es hat keine Wirkung auf die Wasserausscheidung. Es wäre demnach die Wasser- und Elektrolythaushalt-Regulation durch die Nebenniere auf mehrere Wirkstoffe aufgeteilt.

Ingle (a) vergleicht im Jahre 1952 die weitverbreiteten Wirkungen der Corticosteroide im Körper mit Wellen, die durch Aufschlagen eines Steines in einem Wasserbehälter entstehen, aber die Stelle des Aufschlages bleibt unbekannt. Es ist zu erwarten, daß die Synthese der physiologisch bedeutsamen Mineralocorticoide auch die Einordnung ihrer Wirkung in die Gesamtheit der Nebennieren-rindenfunktionen und damit eine Integration ermöglichen wird.

II. Sexualhormone.

Die Sexualhormone ähneln hinsichtlich Retention von Na$^+$ und Ausscheidung von K$^+$ den Corticosteroiden.

Oestrogene: Die Sexualhormone haben eine besondere Beziehung zu bestimmten Geweben. Die Schwellung der Glutealpartie von weiblichen Pavianen stellt ein vom Cyclus abhängiges spezifisches Ödem dar, das schon früh beachtet wurde und Ausdruck eines oestrogenen Reizes ist. Oestrogene wirken nicht diuretisch und haben auch keine renotrope Wirkung (Richardson). Sie wirken von allen Sexualhormonen, wenn auch nur schwach, am stärksten Na$^+$-retinierend (Thorn und Harrop). Sie sind ohne Einfluß auf das Na$^+$-K$^+$-Verhältnis im Harn (Simpson). Nach länger dauernder Zufuhr von Sexualhormonen kommt es zu Abnahme des Muskelkaliums, wobei Progesteron am stärksten und Oestradiol am schwächsten wirkt. Da die Wirkung ohne Zunahme des Wassergehalts vor sich geht, hält Miller eine Retention von extracellulärem Na$^+$ für wahrscheinlich. Das prämenstruelle Syndrom der Wasserretention wird mit einem abnormen Verhältnis von Oestrogen zu Progesteron in Zusammenhang gebracht und unter den extragenitalen Symptomen der Hyperfollikulinämie beschreibt Ferrier schwankend auftretende Wasserretentionen.

Oestrogene erzeugen Wachstum aller Uterusstrukturen, die mit einer Wasseraufnahme beginnen und mit einer gesteigerten Durchblutung, erhöhten Capillarpermeabilität und Zunahme an osmotisch aktiven Elektrolyten einhergeht. Corticosteroide wirken antagonistisch (Szego). Nach Cole besteht eine Beziehung zwischen Nucleoproteidgehalt und intracellulärem K$^+$ in Muskelfasern und Endometrium des Uterus während der Oestradiolwirkung.

Progesteron: Es hat corticosteroidartige Wirkung [Gaunt (e)], wirkt lebensverlängernd bei der nebennierenlosen Ratte, ist aber ohne Einfluß auf das Na$^+$/K$^+$-Verhältnis im Harn (Simpson). Im akuten Wasserbelastungstest ist es unwirksam, fördert aber bei chronischer Darreichung die Diurese. Es macht Nierenhypertrophie und wirkt Na$^+$-retinierend, aber noch geringer als Oestrogene.

Androgene: Sie machen Nierenhypertrophie, wirken nicht diuretisch, sondern wasserretinierend. Die Serumelektrolyte bleiben bei Mensch und Tier unbeeinflußt, oder es kommt zu geringgradiger Retention (Kenyon). Das Na$^+$/K$^+$-Verhältnis im Harn beim nebennierenlosen Tier wird nicht beeinflußt (Simpson).

FLINK konnte beim Menschen nach Testosteron Hypokalinämie mit Übergang von Serum-K^+ in die Zelle bei positiver Bilanz nachweisen, ohne daß Muskellähmung auftrat. Bei der Ratte nimmt der PO_4'''-Gehalt der Perinealmuskulatur, die bekanntlich androgen-empfindlich ist, im Gegensatz zu dem des Rectus femoris mit der Kastration ab und unter Testosteron zu (KARE).

Sexualhormone haben Beziehungen zur Knochenproliferation und Regulation des Blutcalciums (GARDNER). Sie kontrollieren das Skeletwachstum. Bei Eierlegern, deren Oviduct mit der Bildung einer Kalkschale um das Ovum begabt ist, besteht eine klare Koordination von Calciumstoffwechsel und Reproduktion. Beim Vogel machen Oestrogene über einen erhöhten Calciumblutspiegel beschleunigte endosseale Knochenbildung. Aber auch ohne deutlichen Serum-Calciumanstieg kann nach kombinierter Androgen-Oestrogenanwendung rasche Proliferation und Verknöcherung osteogener Gewebe entstehen. Da die Knochen als Calciumreserve zu betrachten sind, können sie in Beziehung zur Reproduktion treten, was auch beim Menschen in Schwangerschaft und Lactation deutlich wird. Auch beim Nager kommt es nach Oestrogenen ohne deutliche Beeinflussung des Serum-Calciums zu Verknöcherung von Knorpel, Proliferation und Ossifikation osteogener Gewebe. Androgene verhindern exzessives Knochenwachstum bei unter Oestrogen stehenden Tieren. Oestrogene scheinen die Osteoplasten zu stimulieren oder aus undifferenzierten Markelementen zu differenzieren. Große Oestrogenmengen hemmen das Knorpelwachstum und damit das Knochenlängenwachstum. Nach GODARD scheinen metachromatische Mucopolysaccharide in enger Beziehung zur Osteogenese im Epiphysenbereich zu stehen. Pathologische Skeletveränderungen treten bevorzugt bei Frauen auf, aber nach Androgenmangel auch bei Männern mit unverändertem Calcium- und PO_4'''-Serumspiegel (NOWAKOWSKI). Sexualhormontherapie ist bedeutsam bei endokrinbedingter Osteoporosis, Frakturheilung. Bei der Osteoporosis handelt es sich primär um Abnahme der Osteoblastentätigkeit (ALBRIGHT) mit mangelhaftem Auf- oder gesteigertem Abbau der Knochenmatrix und nicht um einen gestörten Calcium-PO_4'''-Stoffwechsel (REICHENSTEIN). Die Wirkung der Sexualhormone erfolgt über Aktivierung anaboler Prozesse in den Osteoblasten und die Calcium- und PO_4'''-Retention sowie die Herabsetzung der Ausscheidung ist eine Sekundärerscheinung. Hypogonadale weibliche Individuen und Fälle von ovarieller Agenesie sind besonders empfindlich gegenüber der Calcium-retinierenden Wirkung der Oestrogene. Die entsprechenden Testosteronwirkungen bei Männern sind sehr viel geringer. PRUNTY nimmt eine direkte Calcium-Resorptionsförderung durch Oestrogene an. Beim Cushing-Syndrom dominieren die antianabolen Glucocorticoide, die die Osteoblastentätigkeit hemmen. Auch hier machen Sexualhormone Calcium- und PO_4'''-Retention.

Auch Sexualhormone haben Beziehungen zu den Mucopolysacchariden des Bindegewebes. So wird die Hyaluronsäure-Anlagerung im Hahnenkamm von Androgenen stark beeinflußt (SCHILLER), ferner die Hyalaseproduktion der Testes. Diäthylstilboestrol wirkt gegensätzlich (GREIF). In der Schwangerschaft einsetzende vermehrte Oestrogenproduktion bewirkt bei gewissen Nagern intensive Umbauvorgänge des Beckengürtels. Nach PERL und CATCHPOLE schaffen beim schwangeren Meerschweinchen die Oestrogene über eine proliferierende Bindegewebswirkung erst die Voraussetzung für die Erschlaffung der Beckenligamente unter Relaxin, die mit Depolymerisation der Grundsubstanz einhergeht.

Die Oestrogene wirken hyalasehemmend und erleichtern damit die Polymerisation, die Stabilisierung der Kittleisten und die Quellung der Bindegewebsfaser. Die an Hyaluronsäure reiche Grundsubstanz bildet einen Wasserspeicher, so daß auch der Wassergehalt des Gewebes und der Hyaluronsäure-reicher Flüssigkeiten durch Hyalase beeinflußbar ist (Vierling). Unter dem Einfluß der Oestrogene schwellen Hyaluronsäure-reiche Organe, die Beziehungen zu sekundären Geschlechtsmerkmalen haben, an (Sexualhaut des Pavian, Mons veneris, Wangenpfropf des jungen Mädchens). Dirscherl konnte keine Beeinflussung der Hyaluronsäurespaltung durch Hyalase (Viscositätstest) für Sexualhormone nachweisen.

Literatur.

Albright, F.: Harvey Lect. 38, 123 (1942).
Berliner, R. W., and T. J. J. Kennedy: Proc. Soc. Exper. Biol. a. Med. 67, 542 (1948).
Birnie, J. H.: Ciba Found. Coll. on Endocrin. 4, 542 (1952).
— W. J. Eversole and R. Gaunt: Endocrinology (Springfield, Ill.) 42, 412 (1948).
Bloodworth, J. M. B.: Endocrinology (Springfield, Ill.) 50, 174 (1952).
Bristol, W. R., and V. A. Drill: Endocrinology (Springfield, Ill.) 50, 677 (1952).
Burton, R.: Recent Progr. in Hormone Res. 7, 506 (1952).
Cartland, G. F., and M. H. Kuizenga: Amer. J. Physiol. 117, 678 (1936).
Catchpole, H. R.: Arch. of Path. 50, 233 (1950).
Cole, D. F.: (a) Ciba Found. Coll. on Endocrin. 4, 553 (1952).
— (b) Ciba Found. Coll. on Endocrin. 4, 428 (1952).
— (c) Acta endocrinol. (Copenh.) 11, 9 (1952); 14, 245 (1953).
Conway, E. J.: Ciba Found. Coll. on Endocrin. 4, 417, 497 (1952).
Cope, C. L., and I. G. Llaurado: Unveröff. Beobachtung; zit. nach Lancet 1953 II, 551.
Desaulles, P., J. Tripod and W. Schuler: Schweiz. med. Wschr. 1953, 1088.
Dirscherl, W., u. H. L. Krüskemper: Biochem. Z. 323, 1 (1952).
Ellgast, H.: Wien. klin. Wschr. 1953, 88.
Everse, J. W. R., and P. de Fremery: Acta brevia Neerl. physiol. pharmacol. microbiol. 2, 152 (1932).
Farrell, G. L., and J. B. Richards: Proc. Soc. Exper. Biol. a. Med. 83, 628 (1953).
— and B. Lamus: Proc. Soc. Exper. Biol. a. Med. 84, 89 (1953).
Ferrier, M.: Gynéc. prat. 3, 291 (1952).
Flink, E. B. J.: Journal-Lancet (Minneapolis) 73, 215 (1953).
Folley, S. J.: Ciba Found. Coll. on Endocrin. 4, 551 (1952).
Forsham, P. H.: J. Clin. Endocrin. 13, 1559 (1953).
Frey, W.: Schweiz. med. Wschr. 1947, 74.
Friedman, S. M., C. L. Friedman and M. Nakashima: Amer. J. Physiol. 176, 120 (1954).
Frost, R. C., R. V. Talmage: Endocrinology (Springfield, Ill.) 49, 606 (1951).
Gardner, W. U., and C. A. Pfeiffer: Physiol. Rev. 23, 139 (1943).
Gaunt, R.: (a) Recent Progr. in Hormone Res. 6, 247 (1951).
— (b) Ciba Found. Coll. on Endocrin. 4, 455 (1952);
— H. J. Birnie and W. J. Eversole: (c) Physiol. Rev. 29, 281 (1949);
— (d) Ciba Found. Coll. on Endocrin 4, 493 (1952);
— W. O. Nelson and E. Loomis: (e) Proc. Soc. Exper. Biol. a. Med. 39, 319 (1938).
Greif, R. L.: J. of Biol. Chem. 206, 381 (1954).
Gersh, I., and A. Grollman: Amer. J. Physiol. 125, 66 (1939).
Godard, H.: Arch. d'Anat. microsc. 46, 223 (1951).
Grundy, H. M., S. A. Simpson, J. F. Tait and M. Woodford: Acta endocrinol. (Copenh.) 11, 199 (1952).
Harris, F. D., A. F. Hartmann, jr.. D. Rolf and H. L. White: Amer. J. Physiol. 168, 20 (1952).
Harrop, G. A., W. M. Nicholson, L. J. Soffer and M. Strauss: Proc. Soc. Exper. Biol. a. Med. 32, 1312 (1935).
Hays, H. W.: Ciba Found. Coll. on Endocrin. 4, 481 (1952).

HECHTER, O., A. ZAFFARONI, R. P. JACOBSEN, H. LEVY, R. W. JEANLOZ, V. SCHENKER and G. PINCUS: Recent Progr. in Hormone Res. **6**, 215 (1951).

INGLE, D. J.: (a) J. Clin. Endocrin. **10**, 1312 (1950).

— J. E. NEZAMIS and E. M. MORLEY: (b) Endocrinology (Springfield, Ill.) **50**, 1 (1952).

— (c) Amer. J. Physiol. **170**, 498 (1952).

— R. C. MEEKS and K. E. THOMAS: (d) Endocrinology (Springfield, Ill.) **49**, 703 (1951).

KAGAWA, C. M., E. G. SHIPLEY and R. K. MEYER: Proc. Soc. Exper. Biol. a. Med. **80**, 281 (1952).

KARE, M. R.: Amer. J. Physiol. **175**, 51 (1953).

KENDALL, E. C.: Vitamins a. Hormones **6**, 277 (1948).

KENYON, A. T., K. KNOWLTON, G. LOTWIN, P. L. MUNSON, C. D. JOHNSTON and F. C. KOCH: J. Clin. Endocrin. **2**, 685 (1942).

— — — and I. SANDIFORD: J. Clin. Endocrin. **2**, 690 (1942).

— — I. SANDIFORD and L. FRICKER: J. Clin. Endocrin. **3**, 131 (1943).

KEPLER, E. J., R. G. SPRAGUE, H. L. MASON and M. H. POWER: Recent Progr. in Hormone Res. **2**, 345 (1948).

KINSELL, W. L. J.: Journal-Lancet (Minneapolis) **73**, 222 (1953).

KNAUFF, R. E., W. J. HAINES and E. D. NIELSON: J. Amer. Chem. Soc. **75**, 4868 (1953).

KOCHAKIAN, CH. D.: Vitamins a. Hormones **4**, 288 (1946).

LÁSZT, L.: Freiburger Sympos. 1952.

LOCKETT, M. F.: Ciba Found. Coll. on Endocrin. **4**, 517 (1952).

LOEB, R. F.: Science (Lancaster, Pa.) **76**, 420 (1932).

LLOYD, CH. W.: Recent Progr. in Hormone Res. **7**, 469 (1952).

LUETSCHER, J. A.: Ciba Found. Coll. on Endocrin. **4**, 430 (1952).

MARTIN, S. J., H. C. HERRLICH and J. F. FAZEKAS: Amer. J. Physiol. **127**, 51 (1939).

MATTOX, V. R., H. L. MASON, A. ALBERT and C. F. CODE: J. Amer. Chem. Soc. **75**, 4869 (1953).

McCALL, M. F., and B. SINGER: J. Clin. Endocrin. **13**, 1157 (1953).

MILLER, H. C.: Endocrinology (Springfield, Ill.) **32**, 443 (1943).

MOEHLIG, R. C., and A. L. STEINBACH: J. Amer. Med. Assoc. **154**, 42 (1954).

MOREL, FR.: C. r. Soc. Biol. (Paris) **146**, 202 (1953).

MUDGE, G. H., J. FOULKS and A. GILMAN: Proc. Soc. Exper. Biol. a. Med. **67**, 545 (1948).

MUNTWYLER, E., R. C. MELLORS, F. R. MAUTZ and G. H. MANGUN: J. of Biol. Chem. **134**, 367 (1940).

NETRAVISESH, VEK, and H. L. WHITE: Amer. J. Physiol. **175**, 25 (1953).

NOWAKOWSKI, H., u. E. GADERMANN: Verh. dtsch. Ges. inn. Med. **1952**, 400.

OVERMAN: Zit. in Recent Progr. in Hormone Res. **6**, 272 (1951).

PERL, E., and H. R. CATCHPOLE: Arch. of Path. **50**, 233 (1950).

PICHOTKA, I.: Erstes Freiburger Symposion 1952, 73.

PRUNTY, F. T. G., R. R. McSWINEY, M. B. and B. E. CLAYTON: J. Clin. Endocrin. **13**, 1480 (1953).

REICHSTEIN, T., and J. VAN EUW: Helvet. chim. Acta **21**, 1197 (1938).

REIFENSTEIN, E. C., and F. ALBRIGHT: J. Clin. Invest. **26**, 24 (1947).

RICHARDSON, J. A., and C. R. HOUCK: Amer. J. Physiol. **165**, 93 (1951).

ROBERTS, K. E., and R. F. PITTS: (a) Endocrinology (Springfield, Ill.) **50**, 51 (1952).

— — (b) Endocrinology (Springfield, Ill.) **52**, 324 (1953).

SARTORIUS, O. W., and K. ROBERTS: Endocrinology (Springfield, Ill.) **45**, 273 (1949).

SCHILLER, S., E. P. BENDITT and A. DORFMAN: Endocrinology (Springfield, Ill.) **50**, 504 (1952).

SCHÖNBERG, W. D.: Arch. exper. Path. u. Pharmakol. **220**, 338 (1953).

SHORR, E.: Renal Function, Transactions of the second Conf. Josiah Macy Foundat. **1950**, 73.

SIMPSON, S. A., J. F. TAIT and J. E. BUSH: Lancet **1952 II**, 226.

— — Endocrinology (Springfield, Ill.) **50**, 150 (1952).

— — A. WETTSTEIN, R. NEHER, J. V. EUW u. T. REICHSTEIN: Experientia (Basel) **9**, 333 (1953).

SLESSOR, A.: J. Clin. Endocrin. **11**, 700 (1951).

SPRAGUE, R. G., and M. H. POWER: Journal-Lancet (Minneapolis) **73**, 217 (1953).

STEWART, G. N., and J. M. ROGOFF: Proc. Soc. Exper. Biol. a. Med. **22**, 394 (1924).

SWINGLE, W. W., E. COLLINS, G. BARLOW and E. I. FEDOR: Amer. J. Physiol. **169**, 271 (1952).

SZEGO, C. M., and S. ROBERTS: Recent Progr. in Hormone Res. 8, 419 (1953).
TANOS, B., E. KELEMEN and R. SOLTESZ: Acta med. Acad. Sci. Hungar. 4, 419 (1953).
TEICHER, R., and C. T. NELSON: J. Invest. Dermat. 19, 205 (1952).
THORN, G. W., and G. A. HARROP: Science (Lancaster, Pa.) 86, 40 (1937).
VALETTE, G.: Thérapie 7, 180 (1952).
VIERLING, R.: Diss. München 1953.
VOIGT, K. D., W. SCHROEDER, J. BECKMANN u. H. v. WERTH: Acta endocrinol. (Copenh.) 14,
    1 u. 12 (1953).
WARMING-LARSEN, A., CH. HAMBURGER u. M. SPRECHLER: Acta endocrinol. (Copenh.) 11, 400
    (1952).
WEISSBECKER, L.: Klinik der Nebenniereninsuffizienz und ihre Grundlagen. Stuttgart: Enke-
    Verlag 1953.
WETTSTEIN, A., u. G. ANNER: Experientia (Basel) 10, 397 (1954).
WHITE, A.: Recent Progr. in Hormone Res. 4, 153 (1949).
WOODBURY, D. M.: (a) Amer. J. Physiol. 160, 217 (1950).
— (b) Amer. J. Physiol. 174, 1 (1953).
— CHI PING CHENG, G. SAYERS and L. S. GOODMAN: (c) Amer. J. Physiol. 160, 217 (1950).

Diskussion.

VOIGT:

Zu Frau Prof. LANGECKERs Vortrag möchte ich bemerken, daß wir uns seit $1^1/_2$ Jahren mit der Isolierung der hochaktiven Fraktionen aus der sog. amorphen Fraktion beschäftigen und daß es uns gelungen ist, auf elektrophoretischem und chromatographischem Wege 3, mit Hilfe der Gegenstromanalyse 4 Fraktionen zu isolieren, die im Tierversuch eine zwischen 10 und 100 mal größere Aktivität als das Desoxycorticosteron aufweisen. Wir sind dabei, diese Fraktionen näher zu charakterisieren. Auffällig ist, daß sie immer von einem konstanten N- und z. T. auch Schwefelgehalt begleitet sind, was evtl. an solche Additionsverbindungen denken läßt.

SCHENNETTEN:

Zu Frau LANGECKER: Die Ulcusbehandlung mit Desoxycorticosteronacetat ist von H. E. BOCK schon vor vielen Jahren propagiert worden. Wie kann man sich die Wirkung erklären?

Abschließend noch ein kurzer Hinweis auf einen Provokationstest, der an der I. Med. Klinik in der Charité in einem Fall von paroxysmaler familiärer Lähmung, der mit einer Hypokaliämie einherging, erfolgreich angewandt worden ist. Will man in fraglichen Fällen dieses Krankheitsbildes einen Anfall provozieren, so gebe man 5—10 mg Desoxycorticosteronacetat.

Frau LANGECKER:

Bezüglich der Ulcusbehandlung mit Desoxycorticosteron hat eigentlich Prof. JUNKMANN schon geantwortet, ich kann mich dem nur anschließen, daß es also um die mesenchymale Wirkung geht. Und die Provokation, von der gesprochen wurde, ist sicherlich sehr komplexer Natur, weil ja wohl die einzelnen Teilwirkungen des Desoxycorticosterons dabei eine Rolle spielen.

Aus der Medizinischen Universitätsklinik Freiburg i. Brsg.
(Direktor: Prof. Dr. med. Ludwig Heilmeyer).

Die Bedeutung der Nebennierenrindenhormone für den Stoffwechsel energiereicher Phosphatverbindungen der Nieren und damit für die Nierenfunktion.

Von

Joachim Frey.

Mit 5 Textabbildungen.

Der hohe Sauerstoffverbrauch von tubulärem Nierengewebe ($Q_{O_2} = 15$), der etwa doppelt so hoch ist als derjenige der Leber, läßt den Schluß zu, daß auch ein erheblicher Teil von O_2 für die oxydativen Phosphorylierungsvorgänge gebraucht wird. Bei dieser für jede Zelltätigkeit — also auch für die stark tätigen Nieren — notwendigen Bereitstellung und dem Freiwerden von Energie aus Phosphatverbindungen (1) spielt die alkalische Phosphormonoesterase eine ausschlaggebende Rolle.

Weiter ist aus Experiment und Klinik der Nebennierenrindeninsuffizienz hinlänglich bekannt, daß bei solchen Zuständen die Harnabsonderung derart verändert wird, daß man neben extrarenalen Störungen von einer echten Niereninsuffizienz sprechen darf (2, 3, 4).

Es erhebt sich die Frage, ob die hypadrenisch bedingte Niereninsuffizienz auf Änderungen der Fermentaktivitäten und auf dadurch hervorgerufene Konzentrationsabweichungen an energiereichen Phosphatverbindungen zurückzuführen sei.

Hierzu wurde im Nierengewebe die Aktivität der alkalischen Phosphatase (aP-ase) und der Adenosintriphosphatase (ATP-ase) nach Adrenalektomie an Ratten nachgesehen, sowie der Gehalt an Energielieferanten, nämlich Adenosintriphosphat (ATP) und Phosphokreatin (PKr); die Untersuchungen wurden mit und ohne Hormonsubstitution (Cortison, DOCA) ausgeführt, sowie die wasserausscheidende Funktion der Nieren (Wasserdiurese) untersucht[1].

Bei einem Tierkollektiv (18 Tiere) fand sich durchschnittlich 9 Tage nach Adrenalektomie gegenüber einer Kontrollgruppe (58 Tiere) eine hoch signifikante ($P < 0,001$) Reduzierung der *alkalischen Phosphatase* (p_H 9,0) von 15,0 auf 7,3 mg anorganischen Phosphats, freigesetzt aus Na-β-Glycerophosphat durch 1 g Feuchtgewicht Gesamtniere (Homogenat) pro Stunde, also eine Aktivitätsabnahme des Ferments von — 51%. Die saure P-ase (p_H 5,6) verkleinerte sich von

---

[1] Ausführliche Mitteilung in Arch. exper. Path. u. Pharmakol. **1955**.

6,5 auf 5,0 mg anorganisches Phosphat (— 23%). Das histochemische Präparat (Gomori-Verfahren) belegt die chemischen Analysen mit gleichstarken Veränderungen (Abb. 1).

Auch die Aktivität der *ATP-ase* ist nach Adrenalektomie signifikant (P < 0,001) verkleinert: bei Kontrollen (52 Ratten) betrug das anorganische Phosphat, freigesetzt aus Na_2H_2-ATP durch 1 g Feuchtgewicht Gesamtniere (Homogenat) pro Stunde bei p_H 8,7 durchschnittlich 35 mg, nach Adrenalektomie (22 Tiere) 16 mg (= — 51%).

Wie verhalten sich nun die Konzentrationen von *Adenosintriphosphat* (ATP, wobei auch ADP mitbestimmt wird) und *Phosphokreatin* (PKr)? Gegenüber normalen Ratten (54 Tiere) mit durchschnittlich 256 mg ATP pro 100 g Feuchtgewicht Gesamtniere (Homogenat) weisen adrenalektomierte (24 Tiere) eine Konzentrationsabnahme auf 185 mg ATP auf (= — 28%; P < 0,01, > 0,001). Auch PKr erniedrigte sich von 43 mg (56 Tiere) auf 23 mg pro 100 g Feuchtgewicht Gesamtniere (Homogenat), also um — 46% (P < 0,01, > 0,001).

Im Zustand der ausgesprochenen Nebennierenrindeninsuffizienz kommt es also zu einer starken Abnahme der Konzentrationen von energiereichen Phosphatverbindungen und der Aktivität von Fermenten, die Transphosphorylierungen in Auf- und Abbau besorgen. Die Abnahme z. B. des ATP-Gehalts ist abhängig vom Schweregrad der Hypadrenie (Abb. 2). Bei Substitution mit Cortison und DOCA in großen Dosen sieht man folgendes (Abb. 3): Während die Aktivität der untersuchten Fermente sich erhöht, ist die Konzentration von ATP und PKr — offensichtlich infolge eines erhöhten Turnover — unterhalb normaler Verhältnisse.

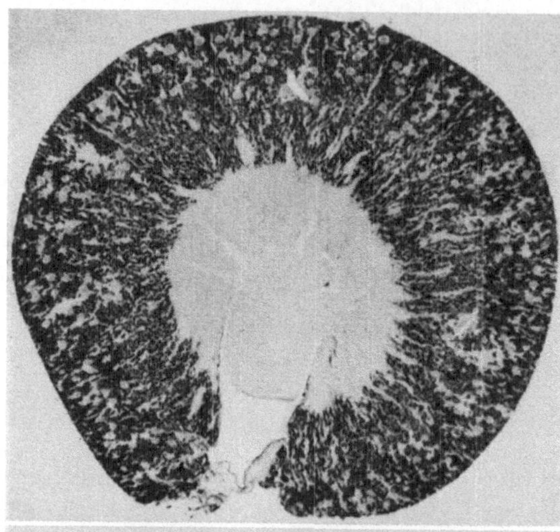
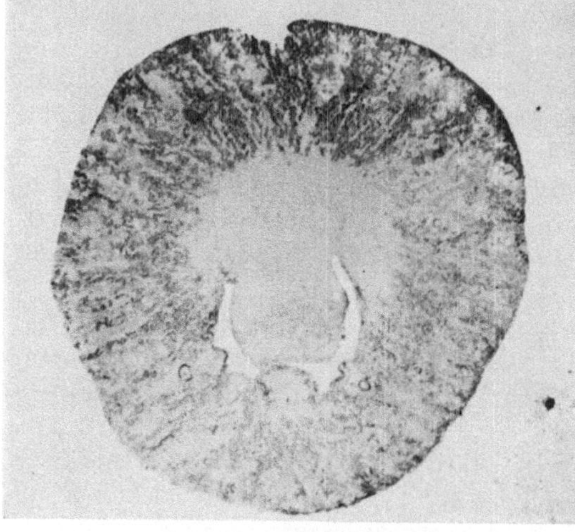

Abb. 1. Histochemische Darstellung der alkalischen Phosphatase (nach Gomori) in der Rattenniere bei erhaltenen Nebennieren (oben) und Adrenalektomie (unten).

Die Niereninsuffizienz bei Hypadrenie (bestehend vor allem in Azotämie) kann demnach auf einen Verlust von Energievorräten und Fermentaktivitäten in den Tubuluszellen zurückgeführt werden; man kann von einer „energetisch-hypodynamen" Niereninsuffizienz sprechen. Diese äußert sich in einer Filtrations-diurese (Abb. 4), wie wir vielfach auseinandergesetzt haben, z. B. bei Quecksilber-, Barbiturat-, Butazolidin-, Vitamin E-Einwirkung u. a. (2e). Eine solche Filtrationsdiurese besteht in einer Zunahme des Harnzeitvolumens, der Ausscheidung von Na und Cl und Abnahme der Gesamtkonzentration des Harns (Δ). Bei starker NNR-Insuffizienz geht das Harnvolumen über eine Pseudonormalurie zur Oligurie über, wobei ein saluretischer Effekt bestehen bleibt.

Wie verhält sich nun die Wasserausscheidung nach oraler Wasseraufnahme vor und nach Adrenalektomie (2×2 ml H_2O oral pro 60 g Tiergewicht)? Diese Wasserdiurese geht nach einem renalen Mechanismus vor sich, der vermehrt Sauerstoff verbraucht (2b). Bei mäßiger Hypadrenie (Adrenalektomie + ungenügende Hormonsubstitution) fand sich ein erheblicher, bei Acortizismus ein sehr starker Rückgang des Harnzeitvolumens (— 71%), wobei die Harnstoffausscheidung gleichstark abnahm. Demgegenüber reduziert sich die ausgeschiedene NaCl-Menge viel weniger (bis — 37%), es besteht also wiederum bei NNR-Insuffizienz auch unter Wasserdiurese eine (relative) saluretische Wirkung. Der Typ der Wasserdiurese ($\Delta = 0{,}38°$) wird unter Adrenalinsuffizienz verlassen und es wird

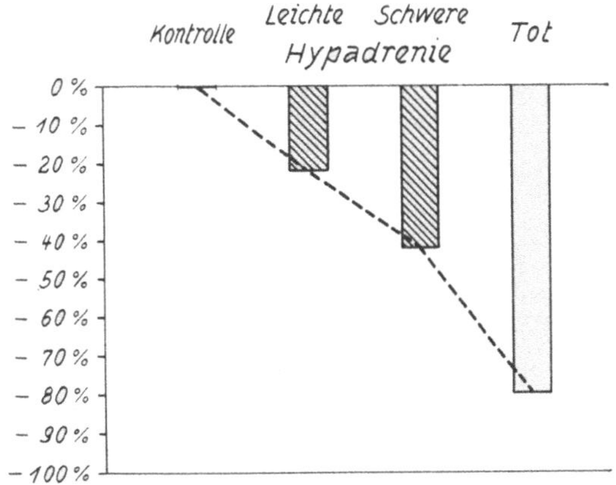

Abb. 2. Abnahme der ATP-Konzentration der Nieren nach Adrenalektomie, abhängig vom Schweregrad der NNR-Insuffizienz.

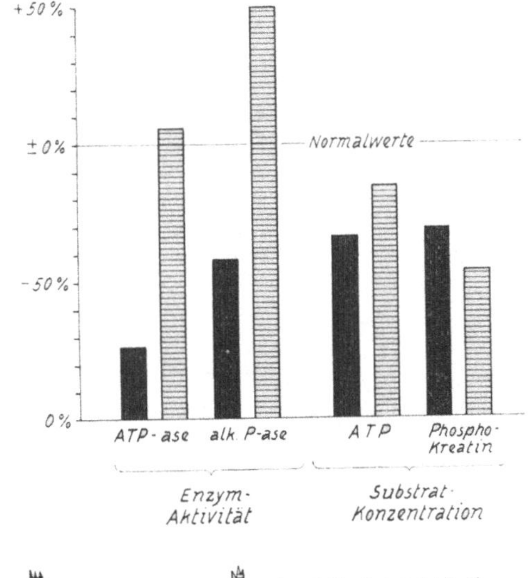

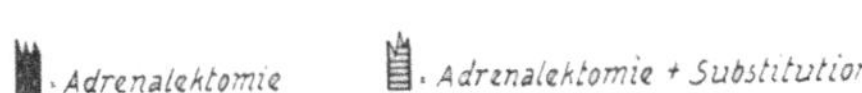

Abb. 3. Prozentuale Verkleinerung von Fermentaktivität (alkalische Phosphatase, ATP-ase) und Substratkonzentration (ATP, Phosphokreatinin) nach Adrenalektomie (schwarze Säulen) gegenüber der Norm (100%); Hormonsubstitution (Cortison, DOCA) bei Adrenalektomie (schraffierte Säulen): Erhöhung der Fermentaktivität über und der Substratkonzentration unter die Norm (s. auch Text).

jetzt ein Harn abgesondert, der in seiner Gesamtkonzentration mit Δ 0,55° dem Blut gleicht: die vermehrt O_2 verbrauchende Wasserdiurese schlägt in den Typ der Filtrationsdiurese um, die nicht vermehrt, sondern eher weniger O_2 verbraucht. Die Harnmenge verkleinert sich unter zunehmender Rindeninsuffizienz (Pseudonormalurie) und wird schließlich trotz Wasserbelastung in der Krise oligurisch (Abb. 5).

Ich fasse zusammen: Nebennierenrindeninsuffizienz erzeugt — neben den
bekannten extrarenalen Veränderungen — eine energetisch-hypodyname Niereninsuffizienz mit Reduzierung von energiereichen Phosphatverbindungen (ATP,

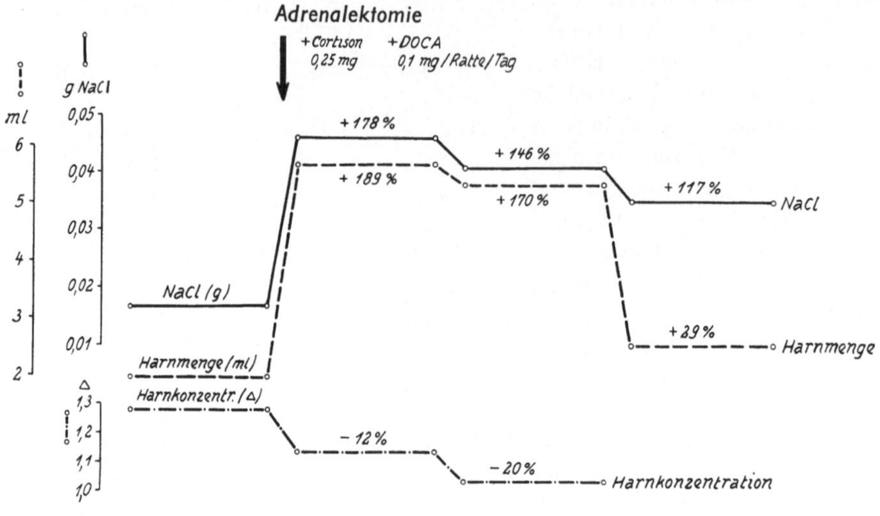

Abb. 4. Harnabsonderung vor und nach Adrenalektomie mit unzureichender Hormonsubstitution (Mitte) und
ohne Hormongaben: Filtrationsdiurese mit Zunahme von Harn, Harnvolumen und NaCl-Ausscheidung unter
Abnahme der Gesamtkonzentration des Harns; bei starker NNR-Insuffizienz bleibt die saluretische Wirkung
(noch vermehrte NaCl-Exkretion) unter Rückgang des Harnvolumens (Pseudonormalurie) bestehen.

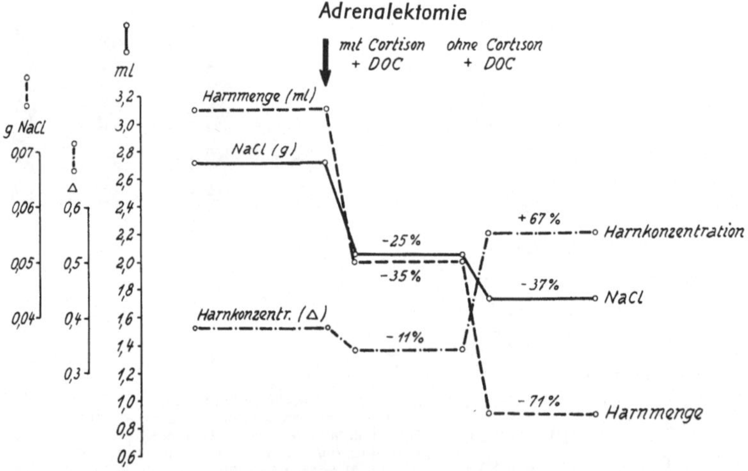

Abb. 5. Verhalten der Wasserdiurese nach Adrenalektomie: Abnahme des Harnzeitvolumens
mit relativer saluretischer Wirkung.

ADP, PKr) und Fermentaktivitäten (aP-ase, ATP-ase). Demzufolge geht die
übliche Arbeitsweise der Nieren in eine Filtrationsdiurese mit vermehrter
Ausscheidung von Harn und NaCl über. Es tritt nun eine Diureseart in
Erscheinung, die anzeigt, daß irgendeine Beeinträchtigung der Funktionsgröße
der Tubuluszellen vorliegt. Aus Gründen der Rekompensation der Arbeitsgröße

der insuffizient gewordenen Tubuluszellen findet — so möchte ich es formulieren — eine vermehrte NaCl-H_2O-Durchspülung der Nieren mittels der Filtrationsdiurese statt, ein Vorgang, den man bei Adrenalinsuffizienz in Experiment und Klinik mit großem Erfolg für den ganzen Organismus therapeutisch nachahmt. — Veranlaßt man die Nieren zur Wasserdiurese (orale H_2O-Aufnahme), die vermehrt O_2 verbraucht, so wird diese Diureseart aus tubulärem Energiemangel aufgegeben und es kommt wieder zur Filtrationsdiurese mit saluretischem Effekt. Starke Acortizismen bedingen außerdem zunehmend eine Harnmengenverminderung bis zur Oligurie.

„Daß für die Tätigkeit der gesunden Niere (Tubuli) auch das Nebennierenrindenhormon ... notwendig ist und daß es für den basalen Stoffwechsel auch der Nierenzelle ... eine unentbehrliche Voraussetzung darstellt", hatte ich 1947 — also vor der Cortison- und ACTH-Ära — auseinandergesetzt (2a).

Literatur.

1. LIPMAN, F.: Zit. nach K. LANG: Der intermediäre Stoffwechsel. S. 43. Springer-Verlag: Berlin-Göttingen-Heidelberg 1952.
2. FREY, J.: (a) Ärztl. Forschg. **3**, 514 (1949); (b) in E. u. J. FREY: Die Funktionen der gesunden und kranken Niere. S. 73. Springer-Verlag: Berlin-Göttingen-Heidelberg 1950; (c) Klin. Wschr. **1950**, 263; **1951**, 262; (d) Urologia (ital.) **6**, 461 (1952); (e) Verh. dtsch. Ges. inn. Med. **58**, 200 (1952); (f) 9. Vortragsreihe d. Augsb. Fortbildung f. prakt. Med. 1952.
3. HELLER, H.: In The suprarenal cortex. S. 187. Herausgegeben von J. M. YOFFEY, Butterworths Sci. Publ. London 1953.
4. HAMBURGER, J., et A. RYKEWAERT: Nouveaux procédés d'exploration fonctionelle du rein. p. 132. Paris: Edit. Méd. Flammarion 1949.

Diskussion.

SUCHOWSKY:

Ich möchte Herrn Prof. FREY bloß betreffend der Methodik etwas fragen, und zwar ist bekannt, daß die Phosphatasenachweise in den Geweben als äußerst schwierig zu bezeichnen sind. Es hat sich herausgestellt, daß mit der Original-GOMORI-Methode, d. h. mit einer Fixation in eisgekühltem Aceton und um nachher an eingebetteten Schnitten zu arbeiten, sich gewisse Schwierigkeiten hinsichtlich der nachgewiesenen Phosphataseaktivität ergaben. Es ist auf Grund eines Hinweises von FEYRTER das Messertiefkühlverfahren angewendet worden. Diese Methode gestattet eine intensivere Nachweismöglichkeit. Und nun möchte ich fragen, ob Herr Prof. FREY diese Untersuchungen an Acetonmaterial und an eingebettetem Material durchgeführt oder mit der Messertiefkühlmethode gearbeitet hat. Unsere Erfahrungen haben gezeigt, daß bei Untersuchungen der Phosphataseaktivität der Nebenniere unter verschiedensten Stressbedingungen das Messertiefkühlverfahren der Einbettungsmethodik vorzuziehen ist. Auf der anderen Seite möchte ich noch hinzufügen, daß die Untersuchungen über die Säurephosphatase in der Literatur an und für sich etwas vernachlässigt werden. Diese Tatsache beruht auf der Nachweisschwierigkeit. Es hat sich herausgestellt, daß z. B. die Phosphataseaktivität an eingebettetem und an acetonfixiertem Material bei der Säurephosphatase etwa bis zu 95 % und bei der Alkaliphosphatase bis zu 70 % und z. T. sogar bis zu 40 % gesenkt wird

FREY:

Wir haben die histochemische Methode ausgeführt, damit man auch bildlich die Veränderungen der Enzym-Aktivitäten darstellt und damit eine Kontrolle der chemischen Analysen besitzt. Unsere Untersuchungen wurden an Aceton-Material unter Einbettung vorgenommen, während wir nicht mit der Messertiefkühl-Methode arbeiteten. Das sind Mängel, die mir bewußt sind. Da die Aktivität der sauren Phosphatase durch Alkoholbehandlung stark verringert wird, haben wir die Alkoholreihe vermieden. Bei gleicher histochemischer Technik ist es möglich, vor und nach dem Experiment Vergleiche anzustellen. Dabei ergibt sich auch im Vergleich zur chemischen Analyse eine recht erfreuliche Übereinstimmung mit diesen beiden methodischen Vorgehen.

Aus dem Institut für Tierzucht der Universität München.
(Vorstand Bundesminister Prof. Dr. Niklas).

Die Wirkung von hochdosierten Oestrogenen auf Säugetiere und Vögel.

Von

W. KOCH.

Mit 4 Textabbildungen.

Unsere Versuche berühren das Hauptthema dieses Symposions, sind aber von Medizin und Physiologie differenten Fragestellungen ausgegangen:

1. Ist es möglich, mit Hilfe von Hormonen die Leistungen des Stoffwechsels von Nutztieren in wirtschaftlich nutzbarem Ausmaß zu steigern ?

2. Geben uns experimentelle Hormonversuche Aufschluß über die konstitutionelle Stoffwechselregulierung als Grundlage der individuellen Nutzleistungsfähigkeit und der Abwehrfähigkeit ?

Unsere Versuche wurden durchgeführt zumeist mit einer Kristallsuspension von Dienoestrol (Di-p-oxylphenyl-hexadien-Diacetat „Foragynol"), seltener mit Implantationen von Stilboestrol (Cyren A). Die Kristallsuspension wurde gewählt, weil wegen der teilweisen Lösung die Anfangswirkung stärker war. Im übrigen war die Wirkung von Stilboestrol und Dienoestrol gleich. Die Dosierung wurde sehr hoch gewählt.

Großtiere über 500 kg: 1 g Oestrogen
Hühner und Kleintiere 25—100 mg Oestrogen
Schafe usw. . . . . . 100—300 mg Oestrogen

Es ist bekannt, daß viele Irrtümer bei physiologischen Versuchen darauf beruhen, daß nur *ein* Versuchstier benützt wurde, das eine eigentümliche Reaktion zeigt. Deshalb haben wir unsere Versuche an vielen Arten in möglichst großen Reihen durchgeführt: Pferde, Rinder, Schweine, Schafe, Ziegen, Hunde, Katzen, Kaninchen, Sumpfbiber, Meerschweinchen, Goldhamster, Ratten, Mäuse, Hühner, Gänse, zusammen einige Tausend Tiere.

In diesem Zusammenhang will ich nur über die Stoffwechselwirkungen sprechen, die wir in diesen Versuchen beobachtet haben.

Bei mehreren Tierarten (Rind, Schwein, Schaf, Ziege, Huhn) erfolgt nach der Behandlung eine erhebliche Gewichtszunahme, bedingt durch Fettansatz. Auch die Fleischqualität ist durch Einlagerung von Fett in die Muskulatur verbessert. Die Mastwirkung ist auch bei tuberkulösen Tieren zu beobachten; ja es scheint eine spezifische Wirkung auf den tuberkulösen Prozeß selbst (bei Rind und Huhn) zu bestehen. Einige Tiere zeigen kurz nach der Behandlung Depressionserscheinungen, oft unter dem Bild von Vergiftungen. Das wurde besonders bei Rindern, Hunden, Katzen und Kaninchen beobachtet; diese Vergiftungen können bei Hunden und Katzen tödlich sein.

Von diesen Beobachtungen ausgehend, haben wir versucht, die Wirkungsweise der Hormone aufzuklären.

Zunächst haben wir das *Bindegewebe* untersucht. Äußerlich sind am auffälligsten die Veränderungen des Bindegewebes im Bereiche der Geschlechtsorgane. Demonstriert wird das Bild eines Ochsen, der die charakteristischen Veränderungen der Beckenbänder (Lig. iliosacralia) bei der Geburt zeigt. In diesen Fascien findet man Quellung und Lockerung der Bindegewebsfasern. Innerhalb von 1—3 Tagen kann es zu scholligem Zerfall und völliger Auflösung von Bindegewebsfasern kommen. Das Bild ähnelt oft dem einer Entzündung; es fehlen jedoch Leukocyten. Dagegen finden sich vermehrt Histiocyten und Fibroblasten. Die gleiche Veränderung des Bindegewebes findet man übrigens bei normalen gebärenden Tieren. Die Regeneration erfolgt auffallend rasch.

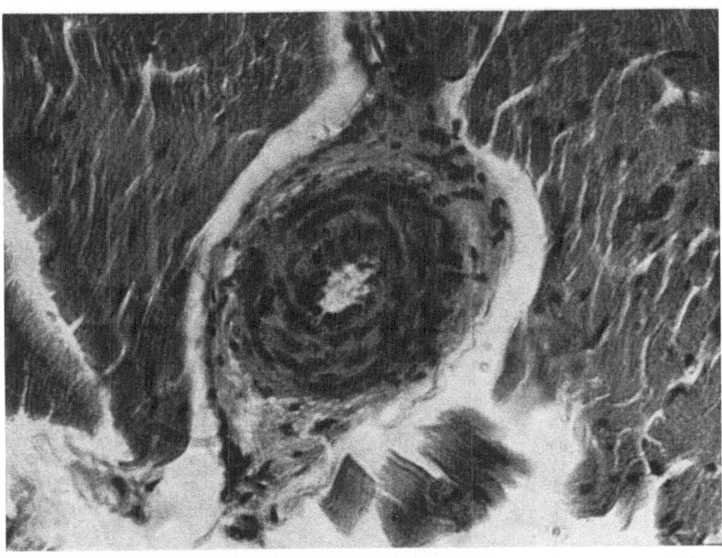

Abb. 1. Präcapillare Arterie, Huhn 10 Tage nach Injektion von 100 mg Foragynol.

Die histologischen Veränderungen im gesamten Bindegewebe sind dem Grade nach geringer. Allgemein findet sich Auflockerung und Quellung. Das demonstrierte Präparat von Muskulatur eines behandelten Hähnchens zeigt am intermuskulären Bindegewebe schlechtere Färbbarkeit, Quellung, Auseinanderweichen der einzelnen Muskelfasern.

Ich möchte annehmen, daß die Strukturveränderungen des Bindegewebes einerseits veränderte Voraussetzungen für die Einlagerung von Fett schaffen, zum andern die Widerstandsfähigkeit des Gewebes gegenüber Infektionen im Gewebe, hier besonders gegenüber Tuberkel-Bakterien, erhöhen, wie das schon LURIE angenommen hat.

Die Veränderungen betreffen insbesondere eine Vermehrung der mucoiden Zwischenzellsubstanzen, wie Hyaluronsäure und Chondroitin-Schwefelsäure. Dazu kommt unter Oestrogen-Einfluß eine Hemmung der Hyaluronidase, wodurch die

Polymerisation der mucoiden Grundsubstanzen erleichtert, die Kittleisten und Zellwände stabilisiert werden; durch die Quellung der Bindegewebsfasern wird die Permeabilität des Bindegewebes herabgesetzt.

Entsprechende Veränderungen finden wir auch im Bereiche der Gefäße, insbesondere auch am Endothel. Die Quellungserscheinungen sind besonders auffällig an präcapillaren Arterien. Man findet Quellung der Endothelzellen mit Vergrößerung der Kerne; Verdickung der Zellkerne in der Media; Quellung auch der Muscularis; Verdickung der Adventitia mit Auseinanderrücken der elastischen Fasern (Abb. 1). Hier konnten wir als Folge der Erhöhung des Blutdruckes Austritt von Serum aus den Gefäßen und Ödematisierung beobachten. Bei dem an sich serumarmen Blut der Vögel führt somit die Oestrogenwirkung zu Kreislaufstörungen.

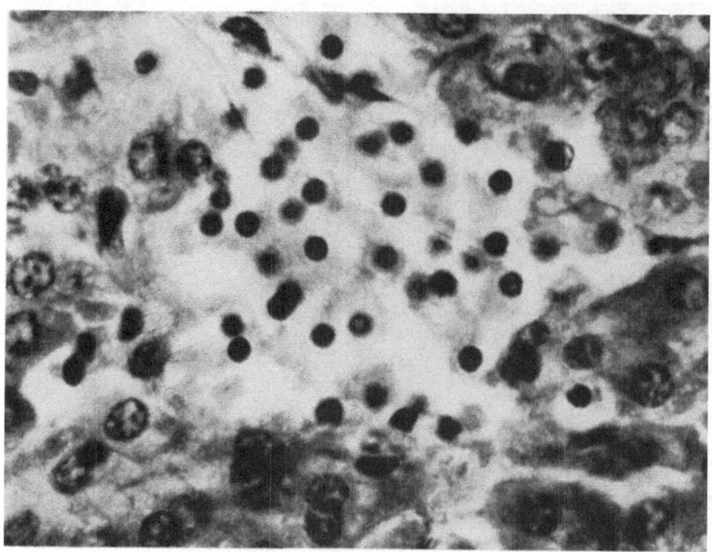

Abb. 2. Pankreas-Insel vom Meerschweinchen, 10 Tage nach Injektion von 90 mg Foragynol. In den β-Zellen schaumige Entartung des Plasmas; Pyknose der Kerne.

Die rasche Mast der Versuchstiere mußte erwarten lassen, daß die Regulation des Kohlenhydratstoffwechsels geändert ist. Untersuchungen des *Pankreas* zeigen charakteristische Veränderungen der β-Zellen und der centro-acinären Zellen. Bei Hühnern, Meerschweinchen, Kaninchen, Katzen, Schafen und Ziegen fanden sich bei den β-Zellen die Kerne pyknotisch, teilweise Caryorhexis, Kernwandhypertrophie, das Plasma schollig zerfallen und schaumig (Abb. 2 und 3).

In der *Leber* findet man neben Verfettung bald degenerative Erscheinungen. Die Leberverfettung ist bei Hühnern schon nach 24 Std. fortgeschritten erkennbar. An Bildern von Hühnern und Meerschweinchen wurde demonstriert: Die Leberzellbalken sind ungeordnet; die KUPFFERschen Sternzellen vergrößert, oft frei im Lumen; die Capillaren ödematisiert. In den Zellen fortgeschrittene Verfettung; oft verbunden mit Kerndegeneration.

Der Einfluß der Behandlung auf den *Mineralstoffwechsel* wurde mit Prof. Dr. Dr. BRÜGGEMANN (Institut für Physiologie und Ernährung der Tiere, München)

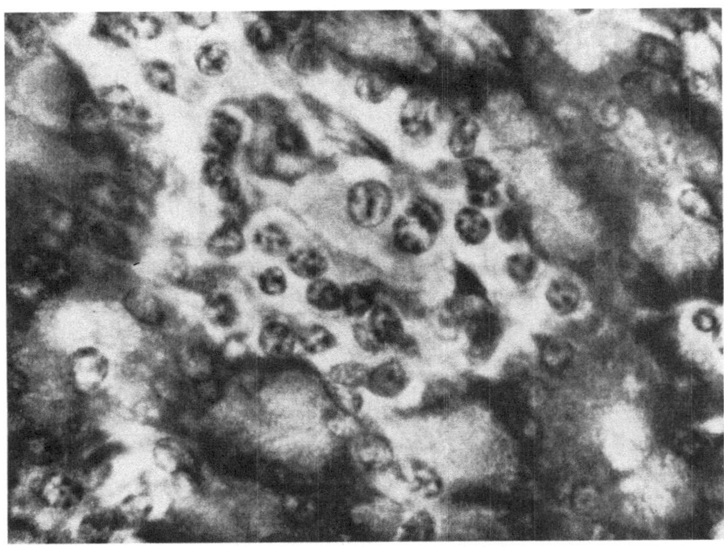

Abb. 3. Insel vom unbehandelten Meerschweinchen (gleiche Vergrößerung).

durchgeführt. Auffallende Veränderungen wurden im Ca- und P-Stoffwechsel gefunden. Dabei wurden wesentliche Artunterschiede gefunden.

Bei Hühnern (Dosis 100 mg) wurde ein Ansteigen des Serum-Ca um etwa 1400% von 10 mg-% auf über 180 mg-% festgestellt. Der organische P stieg auf etwa 205% des Ausgangswertes. Das Ansteigen des P-Spiegels geht dem Ansteigen des Ca-Spiegels voraus. Im Zusammenhange damit bewirkte die Hormonbehandlung charakteristische Symptome einer P-Vergiftung: Gewichtsabnahme, Durchfall, Bewegungsstörungen, beruhend auf Schwäche des Skelets. Die Sektion ergab an der Leber: Schwellung, Vergrößerung, Gallestauung, Ikterus, fettige Degeneration; Hämorrhagien in vielen Organen. In den langen Röhrenknochen Auflösung des Knochenmarkes und Einlagerung von Knochensubstanz in den Markraum, mit folgender Anämie.

Grundsätzlich anders sind die Folgen der Behandlung bei Säugetieren (Rinder, nach BRÜGGEMANN). Hier findet man gleichzeitig Absinken des Serum-Ca, Steigen des Serum-P-

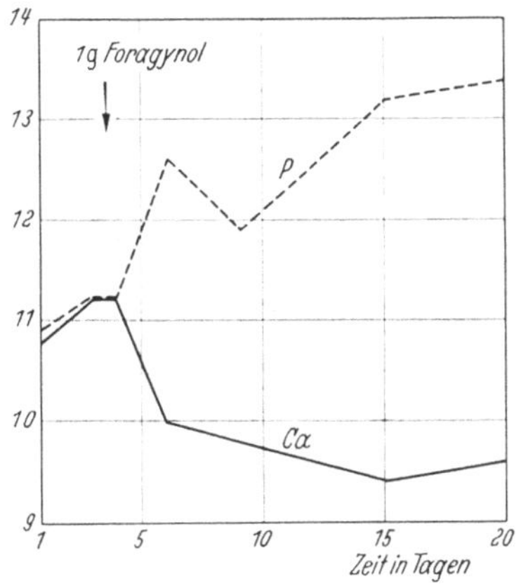

Abb. 4. Veränderung des Serum P- und Ca-Spiegels. Rind nach 1 g Foragynol.

Spiegels, und zwar sowohl des anorganischen wie des Gesamt-P (Abb. 4). Die gerade bei Rindern in den ersten Tagen nach der Behandlung beobachteten Depressionen sind demnach als P-Vergiftungen aufzufassen.

Mg-Blutspiegel und Blutzucker zeigten nur kleine unspezifische Schwankungen. Der Cholesteringehalt schwankt, aber nicht einheitlich.

Die *Ausscheidung* erfolgt in Kot und Harn. Durchschnittlich wird im Kot doppelt so viel ausgeschieden wie im Urin. Insgesamt werden in Kot und Urin etwa 90% der verabreichten Hormonmenge ausgeschieden. Die Hauptausscheidung erfolgt in den ersten Tagen mit dem Höhepunkt zwischen dem 4. und 6. Tag. Die Ausscheidung ist (soweit meßbar) zwischen dem 20. und 30. Tag beendet (Demonstration).

Von den injizierten kristallisierten Oestrogenen wird relativ wenig *gestapelt*. Bei *Hähnchen* wurde z. Z. der Schlachtreife (6 Wochen) bis zu 1 mg von 20 mg, also bis zu 5% gefunden, vorwiegend in fettreichen Körperteilen. Demgegenüber ist die Retention bei *Mastschweinen* minimal, auch im Fett. Nach 2 Monaten konnte nach Behandlung mit 1 g Foragynol in Muskulatur, Intestinalfett, Nierenfett und Wamme nichts, im Rückenspeck zwischen 20 und 60 γ/kg gefunden werden.

Literatur.

Ambros, R.: Versuche über die Wirkung eines synthetischen Oestrogens auf Meerschweinchen. Vet.-Diss. München 1953.

Bornschein, K.: Die Ausscheidung von synthetischem Follikelhormon in Harn und Kot bei Schafen und Ziegen nach parenteraler Verabreichung von Dienoestrol. Vet.-Diss. München 1953.

Brüggemann, J., K. Drepper, G. Kolb u. E. Schilp: Über den Einfluß von Oestrogenen auf den Gehalt des Blutes an Calcium, Magnesium, Phosphor, Glucose und Cholesterin bei Rindern. Zbl. Veterinärmed. 1, 233 (1954).

Douwe, F. van: Über den Aufbau der Beckenbänder des Rindes unter der Einwirkung von Follikelhormon. Vet.-Diss. München 1952.

Eschweiler, J.: Die Wirkung hoher Dosen von Dienoestrol auf die Muskulatur des Geflügels. Vet.-Diss. München 1953.

Flock, G.: Die Wirkung hoher Dosen von Follikelhormon auf die Bauchspeicheldrüse. Vet.-Diss. München 1954.

Graef, E.: Einfluß von Oestrogenen auf Calcium- und Phosphatgehalt von Serum und Knochen. Vet.-Diss. München 1953.

Heim, E.: Das Wirken der Hormone auf Fleisch — ermittelt am Hyaluronsäure-Hyaluronidase-System. Berl. Münch. tierärztl. Wschr. **1953**, 374.

— Probleme der Fleischqualität. Züchtungskunde 1954. (Vortrag vor der Münch. tierärztl. Ges. 10. 2. 54.)

Heim, G., u. W. Schubert: Die Beeinflussung der Schweinemast durch Oestrogene. Tierärztl. Umschau 7, 244 (1952).

— — Mast mit Hormonen bei Hammeln und Geltschafen. Tierärztl. Umschau 9, 97 (1954).

Heindl, F.: Einfluß des Follikelhormons auf die Nebenniere. Vet.-Diss. München 1954.

Kähn, K.: Über den Einfluß von Oestrogenen auf das Blutbild. Vet.-Diss. München 1953.

Koch, W.: Die Wirkung von oestrogenen Hormonen auf die Tuberkulose. Mh. Tierheilk. 5, 28 (1953).

— F. van Douwe: Das Einbrechen der Beckenbänder. Berl. Münch. tierärztl. Wschr. 65, 228 (1952).

— Hormone und Tuberkulose. Vortrag Tierärztetag Berlin 1952. Erinnerungsschr. Dtsch. Tierärztetag 1952, 5., 6., 7. Sept. Berlin; S. 89. Hannover: Verlag Schaper.

— u. G. Heim: Die Speicherung von Oestrogenen im Tierkörper. I. Hormonal kastrierte Hähnchen. Endokrinologie **29**, 288 (1952).

— — Die Speicherung von Oestrogenen im Tierkörper. II. Hormonal gemästete Schweine. Endokrinologie **30**, 335 (1953).

— u. W. Mohr: Der Einfluß des Follikelhormons auf die Beckenbänder. Versuche an männlichen Tieren. Mh. prakt. Tierheilk. **2**, H. 6 (1950).

MOHR, W.: Der Einfluß von Foragynol auf die Mast von gesunden und tuberkulösen Ochsen, Kühen und Bullen. Vet.-Diss. München 1951.

NEUHOFF, H.: Das hormonale Kapaunisieren unter besonderer Berücksichtigung der Fleischqualität und der Resorption des Diäthyldioxystilbens. Vet.-Diss. München 1952.

NOWOTNY, S.: Versuche zur Auslösung der Lactation und der Wirkung auf den Stoffwechsel bei Rindern mit einer Aufschwemmung eines synthetischen Oestrogens. Vet.-Diss. München 1951.

ROSER, G.: Der Einfluß des Follikelhormons auf Verhalten, Legetätigkeit und Bau der Geschlechtsorgane der Henne. Vet.-Diss. München 1953.

SCHMIDT, K.: Die Wirkung hoher Dosen von Dienoestrol auf die Blutgefäße von Haut, Muskulatur, Leber und Darm von Hühnern und Meerschweinchen. Vet.-Diss. München 1953.

SCHMIDT-JAKOBS, D.: Der Einfluß von synthetischen Oestrogenen auf die Hypophyse. Vet.-Diss. München 1954.

SCHEDEL, I.: Die Einwirkung des Follikelhormons auf die Leber. Vet.-Diss. München 1954.

STAMMBERGER, H.: Die Wirkung hoher Dosen von Follikelhormon auf die Schilddrüse. Vet.-Diss. München 1953.

VIERLING, R.: Die Bedeutung der Hyaluronsäure im Bindegewebe für die Konstitution der Tiere. Vet.-Diss. München 1953.

WAGNER, H.: Die Wirkung von Oestrogenen auf die Haut. Vet.-Diss. München 1953.

WEIDE, U.: Über die Wirkung von Oestrogenen auf Harnblase, Harnröhre und Anhangsdrüse männlicher Meerschweinchen, Kaninchen und Schweine. Vet.-Diss. München 1952.

WEIGER, G.: Über den Einfluß von Oestrogenen auf die Blutgerinnungszeit. Vet.-Diss. München 1953.

WILL, H.: Die Wirkung hoher Dosen von Follikelhormon auf das Bindegewebe der Scheide und des Uterus bei kleinen Versuchstieren. Vet.-Diss. München 1953.

ZRENNER, K.: Über die Wirkung eines synthetischen Oestrogens in hohen Dosen bei Kaninchen. Vet.-Diss. München 1953.

Diskussion.

STAEMMLER:

Ich möchte an Herrn Prof. KOCH die Frage richten, ob er auch an hypophysektomierten Tieren diese Versuche unternommen hat. Es ist durchaus denkbar, daß diese mitgeteilten Oestrogeneffekte auf den Einfluß vermehrt ausgeschütteter Nebennierenrinden-Hormone zurückzuführen sind. Die Oestrogene wirken ja bekanntlich via Adenohypophyse stimulierend auf die Nebennierenrinde, und die Veränderungen, mit denen uns der Herr Vortragende bekannt gemacht hat, deuten darauf hin, daß unter den Versuchsbedingungen eine gesteigerte Sekretion von Corticosteroiden erfolgte, die diese Veränderungen auslöste.

HOSEMANN:

Die hormonale Kastration von Hähnen mittels eines Cyren-Preßlings ist ein so einfaches und wirkungsvolles Verfahren, daß die operativen Methoden bereits in der Praxis auf dem Lande dagegen in den Hintergrund treten. Wenn nun, wie wir eben gehört haben, auch damit begonnen wird, große Haustiere mit Oestrogenen zu behandeln, um ein höheres Schlachtgewicht zu erzielen, dann muß man von gynäkologischer Seite aus gegen diese Entwicklung große Bedenken äußern. Leider sind ja die Stilbene nicht nur im Vergleich zu dem erwarteten Gewinn an Fleischgewicht billig, sondern die sind auch hitzebeständig und werden vom Verdauungstrakt resorbiert. Damit steht zu befürchten, daß beim Verbraucher unerwartete Veränderungen im Hormonhaushalt und Stoffwechsel eintreten, die sich unter Umständen zu krankhaften Störungen steigern können. Wenn man als Gynäkologe auch heute schon täglich mit den durch Oestrogenüberdosierung verursachten Erkrankungen zu tun hat, so kann man nur hoffen, daß das hier geschilderte Verfahren keine Schule macht.

DIRSCHERL:

1. Ist bei diesen vielen, mit Cyren behandelten Tieren auch gelegentlich mal ein Mammacarcinom aufgetreten? Es kommt ja bei der Maus vor, und beim Menschen ist es auch nach massiver Hormonbehandlung gelegentlich beobachtet worden.

2. Die Oestrogene sollen bei Ratten einen lipotropen Effekt ausüben, also die Leberverfettung verhindern. Aber das kann vielleicht eine Dosierungsfrage sein.

Pirtkien:

Ich möchte nur kurz darauf hinweisen, daß man versuchen kann, einen mehr oder weniger großen Teil der Oestrogen-Wirkung auf Gefäß-Bindegewebsbeeinflussung zurückzuführen. In Zusammenarbeit mit Herrn Küchmeister wurden die Effekte percutan applizierter, lipoidlöslicher Hormone u. a. auf den Capillardruck untersucht. Dabei zeigten sich nach Oestrogenanwendung statistisch signifikante Senkungen des Capillardruckes. Die Capillaren waren dabei verbreitert, so daß daraus eine Erhöhung des Flüssigkeitseinstromes ins Gewebe resultieren kann. Weiterhin schien die Gewebssucculenz vermehrt zu sein. Auch nach der Literatur wird die Hydrophilie und Permeabilität der mesenchymalen Grundsubstanz durch Oestrogene beeinflußt. Herr Küchmeister wird noch im Laufe des Tages auf die Wirkungen von Nebennierenrindenhormonen auf den Capillarbereich eingehen.

Voss:

Die Mitteilung von Herrn Koch über Akromegalie bei Rindern ist außerordentlich interessant im Zusammenhang mit der Lactation; das somatotrope Hormon ist doch vermutlich bei diesen Akromegaloiden vermehrt und wir wissen von ihm, daß es die Entwicklung der Brustdrüse und damit die Milchleistung außerordentlich fördert. Wenn Sie bei einem kastrierten Kaninchenweibchen zunächst mal mit Follikelhormon und Progesteron die Brustdrüse bis zu einem Grade zur Entwicklung bringen, Prolactin und dann noch somatotropes Hormon geben, dann haben Sie diese großen Milchdrüsen, die man auf andere Weise nicht erreichen kann.

Bahner:

Es ist gefragt worden, ob die Wirkung, die zunächst als Stoffwechselwirkung bezeichnet wurde, über die Hypophyse oder über andere endokrine Drüsen geht.

Ich möchte die Frage aufwerfen, ob sie überhaupt etwas mit dem Endokrinium zu tun hat und erinnere dabei an die Untersuchungen von Brobeck [Literatur: Brobeck, Wheatland u. Strominger: Endocrinology (Springfield, Ill.) **40**, 65 (1947)], die an Ratten folgendes gefunden haben: Im Oestrus sinkt der Appetit, steigt die Spontanmotilität und das Körpergewicht sinkt. Im Dioestrus passiert genau das Gegenteil, der Appetit steigt, die Motilität sinkt und das Gewicht steigt. Es sind etwa ähnliche Verhältnisse, wie man sie vielleicht bei der klimakterischen Frau sehen kann. Daß das ausgerechnet hier umgekehrt ist, daß also diese Tiere durch Behandlung mit oestrogenen Hormonen an Gewicht zunehmen, das brauchte vielleicht kein grundlegender Einwand zu sein, sondern das kann ja von Species zu Species anders sein.

Ich möchte Herrn Prof. Koch fragen, wie die spontane Nahrungsaufnahme dieser Tiere ist und wie sie sich in ihrer Motilität verhalten. Denn das wären ja zentralnervöse Wirkungen der Oestrogene und nicht periphere Stoffwechselwirkungen.

Suchowsky:

Ich möchte Herrn Prof. Koch noch hinsichtlich der Erscheinungen und der Veränderungen an der Bauchspeicheldrüse fragen, ob erstens an den A-Zellen eine Vacuolenbildung zu sehen war, zweitens, ob die Granula der B-Zellen einer näheren Untersuchung unterzogen wurden, und drittens, ob die Veränderungen an den B-Zellen ein Zustandsbild ausgelöst haben, das etwa mit einem Diabetes gleichzusetzen ist, denn ein Bild einer Insel dieser Art würde einen Morphologen fast dazu zwingen, einen Diabetes annehmen zu müssen. Ich weise deshalb auf die Granula hin, weil ich mich damit beschäftigt habe, aus dem Granulabild der B-Zellen ein diabetisches Zustandsbild zu rekonstruieren, und es hat sich gezeigt, daß bei der Analyse zahlreicher Diabetesfälle das durchaus möglich ist, wenn man es nicht mit Organen zu tun hat, die einer starken Autolyse unterworfen sind, d. h. die uns ein Bild liefern, wie wir es sonst bei autolytischen Organen im Sinne einer Zerfallserscheinung des Cytoplasmas sehen.

Ferner:

Wer die Cytologie der Langerhansschen Inseln beim Meerschweinchen kennt, wundert sich darüber, daß der Herr Vortragende anhand seiner Diapositive von einer Kernpyknose der B-Zellen als Insulinlieferanten gesprochen hat. Beim Meerschweinchen sind ganz normalerweise die Zellkerne der B-Zellen immer klein, mit dichtem Chromatingerüst und daher dunkel gefärbt. Soweit aus den gezeigten Mikrophotos eine Aussage erlaubt ist, möchte ich ganz im Gegenteil zu dem Herrn Vortragenden meinen, daß die B-Zellen den Eindruck eines hochaktiven, stimulierten Systems auf dem Stadium starker Insulinausschüttung machen, wofür die cytologischen Kriterien der voluminösen Zelleiber sprechen. Eine Mast ganz ohne Insulin ist ja wohl auch gar nicht möglich.

Die Stimulierung des B-Zellenapparates ist sehr wahrscheinlich wohl über die Nebennierenrinde erfolgt. Keineswegs liegt ein diabetisches Zellbild vor, wie Herr SUCHOWSKY meint.

KOCH:

Ich nehme an, daß die Wirkung der Oestrogene sowohl über die Nebenniere, als auch über die Schilddrüse erfolgt. Das unterschiedliche Verhalten der einzelnen Arten macht es wahrscheinlich, daß die Regulierung bei einzelnen Arten verschieden ist. Veränderung der Schilddrüsen hat sich bei einigen Arten nachweisen lassen. Untersuchungen der Hypophyse haben keinen Aufschluß gegeben. Hypophysektomierte Tiere habe ich nicht verwendet. Eine Beeinflussung der Prolactinwirkung möchte ich nicht annehmen, da die für diese Hormone typischen Reaktionen ausgeblieben sind.

Im Körper von behandelten Hühnern bleiben bis zur Schlachtreife 5% (1 v. 20 mg) zurück. Diese Menge ist gesundheitlich nicht bedenklich. Bei Schweinen werden nur außerordentlich geringe Mengen von Hormonen zurückgehalten. (Die Ergebnisse unserer Untersuchungen werden in der „Endokrinologie" veröffentlicht.) — Carcinome wurden niemals ausgelöst. Das mag mit der geringen Anfälligkeit der untersuchten Arten zusammenhängen.

Es muß angenommen werden, daß es neben einer allgemeinen Wirkung der Oestrogene auch eine spezifische Wirkung auf Gewebe gibt.

Die Deutung unserer Befunde am Pankreas ist schwierig, da es Diabetes bei Haustieren kaum gibt. Die Kernveränderungen in den Inselzellen sind degenerativer Art. Das haben parallele Untersuchungen an verschiedenen Tierarten gezeigt.

Aus dem Biologischen Laboratorium der C. F. Boehringer & Soehne GmbH,
Mannheim-Waldhof.

Zur anabolen Wirkung von Androgenen.

Von

H. E. Voss.

Mit 1 Textabbildung.

Unter den extragonadalen Wirkungen der androgenen Sexualhormone, die sich u. a. auf die Hypophyse, auf die Nieren, auf das Zentralnervensystem (narkotische Wirkung) beziehen, gebührt den Stoffwechselwirkungen, vor allem der Eiweiß-sparenden und Eiweiß-aufbauenden Wirkung ein verstärktes Interesse, weil sie — neben den spezifischen sexuellen Wirkungen — einer therapeutischen Ausnutzung am ehesten zugänglich erscheinen. Das Bedürfnis nach einer einfachen und dabei zuverlässigen Methode ihrer Messung ist groß, denn die Aufstellung von Eiweiß- oder Stickstoffbilanzen, an die man zunächst denken möchte, erfordert eine recht komplizierte und kostspielige Apparatur und birgt sicher viele Fehlerquellen in sich. Es war daher zu begrüßen, daß Eisenberg und Gordan im Jahre 1951 ihre Methode am Musculus levator ani des kastrierten Rattenmännchens veröffent-lichten, die sich seitdem in den Händen verschiedener Untersucher bewährt hat.

Der Musculus levator ani läßt sich bei der Ratte verhältnismäßig leicht und exakt von den anderen Muskeln des Perineums, vor allem vom Musculus bulbo-cavernosus isolieren. Die Bestimmung seines Gewichts gibt ein Maß für den myotroph-anabolen Effekt der zu prüfenden Substanzen. Daß diese myotrophe Wirkung von der spezifisch androgenen Wirkung der Steroide unabhängig ist, ergibt sich daraus, daß beim infantil kastrierten Rattenmännchen der Musculus levator ani fortfährt zu wachsen, während die Vesiculardrüsen („Samenblasen") auf dem infantilen Zustand im Augenblick der Kastration stehen bleiben. Ferner sieht man beim Vergleich verschiedener Steroide keine Parallelität zwischen der androgenen und der myotrophen Wirkung: es können also schwache Androgene eine starke myotrophe Wirkung besitzen. Und schließlich wiesen Eisenberg und Gordan (s. o.) darauf hin, daß durch die gleichzeitige Injektion von Chloro-form die myotrophe Wirkung eines Steroids vollkommen unterbunden werden kann, während die androgene Wirkung auf die Vesiculardrüsen sogar verstärkt wird.

Bei der myotrophen Wirkung sind 2 Komponenten deutlich zu unterscheiden: die Wasseraufnahme ins Muskelgewebe und die echte Zunahme an Muskelsub-stanz. Durch Vergleich des Feucht-(Frisch-)Gewichts und des Trockengewichts des Muskels lassen sich die beiden Komponenten trennen.

Im Hinblick auf das von uns herausgebrachte *Methylandrostendiol oder Notan-dron*, das sich durch seine schwache spezifisch androgene Wirkung und eine relativ hohe anabole Wirkung auszeichnet, hat uns einerseits das Verhältnis dieser beiden

Wirkungen, andererseits das Verhältnis von Wasseraufnahme und Gewebszunahme unter dem Einfluß von MAD im Versuch am Musculus levator ani interessiert. Zum Unterschied von früheren ähnlichen Untersuchungen (GORDAN, EISENBERG, MOON und SAKAMOTO; KOLLER und ERCOLI) haben wir die Wirkung großer Einzeldosen in über 30 Tage sich erstreckenden Dauerbeobachtungen geprüft, wobei alle 5 bzw. 10 Tage ein Teil der zu Anfang gleichzeitig injizierten, seit 4 Wochen kastrierten Rattenmännchen getötet und der Musculus levator ani und die Vesiculardrüsen gewogen wurden. Die Tiere erhielten einmalig 20 mg Notandron-Kristallsuspension subcutan.

In Abb. 1 sind die Gewichtskurven für die Vesiculardrüsen und den Muskel wiedergegeben: Wie man sieht, steigt das Vesiculardrüsengewicht (als Maß der *androgenen* Wirkung) kontinuierlich an und erreicht am 15. Tag post injectionem sein Maximum von 315 mg, um dann bis zum 30. Tag allmählich abzufallen, aber bis zum Schluß des Versuches immer noch über dem Kastratengewicht zu bleiben, im ganzen eine typische protrahierte Wirkung, wie sie für die Kristallsuspensionen der Steroide charakteristisch ist. Das Gewicht des Musculus levator ani (als Maßstab der *anabolen* Wirkung) zeigt eine fortschreitende Gewichtszunahme bis zum 20. Versuchstag, also fast eine Woche länger als das Vesiculardrüsengewicht, und hat

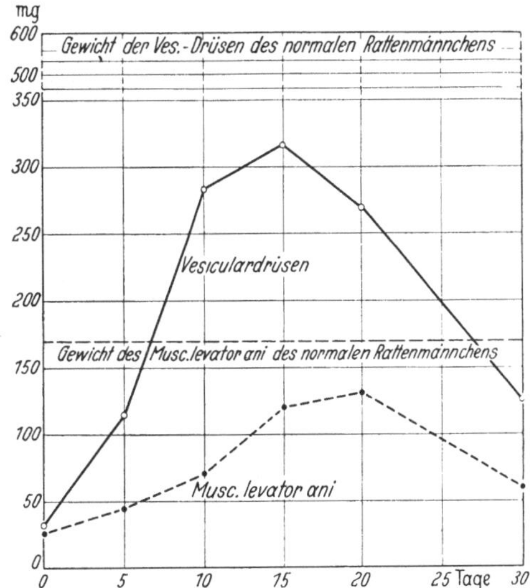

Abb. 1. Gewichtszunahme von Vesiculardrüsen und Musculus levator ani nach einmaliger Injektion von 20 mg Methylandrostendiol-KS bei kastrierten Rattenmännchen, Körpergewicht etwa 200 g. Ordinate: Gewicht in mg; Abscisse: Zeit in Tagen.

auch am 30. Versuchstag den Ausgangs-Kastratenwert noch lange nicht erreicht; die Dauer der Kristallsuspensionswirkung erscheint hier im Vergleich mit der androgenen Komponente noch verlängert. Bemerkenswert ist es, daß das

Tabelle 1. *Beeinflussung des Vesiculardrüsen- und des Musculus levator ani-Gewichts im chronischen Versuch am kastrierten Rattenmännchen durch eine einmalige Injektion von 20 mg Methylandrostendiol-Kristallsuspension subcutan.*

Dauer in Tagen	Zahl der Tiere	Körpergewicht in g	Musculus levator ani — Gewicht in mg		F:T Index	Vesiculardrüsengewicht in mg
			feucht	trocken		
5	10	202,0	43,5	11,26	3,87	110,7
10	10	210,0	94,8	20,3	4,67	278,0
15	9	198,0	117,0	28,2	4,10	314,6
20	10	225,0	128,5	32,1	4,0	270,7
30	10	206,0	69,8	18,2	3,8	124,0
Unbehandelte Kastraten:						
	10	212,0	25,4	6,72	3,81	31,6
Normale Rattenmännchen:						
	25	208,0	170,2	42,2	4,0	585,0

Vesiculardrüsengewicht den Wert des normalen unkastrierten Rattenmännchens von gleichem Körpergewicht bei weitem nicht erreicht, dieser würde etwa beim Doppelten des Maximums liegen: ein neuer Hinweis auf die Geringfügigkeit der androgenen Wirkung beim MAD. Dagegen kommt das Maximum des Muskelgewichts (etwa 130 mg) dem Gewicht des Musculus levator ani beim unkastrierten Männchen (170 mg) relativ sehr nahe: ein Hinweis auf die starke anabole Wirkung des MAD.

Prüfen wir nun, zu welchen Teilen die Gewichtszunahme des Musculus levator ani auf eine Wasseraufnahme und auf die echte Gewebszunahme zurückzuführen ist, indem wir das Feucht- und Trockengewicht des Muskels vergleichen, so sehen wir in Tab. 1, welche die gesamten Daten für den Versuch zusammenfaßt, daß das Verhältnis Feucht:Trocken (F:T) zunächst bis zum 10. Versuchstag von 3,81 über 3,87 auf 4,67 stark ansteigt, als Zeichen einer starken Wasseraufnahme des Muskels, daß aber dann, während das Gewicht des Muskels bis zum 20. Tag noch weiter zunimmt, der F:T-Index allmählich wieder abnimmt, als Zeichen einer echten Gewebszunahme unter dem Einfluß der Stoffwechselkomponente der Notandronwirkung.

Zusammenfassung.

Im chronischen, über 30 Tage ausgedehnten Versuch am kastrierten Rattenmännchen wird gezeigt, daß die spezifisch androgene Wirkung einer einmaligen Injektion von 20 mg Methylandrostendiol (Notandron) am 15. Tag ihr Maximum, gemessen am Vesiculardrüsengewicht, erreicht; daß aber dieses Maximum, als Zeichen der schwachen androgenen Wirkung des MAD, weit unter der Norm bleibt. Dagegen ist die ausgesprochene anabole Wirkung des MAD, gemessen an der Gewichtszunahme des Musculus levator ani, nicht nur länger dauernd als die androgene Wirkung, sondern sie kommt auch dem Wert des normalen Rattenmännchens relativ sehr nahe. Die Gewichtszunahme des Musculus levator ani beruht zuerst auf einer raschen Wasseraufnahme ins Gewebe, der dann aber eine echte Gewebszunahme folgt.

Literatur.

Eisenberg, E., and G. S. Gordan: J. Pharmacol. a. Exper. Ther. **99**, 38—44 (1950).
Gordan, G. S., E. Eisenberg, H. D. Moon and W. Sakamoto: J. Clin. Endocrin. **11**, 209—212 (1951).
Koller, M., e A. Ercoli: Boll. Soc. ital. Biol. sper. **28**, 1726—1729 (1952); **29**, 137—139 (1953).
Voss, H. E.: Therapiewoche **1952**, H. 20/21.

Diskussion.

Schneider:

In Ergänzung zu den interessanten Ausführungen des Herrn Voss möchte ich Ihnen kurz über Versuche bei Altersheiminsassen berichten. Im Rahmen einer vergleichenden therapeutischen Arbeit bei alten Menschen mit Vitamin- und Hormonkombinationen haben wir 46 Versuchspersonen beiderlei Geschlechts mit Methyltestosteron und Äthinyloestradiol behandelt, und zwar gaben wir 3 Wochen lang 8 mg Methyltestosteron und 4 γ Äthinyloestradiol und in den 3 anschließenden Wochen die Hälfte dieser Dosis. Wir haben die Versuchspersonen beiderlei Geschlechts vorher und nachher verfolgt: die Lebensbedingungen waren die gleichen, das Angebot an Nahrungsmitteln, das Essen war ausreichend, die Versuchspersonen konnten sich

je nach Appetit, Kartoffeln, Soße, Brot usw. nachgeben lassen. Von diesen 46 Versuchspersonen nahmen 27 innerhalb der Zeit über 1 kg zu, 19 über 2 kg, die durchschnittliche
Gewichtszunahme betrug 1,7 kg. Ich habe dasselbe Präparat, es handelt sich um Primodian,
bei zahlreichen Klimakterinnen auch angewendet und eigentlich nie diese Gewichtszunahmen,
trotz der gleich hohen Dosis, gesehen. Ich möchte annehmen, daß eben im Senium diese
anabole Wirkung deutlicher in Erscheinung tritt, als etwa z. Z. des Klimakteriums.

BIERICH:

Gestatten Sie mir, daß ich in wenigen Worten auf eine andere stickstoffretinierende Funktion bzw. eine andere eiweißanabole Funktion eingehe, nämlich die Kreatinsynthese, die ja
ebenfalls androgen abhängig ist.

Und zwar in der ersten Phase der Entstehung des Kreatins, in der Entstehung der Guanidin-
essigsäure. Offenbar ist der Kreatingehalt bei der Muskulatur des Menschen abhängig von der
Produktion der Ketosteroide bzw. beim Mann auch vom Testosteron. Ich bitte eben kurz um
die Abbildung:

Sie sehen hier die Abhängigkeit vom Alter. Dies ist ein Neugeborenes, das ist die Gesamtkreatinausscheidung pro Tag bei ungefähr einwöchig dauernden Versuchen. Hier
ist ein 10jähriges Mädchen, dies ist eine erwachsene Frau, und dies ist im Gegensatz dazu ein
Mann mit einer höheren Androgenausscheidung. Die nächsten 6 Säulen charakterisieren die
Gesamtkreatinausscheidung und die Ausscheidung des präformierten Kreatins bei dem
adrenogenitalen Syndrom, bei dem bekanntlich eine sehr hohe Androgenausscheidung stattfindet; das nächste bei der Pubertas praecox, ebenfalls mit erhöhten Ketosteroidwerten und als
Gegenstück dazu ein TURNER-Syndrom, wobei bekanntlich nicht nur die Genitalfunktion
herabgesetzt ist, sondern auch die Nebennierenrinde eine Hypofunktion zeigt, mit anderen
Worten, auch dort sind die Ketosteroide sehr niedrig, die hier bei 1,1—2 mg p. d., lagen. Ich
glaube, daß es zu den physiologischen Funktionen der Nebennierenrindenandrogene gehört,
die Steuerung des Kreatinaufbaus und des Kreatingehaltes der Muskulatur zu regulieren.

Aus der Medizinischen Universitätsklinik Freiburg (Direktor: Prof. Dr. L. Heilmeyer).

Klinik der Stoffwechselwirkung der Steroidhormone.

Von

L. WEISSBECKER.

Ein Referat über die Klinik der Stoffwechselwirkungen der Steroidhormone kann zunächst nichts anderes bedeuten, als die Übertragung der tierexperimentellen Befunde auf den gesunden und kranken Menschen. Wir stehen hier vor der gleichen Frage, wie bei der Übertragung der Ergebnisse der experimentellen Physiologie und Pharmakologie auf die Klinik. Und diese Frage lautet: Sind diese Ergebnisse qualitativ oder quantitativ übertragbar? Wir wissen, daß das Hypophysenvorderlappenhormon ACTH und ebenso auch die Gonadotropine — das sind ja die Hormone, die die Steroidhormone stimulieren —, daß diese Hormone nicht artspezifisch sind, sondern daß sie bei den verschiedensten Tierarten vorkommen. Sie lösen also beim Menschen zumindest qualitativ gleiche oder ähnliche Reaktionen aus wie beim Tier. Die Wirkung der tropen Hormone kann aber nur in einer Produktionssteigerung der entsprechenden effektorischen Hormone gesehen werden. Hier besteht also — zumindest qualitativ — kein Unterschied zwischen Tier und Mensch. Anders ist die Frage zu beantworten, ob die effektorischen Steroidhormone beim Menschen genau so wirken wie beim Tier. Bisher liegt allerdings nur wenig Untersuchungsmaterial vor, um einen bindenden Schluß zu erlauben. Geben wir Tieren, z. B. Hunden ACTH, so fallen die Eosinophilen ab, ein Befund, der zweifellos auf eine Wirkung von Nebennierenrindenhormon schließen läßt. Der Kohlenhydratstoffwechsel wird dagegen beim Hund kaum nachweisbar beeinflußt. Die Ausscheidung der Steroidhormone oder ihrer Metaboliten steigt nach ACTH beim Tier wesentlich geringer an als beim Menschen. Außerdem werden nach ACTH beim Tiere andere Steroidhormone und Metaboliten im Harn gefunden als beim Menschen. Daraus folgt, daß die intermediäre Umsetzung der Steroidhormone beim Tiere anders verlaufen kann als beim Menschen. Das läßt aber auch erwarten, daß die Steroidhormonwirkung bei diesen Tieren eine andere sein kann als beim Menschen.

Sind denn die Hormone, die wir therapeutisch verwenden, vor allem die Nebennierenrindenhormone und die Androgene, die eigentlichen, peripher wirksamen Substanzen? Diese Frage wurde zu Anfang der Steroidära positiv beantwortet. Ich glaube, daß unsere Einstellung heute nicht mehr so einwandfrei positiv sein kann. Der Unterschied zwischen der Wirkung von ACTH und den effektorischen Corticosteroiden — gemessen an den Wirkungen auf den Stoffwechsel oder die somatischen Funktionen — ist im Laufe der Entwicklung immer beträchtlicher geworden. Wir kennen bis jetzt 28—30 Steroidsubstanzen aus der Nebennierenrinde. Von diesen sind 7 als biologisch aktiv bekannt. Aber nur drei dieser

Hormone haben bisher eine gesicherte Bedeutung im Ablauf der endokrin gesteuerten Funktionen: nämlich in erster Linie das Hydrocortison (Cortisol), das Corticosteron und neuerdings das Aldosteron. Desoxycorticosteron (Cortexon) hat biologisch sicher keine, Cortison nur eine untergeordnete Bedeutung. Wir werden uns wahrscheinlich in nächster Zeit mit dem Aldosteron und seiner biologischen Bedeutung noch näher auseinandersetzen müssen, evtl. auch mit anderen Substanzen der „amorphen Fraktion". Die Frage, in welcher Form die Nebennierenrindenhormone eigentlich in der Peripherie wirksam werden, ist noch nicht beantwortet. Wir wissen, daß viele Steroidhormone nach Leberpassage ihre Wirkung ändern, z. T. unter einer Wirkungssteigerung, z. B. bei manchen Corticosteroiden, z. T. unter Wirkungsverlust, wie z. B. bei den Sexualhormonen, z. T. unter Änderung der spezifischen Wirkung. Nach Leberdurchströmung mit Nebennierenrindenhormonen entstehen z. T. Substanzen mit veränderter Wirkungsqualität. Wir sind also bis heute noch nicht in der Lage zu sagen, in welcher Form die Nebennierenrindenhormone die entsprechenden Stoffwechselwirkungen auslösen. Wir können nur sagen, daß nach Abgabe bestimmter Hormone aus den entsprechenden Hormondrüsen oder nach Injektion dieser Hormone bestimmte Wirkungen folgen, ohne daß wir diese auf eine spezifische uns bekannte Hormonkonfiguration ohne weiteres beziehen dürfen. Unter diesen Voraussetzungen und Vorbehalten möchte ich nun die Klinik der Steroidhormone im Hinblick auf ihre Stoffwechselwirkung besprechen.

Stoffwechsel bedeutet in erster Linie Umsetzung chemischer Substanzen im Organismus mit dem Ziel, bestimmte Funktionen zu ermöglichen. Dazu gehört in erster Linie Energie. Diese ermöglicht überhaupt erst chemische Leistung und Arbeitsleistung. Die bisherigen Untersuchungen über die energetische Wirkung der Steroidhormone beim Menschen sind recht spärlich. Gehen wir von definierten Krankheitsbildern aus, dem Morbus Cushing oder dem Morbus Addison, so ist in beiden Fällen der Energiehaushalt wesentlich gestört. Vor allem die muskuläre Leistungsfähigkeit ist bei beiden Krankheiten herabgesetzt, d. h. grob gesprochen, die Stoffwechselleistung ist im Sinne der Energiebereitstellung oder Energieverwertung vermindert. Der Grundumsatz ist bei Morbus Addison deutlich erniedrigt, wohl als Ausdruck gestörter Energiebereitstellung. Beim Morbus Cushing ist der Grundumsatz normal bis erhöht, d. h. die Verbrennungsvorgänge laufen leicht beschleunigt ab, die Verbrennungsintensität erscheint erhöht, die muskuläre Leistung ist aber trotzdem herabgesetzt. Daraus ist abzuleiten, daß wohl genügend Energie bereitgestellt wird, aber die Energieverwertung gestört ist. Der Wirkungsgrad ist also in einem solchen Organismus schlecht.

Der respiratorische Quotient, RQ, liegt beim Morbus Addison relativ hoch, d. h. es werden bevorzugt Kohlenhydrate verbrannt, falls solche überhaupt noch in genügender Menge zur Verfügung stehen. Beim Morbus Cushing liegt der RQ relativ niedrig, d. h. es werden vor allem Eiweiße und etwas weniger Fette verbrannt, die Kohlenhydratverwertung ist gehemmt. Dabei wird angenommen, daß evtl. Fette vermehrt zu Kohlenhydraten umgewandelt werden (1). Fehlen also die stoffwechselaktiven Nebennierenrindenhormone, so wird der Energiebedarf bevorzugt aus Kohlenhydraten gedeckt. Ein Zuviel an diesen Hormonen führt zur Energiegewinnung aus Eiweiß und etwas weniger aus Fett. Zu ähnlichen Ergebnissen kommt man, wenn man die spezifisch-dynamische Wirkung von Eiweiß bei beiden Krankheiten vergleicht. Die spezifisch-dynamische Wirkung von Eiweiß ist bei der Addisonschen Krankheit vermindert, bei der Cushingschen Krankheit gesteigert — ebenfalls ein Hinweis auf den fehlenden oder ungenügenden Eiweißkatabolismus beim Morbus Addison, den gesteigerten beim Morbus Cushing. Was hier aus dem Krankheitsbild des Morbus Cushing abgeleitet wurde, gilt auch mit Einschränkung für die Wirkung therapeutisch verwendeter kohlenhydrataktiver Corticosteroide. Diese Hormongruppe hat eine sicher nachgewiesene, extrathyreoidalbedingte, den Grundumsatz steigernde Wirkung. Anfänglich kann nach Cortison oder Hydrocortison der Grundumsatz auf mehr als $+ 40$—50% ansteigen. Nach längerer Therapiedauer stellt er sich wieder auf ein Normalniveau ein. Diese Grundumsatzsteigerung kann ohne weiteres als Ausdruck einer gesteigerten spezifisch-dynamischen Wirkung durch vermehrte Eiweißverbrennung gedeutet werden. Bei dieser Frage darf aber nicht übersehen werden, daß Cortison oder ähnliche Hormone thyreogene Grundumsatzsteigerungen hemmen, daß normale Grundumsatzwerte unter ACTH, Cortison oder Hydrocortison schon larvierte Hypothyreosen in sich einschließen (corticogener Hypothyreoidismus von Thorn). Die energetische Betrachtung der Corticosteroidwirkung wird durch derartige Korrelationen außerordentlich kompliziert. Als Grundwirkung der Corticosteroide auf den Stoffwechsel wird man also festlegen können: Eine Grundumsatzsteigerung auf peripher-cellulärer Basis, Steigerung der spezifisch-dynamischen Wirkung als Folge erhöhten Eiweißabbaues und damit Reduktion des RQ bei gleichzeitiger Hemmung der Kohlenhydratverbrennung. Die nicht in 11-Stellung mit Sauerstoff substituierten Corticosteroide haben diese Wirkungen nicht. Sie lassen den Energiestoffwechsel direkt fast unbeeinflußt. Im klinischen Versuch greifen die Oestrogene nicht direkt in den Energieumsatz ein. Indirekt wirken sie doch über eine Beeinflussung anderer endokriner Organe als Folge der hypophysären Sekretionsumschaltung. Auch Progesteron wirkt nicht direkt auf den Energiehaushalt. Das männliche Sexualhormon und die androgenen Nebennierenrindenhormone haben zwar einen eiweißanabolen oder eiweißantikatabolen Effekt, beeinflussen aber den Grundumsatz, die spezifisch-dynamische Wirkung von Eiweiß und den RQ direkt nicht.

Die Steroidhormone vom Cortisontyp sind ausgesprochen kohlenhydrataktiv. Klinisch imponiert bei allen Addison-Kranken oder bei Patienten mit einer Hypophysenvorderlappeninsuffizienz eine Tendenz zur Hypoglykämie, eine außerordentlich große Insulinempfindlichkeit. In Analogie zu den Tierversuchen ist daraus zu schließen, daß bei diesen Krankheiten die Glykogenvorräte herabgesetzt sind — hauptsächlich als Folge ungenügender Glykogenbildung, aber auch als Folge einer gestörten Kohlenhydratresorption. Werden Diabetiker, die auf eine bestimmte Insulinmenge eingestellt waren, nebennierenrindeninsuffizient, so geht der Insulinbedarf steil zurück, das Insulinäquivalent nimmt also zu. Selbst schwerste Diabetiker benötigen, wenn ihre Krankheit durch einen Morbus Addison kompliziert wird, nur noch geringste Insulinmengen zur Erhaltung ihres Kohlenhydratgleichgewichtes. Das heißt also: die Insulinwirkung ist beim Morbus Addison gesteigert, die Glucoseverbrennung normalisiert. Morbus Addison und Diabetes treffen aber sehr selten zusammen. Es gibt in der Literatur 40 Fälle von Diabetikern (2), die später nebennierenrindeninsuffizient wurden. Dem stehen nur 5 Fälle von Morbus Addison gegenüber, die später an einem Diabetes mellitus erkrankten. Auch das Zusammentreffen von echter Hypophysenvorderlappen-insuffizienz und Diabetes ist mit 5 Fällen, von denen wir einen beschrieben, äußerst selten. Bei all diesen Patienten war der Insulinbedarf sehr gering. Diese Tabelle besagt, daß Ausfall der Nebennierenrindenhormone die Insulinwirksamkeit steigert. Anderseits sind Cushing-Kranke in einem Drittel der Fälle glucosurisch und hyperglykämisch. Die übrigen Fälle haben meist eine nur durch Glucose-belastung nachweisbare Verschlechterung der Kohlenhydrattoleranz ohne Glucos-urie. Die Befunde sind also genau umgekehrt wie beim Morbus ADDISON. Die Insulinresistenz ist dabei sehr groß. Das Krankheitsbild wird dann als Steroid-diabetes bezeichnet, einer Form des Diabetes, die gekennzeichnet ist durch Hyper-glykämie, Glucosurie und maximale Insulinresistenz, während die Neigung zur Ketose gering ist. Es ist seit langem bekannt, daß Zufuhr von ACTH oder ent-sprechenden Corticosteroiden auch beim Gesunden zu Glucosurie und Hyper-glykämie führt, daß also genau die gleichen Störungen des Kohlenhydratstoff-wechsels auftreten wie beim Morbus CUSHING. Diese Form des Diabetes mellitus unterscheidet sich aber grundlegend in verschiedenen Punkten von dem reinen Pankreasdiabetes. Der Steroiddiabetes ist im Gegensatz zum Pankreasdiabetes insulinresistent. Er neigt nicht zur Ketose. Die Lipämie fehlt. Die Leber ist — wenigstens in den Anfangsstadien des Steroiddiabetes — glykogenreich und wenig verfettet, beim Pankreasdiabetes ist eine Leberverfettung dagegen besonders aus-geprägt. Diese Befunde sind bei Mensch und Tier gleich. Wenn der Pankreas-diabetes einheitliches Verhalten zeigt, so scheinen sich beim Steroiddiabetes gewisse Unterschiede bemerkbar zu machen. Wird z. B. durch ACTH der Kohlen-hydratstoffwechsel beeinflußt, dann findet man auffälliger Weise neben der starken Zunahme des Leber- und Muskelglykogens auch eine Vermehrung des Leberfettes. Gibt man dagegen nur Cortison, so ist bei gleich hohem Glykogen-gehalt von Leber und Muskel die Leberverfettung sehr gering. Die Befunde von BENDA (3) zeigen bei seiner Versuchsanordnung, daß Desoxycorticosteron weder den Glykogen- noch den Fettgehalt der Organe beeinflußt. Dieser Unterschied zwischen ACTH, Cortison und Desoxycorticosteron hat dazu geführt, daß man von den kohlenhydrataktiven Corticosteroiden die anderen Nebennierenrinden-hormone abtrennte. Es ist beim Menschen bisher noch nicht gelungen, durch noch so hohe Gaben von Desoxycorticosteron mit Sicherheit reproduzierbar einen Diabetes mellitus oder eine wesentliche Störung im Kohlenhydratstoffwechsel zu erzeugen. Dagegen gibt es eine größere Anzahl von Arbeiten, die eine Besserung der Kohlenhydrattoleranz beim Diabetes nach Desoxycorticosteron beschreiben. Ob — wie BENDA u. a. annehmen — eine Verunreinigung des ACTH mit einem lipophilen Hormon des Hypophysenvorderlappens das unterschiedliche Verhalten des Leberfettes erklären, kann noch nicht mit Sicherheit beantwortet werden. Sicher ist dagegen, daß die unter ACTH-Reiz von der Nebennierenrinde produ-zierten Corticosteroide z. T. besonders stark den Fettstoffwechsel beeinflussen, so Dehydrocorticosteron (Compound A von KENDALL). Das unterschiedliche Ver-halten beim Steroiddiabetes könnte also dadurch erklärt sein, daß im einen Falle mehr lipotrope Corticosteroide gebildet werden als in anderen Fällen. Dem Glykogenreichtum des Organismus unter Cortison steht ein normaler bis herab-gesetzter Glykogengehalt beim Inseldiabetes gegenüber. Wir müssen uns also fragen, welcher Natur diese Störung des Kohlenhydratstoffwechsels unter der

Steroidwirkung ist und wie sie zustande kommt. Der niedrige *RQ* beim Morbus Cushing oder nach Cortison weist darauf hin, daß die Kohlenhydrate, ebenso wie auch beim insulären Diabetes, nicht verbrannt werden.

Wie schon betont, ist der insuläre Diabetes durch eine Ketose gekennzeichnet, der Steroiddiabetes dagegen nicht oder nur sehr geringfügig. In jedem Falle aber muß die Glucoseverwertung gestört sein. Beide Diabetesformen unterscheiden sich aber grundlegend durch ihren Ketokörperstoffwechsel. Die Ketose beim insulären Diabetes ist Ausdruck einer erhöhten Fettverbrennung und Fettmobilisation, mit entsprechender Transportlipämie. Der Steroiddiabetes hat keine Lipämie und keine Ketose. Der *RQ* ist aber in beiden Fällen niedrig und läßt also auch beim Steroiddiabetes auf einen Fett- und Eiweißabbau schließen. Der Abbau der Ketokörper verläuft aber in anderer Richtung als beim Insulinmangeldiabetes. Die Annahme, daß Fett in Zucker umgebaut wird, ist — zumindest experimentell — einigermaßen gesichert. So könnte auch die fehlende Ketose bei der rindenhormoninduzierten Kohlenhydratstoffwechselstörung erklärt werden. Die hohen Glykogenmengen in Leber und Muskel nach Corticosteroiden entstammen durch Gluconeogenese dem Eiweißabbau, möglicherweise auch der Fettumwandlung. Auch beim Insulinmangeldiabetes ist — nachweisbar am Verhältnis D:N im Harn — die Gluconeogenese gesteigert. Allerdings ist bei Insulinmangel die Fähigkeit, Glykogen zu speichern, herabgesetzt. Auffällig ist weiterhin, daß beim Steroiddiabetes die ausgeschiedene Zuckermenge im Harn keineswegs der Höhe des Blutzuckers entspricht. Es wurde verschiedentlich beobachtet, daß ACTH und Cortison die Nierenschwelle für Glucose senken (*4*). Auch bei der Cushingschen Krankheit ist eine renale Komponente des Diabetes einwandfrei nachgewiesen (*5*). Sie ist durch eine gestörte tubuläre Rückresorption der Glucose gekennzeichnet. Entsprechende Clearanceuntersuchungen konnten diese Ansicht experimentell und klinisch bestätigen. So ist erklärlich, daß beim Morbus Cushing oder beim Steroiddiabetes selbst enorme Zuckerausscheidungen weder mit einer entsprechenden Hyperglykämie noch mit einer entsprechend ausgeprägten Ketose einhergehen. Wir kommen also zu dem Schluß, daß die kohlenhydrataktiven Rindenhormone aus Eiweiß und evtl. auch aus Fett vermehrt Glykogen bilden, daß dieses in Leber und Muskel vermehrt gespeichert wird, und daß die periphere Glucoseverwertung bei erhaltener Glykogenolyse gestört ist und letztlich, daß die Nierenschwelle für Glucose erniedrigt ist, daß also eine Form des renalen Diabetes vorliegt.

Es ist immer wieder eine Beziehung des renalen Diabetes zur Nebennierenrindenfunktion postuliert worden. Angenommen wurde, daß die Glucosephosphorylierung und damit die tubuläre Rückresorption von der Anwesenheit von Nebennierenrindenhormonen abhängig ist. Ältere Arbeiten glauben, durch Rindenhormone vom Typ des Desoxycorticosteron den Diabetes renalis beeinflussen zu können. Rühl, Hoff und Lászt konnten einwandfrei gesicherte Fälle von renalem Diabetes durch Nebennierenrindenextrakt oder Desoxycorticosteron bessern bzw. heilen. Andere Autoren wie Bartelheimer, Robbers, Baar de la Veille, Ruyk u. a. konnten diese Erfolge nicht bestätigen. Aufbauend auf den Verzárschen Vorstellungen von der Phosphorylierung unter dem Einfluß von Lactoflavin oder Desoxycorticosteron wurde vor allem der Phlorrhizindiabetes als Modell des Diabetes renalis angesehen. Wir wollen hier aber schon betonen, daß der Phlorrhizindiabetes nach Absetzen des Phlorrhizin ebenso verschwindet wie die renaldiabetische Komponente beim Absetzen von ACTH oder Cortison. Diese Substanzen hätten also praktisch Phlorrhizineigenschaften. Ob der echte Diabetes renalis aber dieser Form des experimentellen Diabetes renalis entspricht, ist noch keineswegs bewiesen. Auf der anderen Seite haben verschiedene Autoren gezeigt, daß es sich beim Menschen um eine wahrscheinlich angeborene Tubulusektasie mit Abflachung der Tubulusepithelien handelt (6). Ätiologisch liegt also sicherlich ein Unterschied zwischen dem angeborenen Diabetes renalis beim Menschen und dem nach Phlorrhizin bzw. Cortison vor. Unter den heutigen Aspekten ist der Unterschied zwischen den Versuchsergebnissen der beiden Autorengruppen nicht zu erklären. Da die Zuckerausscheidung beim renalen Diabetes z. T. der ausgeschiedenen Harnmenge parallel geht, ist denkbar, daß nach Desoxycorticosteron durch stärkere Wasserretention eine geringere Zuckerausscheidung vorgetäuscht wird. Auf der anderen Seite haben KRAINIK bei Kindern und wir bei einem Patienten mit echtem Diabetes renalis zeigen können, daß durch Cortison bzw. ACTH die Glucosurie signifikant ansteigt, während der Blutzucker relativ normal bleibt. Die klinische Untersuchung und die Steroidanalyse ergaben bei diesen Patienten keinerlei Anhaltspunkte für eine veränderte Funktion der Nebennierenrinde. KRAINIK (6) konnte mit modernen Clearanceverfahren zeigen, daß eine Rückresorptionsstörung der Glucose vorliegt. Die ältere Annahme, daß beim renalen Diabetes die maximale tubuläre Glucoserückresorption größer sei als bei Gesunden, ist nach Ansicht von FRANK, dem größten Kenner des renalen Diabetes, nicht mehr haltbar (8). Auch MONASTERIO kommt zu dem Schluß, daß sich die renale Glucosurie durch ACTH oder Cortison nicht bessern läßt. Die Untersuchungen ergeben also: Beim renalen Diabetes ist die Nebennierenrindenfunktion völlig intakt, aber endogene Nebennierenrindenüberfunktion oder gesteigerte Corticosteroidzufuhr können ein Bild auslösen, das z. T. durch die Symptomatik des renalen Diabetes charakterisiert ist. Nach SEGALOFFs (9) Tierexperimenten geht nach Adrenalektomie bei Phlorrhizintieren die Glucoseausscheidung z. T. zurück, während 11-Oxycorticosteroide aber auch Desoxycorticosteron sie steigern. Dieser Befund deckt sich mit der Erfahrung, daß beim Addisonkranken niemals ein Diabetes renalis auftritt. Für die Erhaltung der Glucoserückresorption scheint also Nebennierenrindenhormon nicht notwendig. Wir kommen damit zu dem Schluß, daß beim Diabetes renalis keine Nebennierenrindeninsuffizienz vorliegt, daß er eher Folge einer Überfunktion sein könnte. Bewiesen ist diese Annahme für die Glucosurie beim Morbus CUSHING oder nach ACTH bzw. Cortison, aber nicht für den idiopathischen Diabetes renalis. Die renale Komponente nach ACTH oder Cortison ist nicht allein für die Glucosurie verantwortlich. Es ist bekannt, daß nach 11-Oxycorticosteroiden die Kohlenhydrattoleranz schlechter wird. Nach längerer ACTH, Cortison oder Hydrocortisonbehandlung kommt es zur Glucosurie z. T. von renalem Typus, z. T. aber auch von echt diabetischem Typ mit Hyperglykämie. Bei allen mit ACTH oder Cortison behandelten Fällen läßt sich nach entsprechender Dosierung eine derartige Veränderung nachweisen, die sich meist mit oder nach dem Absetzen der Medikation zurückbildet. Auch nach erfolgreicher Behandlung eines Morbus CUSHING verschwindet die Glucosurie, Hyperglykämie und Kohlenhydratintoleranz. Dem parallel geht eine Verbesserung des Insulinäquivalentes, das unter Cortison oder ACTH immer stark vermindert ist. Die Steroidhormone führen zu einer kompensatorischen Mehrproduktion von Insulin und damit zu einer Belastung des Inselapparates, die vom Gesunden ohne weiteres ertragen wird. Ist das Inselorgan aber schon vorgeschädigt, dann kann — in allerdings sehr seltenen Fällen — ein echter Diabetes mellitus pankreatischer Genese entstehen, der dann aber insulinempfindlich ist. Eine passagere Hyperglykämie und Glucosurie nach Corticosteroiden ist wesentlich häufiger. Unter der großen Anzahl von Patienten, die wir in den letzten Jahren mit Cortison oder ACTH behandelten, war nur ein Patient, bei dem die Hyperglykämie und Glucosurie nach Absetzen des Medikamentes persistierte und bei dem ein mittelschwerer Diabetes vom pankreatischen Typ dauernd bestehen blieb. Dieses Krankheitsbild dürfte dem meta-hypophysären Diabetes, also dem Erschöpfungsdiabetes, entsprechen.

Daß es sich in solchen Fällen nicht nur um einen renalen, sondern um einen echten metabolischen Diabetes handelt, ergibt sich aus Beobachtungen an Addisonkranken. Die Hypoglykämie dieser Patienten ist durch Desoxycorticosteron kaum zu beeinflussen. Behandelt man Addisonkranke unter modernen Gesichtspunkten mit Desoxycorticosteron und Cortison, so bleiben hypoglykämische Störungen aus. Dieses Beispiel besagt, daß offensichtlich ein dynamisches Gleichgewicht zwischen Insulin und Corticosteroiden besteht, daß auch die Bereitstellung von Substrat (Glykogen) für eine Insulinwirkung von Nebennierenrindenhormonen vom Cortisontyp abhängig ist. Auf der anderen Seite beweisen die Versuche verschiedener Autoren, wie sie Soffer in einer Tabelle zusammengestellt hat (2), daß der niedrige Insulinbedarf des diabetischen Addisonpatienten durch Nebennierenrindenextrakte oder Cortison wieder erhöht wird, d. h. das Insulinäquivalent wird wieder schlechter (10). Damit verringert sich aber die Gefahr schwerer Hypoglykämien beim mit Insulin behandelten Addisonkranken (11). Auch beim unkomplizierten Pankreasdiabetes führen Nebennierenrindenhormone vom Cortisontyp zu einer Verschlechterung des Insulinäquivalentes (12). Pankreas- und nebennierengesunde Patienten beantworten kurzfristige ACTH oder Cortisonmedikation nur mit leichten diabetischen Reaktionen (13). ACTH führt bei Patienten mit Nebennierenhyperplasie nur zu einer geringfügigen Erhöhung des Blutzuckers ohne Glucosurie. Bei Diabetikern steigert es Hyperglykämie und Glucosurie. Es wird angenommen, daß die große funktionelle Reserve des Inselgewebes bei der Mehrzahl der Patienten, die zu therapeutischen Zwecken ACTH oder Cortison erhalten, eine schwere dauernde Störung der Kohlenhydrattoleranz verhütet. Wie auch wir in unserem vorhin erwähnten Fall, haben andere Autoren nur dann schwere länger anhaltende diabetische Störungen beobachtet, wenn der Patient familiär diabetisch belastet war (14). Die klinische Konsequenz ist also, daß Cortison und ACTH die Kohlenhydrattoleranz nur während der Behandlung oder kurzfristig nachher beeinflussen. Die Furcht, daß diese Substanz einen Dauerdiabetes insulären Charakters auslösen, ist unbegründet. Vorsicht ist nur dann geboten, wenn der Patient Diabetiker oder familiär diabetisch belastet ist. Nach Ansicht von Sprague verbietet ein vorliegender Diabetes auch dann die Anwendung von Hormonen des Cortisontypes nicht, wenn die diabetische Störung gering ist und der Nutzen einer Hormonbehandlung größer ist, als eine mögliche Schädigung des Inselapparates (15). Da Cortison die Insulinresistenz steigert, ist es bei Hyperinsulinismus indiziert. Bei Inselzelladenomen oder diffuser Inselzellhyperplasie

verschwinden dann häufig die hypoglykämischen Anfälle. Spontanhypoglyk-
ämie ohne Inselzelltumor bei völligem Fehlen der Alphazellen wird durch
längere ACTH-Behandlung geheilt. McCloy behandelte einen solchen Fall etwa
6 Monate lang mit ACTH. Bei Inselzelladenomen ist die Hypoglykämie nur
während der Behandlung zu beeinflussen und auch dann nicht in allen Fällen (16).

Bei der von Gierkeschen Glykogenose verhindert Cortison oder ACTH in
manchen Fällen die charakteristischen hypoglykämischen Anfälle, die durch eine
ungenügende Glykogenmobilisation hervorgerufen werden. Eine sichere Beeinflussung der krankhaften Glykogenspeicherung (17) oder ein Rückgang der Leber-
schwellung war dabei nicht zu beobachten. Ausgehend von den Befunden, daß
Desoxycorticosteron unter bestimmten Umständen zu einer Glykogenanreicherung in der Leber führen kann, wurde abgeleitet, daß Desoxycorticosteron bei
Diabetes eine insulinsynergistische Wirkung habe. Köhler und Fleckenstein
u. a. haben mit Sicherheit nachweisen können, daß Desoxycorticosteron bei manchen Diabetesformen das Insulinäquivalent bessert und die diabetische Stoffwechsellage z. T. ausgleicht. Daraus leiteten andere Autoren eine insulinsynergistische, cortisonantagonistische Wirkung des Desoxycorticosteron ab. Eine
diabetogene Wirkung des Desoxycorticosteron wird klinisch allgemein verneint.
Nach den heutigen Ansichten hat es keinen direkt nachweisbaren Einfluß auf den
Kohlenhydrathaushalt. Indirekt ist seine Wirkung auf manche Diabetesformen
verständlich, wenn man die Versuche von Sayers zur Erklärung heranzieht.
Sayers wies nach, daß Desoxycorticosteron — allerdings in wesentlich geringerem
Maße als Cortison — die endogene ACTH-Produktion bremst, so daß die sog.
diabetogenen Rindenhormone vom Cortisontyp nicht mehr in so großer Menge
gebildet werden. Es entsteht dann eine dissoziierte Nebennierenrindeninsuffizienz,
da die Elektrolytwirkung durch die Hormonzufuhr erhalten bleibt, die Kohlen-
hydratwirkung und der Einfluß auf den Eiweißstoffwechsel weitgehend zurück-
gedrängt wird. Der Einfluß des Desoxycorticosteron auf den Kohlenhydratstoffwechsel ist also klinisch leicht durch eine Bremsung des Hypophysenvorderlappens
zu erklären. So kann man auch die widerspruchsvollen Ergebnisse bei der Behandlung mit Desoxycorticosteron deuten. Nur beim hypophysären oder dem Steroiddiabetes führt die Bremsung der kohlenhydrataktiven Corticosteroide zur Besserung der diabetischen Stoffwechsellage.

Die verschiedenen Sexualhormone und die sog. Nebennierenrindenandrogene
haben — bisher wenigstens — keinerlei direkte Einwirkung auf den Kohlenhydratstoffwechsel gezeigt. Wenn sie überhaupt wirken, dann nur über eine
Bremsung bzw. Förderung bestimmter Hypophysenvorderlappenhormone. Die
Verhältnisse sind noch nicht geklärt. Die Theorie von der Sekretionsumschaltung
in der Hypophyse, wie sie Tonutti und Selye aufgestellt haben, kann nicht in
allen Fällen die indirekten Wirkungen der Sexualhormone auf den Kohlenhydrat-
haushalt erklären. Bei manchen Fällen von hypophysärem Diabetes verursacht
Testosteron aber zweifellos eine Besserung des Insulinäquivalentes. Das gilt in
erster Linie für den Diabetes bei Morbus Cushing. Aus den Schemata der hypophysären Sekretionsumschaltung geht hervor, daß Testosteron und die Rinden-
androgene und auch in geringem Maße die Gestagene die ACTH-Bildung hemmen.
Dann wäre verständlich, daß das Insulinäquivalent ansteigt. Dieser Mechanismus
kann die Testosteronwirkung bei bestimmten Diabetesformen bei Männern im

höheren Alter und bei Frauen, besonders mit insulinresistentem Diabetes verständlich machen. Allerdings ist ein Effekt nur bei hoher Dosierung von Testosteron oder Methylandrostendiol nachweisbar. Auch die Besserung des klimakterischen, relativ insulinresistenten Diabetes durch Testosteron wäre damit erklärt. Progesteron wirkt gleichsinnig (18). Die Stellung des Somatotropins in der hypophysären Sekretionsumschaltung ist noch fraglich. Die Diabetesformen bei Akromegalie, die möglicherweise durch die diabetogenen Eigenschaften des Somatotropin hervorgerufen sind, können klinisch durch Testosteron günstig beeinflußt werden. Daraus läßt sich ableiten, daß Testosteron möglicherweise die STH-Bildung hemmt.

Die indirekte Wirkung der Oestrogene auf den Kohlenhydratstoffwechsel ist dagegen noch weit unklarer. Die Befunde verschiedener Autoren widersprechen sich. Bei diabetischen Männern hat eine Oestrogentherapie bisher noch nie zu Erfolgen geführt. Bei Frauen sind die Ergebnisse unterschiedlich. Oestrogene steigern nach unserem Schema der hypophysären Sekretionsumschaltung die ACTH-Bildung. Es wäre also zu erwarten, daß Oestrogene die Kohlenhydrattoleranz bei Diabetes mellitus verschlechtern. Das trifft aber nur für wenige Fälle zu. Bei manchen Diabetikerinnen — besonders während der Gravidität — bessern Oestrogene dagegen die diabetische Stoffwechsellage. Es wird dabei die Möglichkeit diskutiert, daß die Oestrogene direkt auf die placentare Hormonproduktion wirken. Aus den Arbeiten von Elert geht mit einiger Sicherheit hervor, daß Oestrogene die Nebennierenrindenfunktion steigern. Unter diesen Gesichtspunkten ist verständlich, daß die Literaturangaben, die von einer Besserung des Steroiddiabetes nach Oestrogentherapie sprechen, äußerst spärlich sind. Unbestreitbar sind im Gegensatz dazu die Erfolge einer Androgentherapie. Eine einigermaßen brauchbare Konzeption ist bisher nicht möglich, da die Produktion von STH und seine diabetogenen Eigenschaften im Wechselspiel der Hypophyse noch keineswegs geklärt ist. Dabei ist noch zu berücksichtigen, daß die diabetogene Wirkung keineswegs der Wachstumswirkung parallel geht. Nach Houssay verursachen Oestrogene beim Tier eine Hypertrophie und Hyperplasie der Pankreasinseln, die Androgene eine Atrophie. Versucht man diese Ergebnisse auf die klinischen Befunde beim Menschen zu übertragen, so kann man nur spekulieren, daß die Androgene das ACTH bremsen und somit eine kompensatorische Inselhypertrophie unnötig machen. Die Oestrogene steigern die ACTH-Bildung und könnten so zu einer kompensatorischen Inselhypertrophie führen. Ob diese Hypothese klinisch realisierbar ist, läßt sich noch nicht absehen. Aus all dem ergibt sich, daß die Steroidhormonwirkung auf den Kohlenhydratstoffwechsel in erster Linie von der Nebennierenrinde ausgeht. Die anderen Steroidhormone haben weder physiologisch noch pathophysiologisch eine wesentliche Bedeutung.

Anders und klarer liegen die Verhältnisse beim Eiweißstoffwechsel. Die Cushingsche Krankheit, der Modellfall einer Rindenüberfunktion, ist durch eine stark negative Stickstoffbilanz gekennzeichnet. Beim Morbus Addison ist die Stickstoffbilanz — gesehen über längere Zeit — ebenfalls negativ, aber nicht in dem Ausmaß wie bei der Rindenüberfunktion. Auch beim männlichen Kastraten ist die Stickstoffbilanz negativ, beim weiblichen dagegen normal bis positiv. Es bestehen also grundsätzliche Unterschiede in der Beeinflussung des Stickstoffhaushaltes durch die verschiedenen Steroidhormone. Die negative Bilanz nach

Rindenhormon ist in erster Linie Folge eines gesteigerten Eiweißabbaues und einer Störung der Aminosäureverwertung bei der Eiweißsynthese. Die Eiweiße werden beim Morbus CUSHING oder nach Zufuhr von Rindenhormonen zu Aminosäuren gespalten. Dabei wird aus den glucoplastischen Aminosäuren vermehrt Glykogen aufgebaut. Aus diesen Aminosäuren und den entstehenden Ketosäuren wird der Stickstoff dann als Ammoniak und Harnstoff ausgeschieden. Die Ketosäuren werden dann zu Glucose, bzw. Glykogen umgesetzt. So ist verständlich, daß eine gesteigerte Zuckerbildung aus Eiweiß die Stickstoffbilanz negativiert.

Daher geht bei jeder Rindenüberfunktion die Stickstoffausscheidung parallel einer gesteigerten Glykogenbildung. Wenn auch ACTH oder Cortison in höheren Dosen einen hohen Stickstoffverlust verursachen, so wird doch die Stickstoffbilanz positiv, wenn große Mengen Eiweiß zugeführt werden (19). Während beim Diabetes mellitus die negative Stickstoffbilanz durch die Insulinbehandlung und Kohlenhydratzufuhr — also Verschiebung der Energielieferanten zur Kohlenhydratseite hin — positiviert wird, läßt sich die negative Stickstoffbilanz, verursacht durch Nebennierenrindenhormone, durch Kohlenhydratzufuhr nicht beeinflussen. Das ist verständlich, da ja im Gegensatz zum behandelten Diabetes mellitus hier die Glucoseverbrennung gehemmt ist, also weiterhin das Eiweiß als Energielieferant abgebaut wird. Die negative Stickstoffbilanz nach Nebennierenrindenhormonen ist nicht allein durch die Aminosäureumsetzung zu erklären, sondern auch durch den gesteigerten Abbau von Kerneiweiß, von Nucleoproteinen. Die Reduktion von kernreichem lymphatischen Gewebe durch diese Hormone setzt eine Reihe von nicht mehr verwertbaren stickstoffhaltigen Substanzen frei, Substanzen, die nicht zur Gluconeogenese herangezogen werden können, so z. B. Harnsäure, die dann vermehrt ausgeschieden wird. Der lymphoklastische Effekt der Rindenhormone negativiert also zusätzlich die Stickstoffbilanz.

Die erhöhte Harnsäureausscheidung nach ACTH und Cortison wurde in Beziehung gebracht zum Verhalten der Harnsäure bei der Gicht. M. A. LEVIN u. Mitarb. (20) fanden parallel der gesteigerten Harnsäureausscheidung unter Cortisonbehandlung der Gicht einen Abfall der Serumharnsäure, den eine klinische Besserung begleitete. Dieser Befund ist aber meines Erachtens bedeutungslos für die pathophysiologische Erklärung der Gicht, da dasselbe Phänomen auch bei Gesunden oder nicht Gichtkranken zu beobachten ist. Die Wirkung der Hormone vom Cortisontyp ist bei der Gicht unspezifisch und im Sinne einer Bremsung der mesenchymalen Gewebsreaktion aufzufassen (21). Auch steht die Höhe des Harnsäurespiegels im Blut keineswegs in sicherem Zusammenhang mit den Gichtsymptomen. Auffällig ist, daß unter ACTH und Cortison die Austauschrate des Stickstoffs — gemessen mit N^{15} Glykokoll — zunimmt, d. h. N^{15} wird rascher in die Harnsäure eingebaut (22). Unter Cortison nimmt zudem der Purin-Stickstoffgehalt der Organe, vor allem der Milz, deutlich ab. Neben dem karyoklastischen Effekt leitet SIMOLA (23) aus diesem Befund auch eine Hemmung der Nucleinsäuresynthese ab. Da Nucleinsäuren aber zur nucleolären Eiweißsynthese notwendig sind, hätte Cortison auch hier einen antianabolen Effekt, d. h. es hemmt die Synthese. Dazu kommt weiterhin, daß Cortison die Funktion der Nierentubuli hemmt, und zwar nicht nur im Hinblick auf die Rückresorption von Glucose, sondern auch hinsichtlich der Rückresorption von Harnsäure, Phosphat und Kalium (24). Die negative Stickstoffbilanz durch vermehrte Harnsäureausscheidung

kann verschiedene Ursachen haben. Der Harnsäurestoffwechsel nach Rindenhormonen steht also unter dem Zeichen einer gesteigerten Zerstörung der Nucleo-
proteine, einer Hemmung der Nucleoproteinsynthese und einer Hemmung der
tubulären Harnsäurerückresorption.

Wenn also die Eiweißbildung unter Nebennierenrindenhormonen gehemmt ist
— antianaboler Effekt — oder der Eiweißabbau gesteigert ist — kataboler Effekt
—, dann müßte der Organismus an Eiweiß verarmen. Aber weder beim Morbus
CUSHING, noch nach Nebennierenrindenhormonen verändert sich der Serumeiweiß-
gehalt wesentlich. Soweit bis jetzt bekannt, ist dabei auch das Spektrum des
Serumeiweißes normal. Es gibt sogar eine größere Anzahl von klinischen Beobachtungen, aus denen hervorgeht, daß bei bestimmten Hypoproteinämien und
krankhaften Verschiebungen im Eiweißspektrum das Serumeiweiß unter Cortison,
bzw. ACTH zunimmt, eine Proteinurie aufhört und daß sich das Spektrum der
Norm nähert; so vor allem bei der Nephrose. Alle Autoren geben übereinstimmend
an, daß bei der Nephrose die Globulinvermehrung zurückgeht, das Serumalbumin
unter Vermehrung des Gesamtserumeiweißes ansteigt (25). Auch die Proteinurie
geht hierbei zurück. Der Wirkungsmechanismus ist aber noch ungeklärt. Nach
BJORNEBOE (26) soll zuerst die Proteinurie infolge einer Abnahme der Nieren-
permeabilität für Eiweiß zurückgehen. Er stützt diese Ansicht durch bioptische
Nierenbefunde. Nach erfolgreicher ACTH-Behandlung einer Nephrose sind die
Zellen in den proximalen Anteilen der Nierentubuli vergrößert. Wäre diese These
allein richtig, dann wäre nicht einzusehen, warum die Globuline ab- und die
Albumine zunehmen, warum also vor allem die erhöhten α- und β-Globuline,
weniger die γ-Globuline unter Cortison oder ACTH reduziert werden (25). Eine
Erklärung für diese Wirkung bei der Nephrose ist also nicht allein in der Niere zu
suchen. Bei der Nephrose wird die negative Stickstoffbilanz durch Rindenhormone positiviert. Es erhebt sich die Frage, ob nicht die Rindenhormone
generell den dynamischen Gleichgewichtszustand der verschiedenen Plasma-
eiweiße zueinander erhalten, daß sie also hinsichtlich der Bluteiweißzusammen-
setzung homöostatisch wirken. Die Vermutung wird durch die Befunde bei
Rheumatikern bestärkt. Bei diesen sind die Albumine erniedrigt, die γ-, besonders
die γ 1-Fraktion, aber auch die β-Globuline vermehrt. Unter ACTH normalisiert
sich dieses verschobene Serumeiweißspektrum ebenfalls parallel der klinischen
Besserung. Also auch hier sehen wir den ausgleichenden Effekt von Rindenhormonen auf das Eiweißspektrum. Auch bei der primären biliären Cirrhose senkt
ACTH den erhöhten Globulingehalt des Serums. Gleiches gilt für die uncharakte-
ristischen Eiweißveränderungen bei allen möglichen entzündlichen Krankheiten:
vor Behandlung, Vermehrung der Globuline bei erniedrigtem Albumingehalt und
Normalisierung des Spektrums unter entsprechender Rindenhormonbehandlung.
Der Fibrinogengehalt des Plasmas soll parallel dem Rückgang der BSG absinken,
ein auffälliger Befund, denn wir wissen, daß die BSG nur teilweise zu dem
Fibrinogengehalt des Plasmas in Beziehung steht. Festzuhalten ist, daß sich unter
Rindenhormonen auch ein erhöhter Fibrinogenspiegel normalisiert. Die relative
und absolute Albuminvermehrung mit entsprechender Erhöhung des kolloid-
osmotischen Druckes nach Cortison bzw. ACTH könnte auch z. T. die vorübergehende Besserung bei Nephrosen erklären, da ja bereits alleinige Albuminzufuhr
beim Nephrotiker zur Mobilisation von Ödemen führt. Man muß also den Hormonen

vom Cortisontyp doch die Fähigkeit zusprechen, die Synthese bestimmter Eiweißfraktion zu fördern oder zumindest deren Abbau zu bremsen, die Synthese anderer Eiweißkörper dagegen zu bremsen. Wahrscheinlich hemmen diese Hormone auch die Synthese abartiger Eiweiße, die bei der Nephrose eine Rolle spielen sollen. Auch die Amyloidbildung nach Caseininjektion wird durch Cortison gehemmt. Die Rindenhormone vermögen also vorher erniedrigte Serumeiweißwerte zu erhöhen, dem steht aber einwandfrei die Erzeugung einer negativen Stickstoffbilanz und die tierexperimentell gesicherte eiweißantianabolische und eiweißkatabolische Wirkung der Rindenhormone entgegen. Hier besteht also ein bisher noch ungeklärter Widerspruch.

Das Verhalten der Aminosäuren unter dem Einfluß der Rindenhormone ist genauer untersucht. Nach Cortison steigen beim Gesunden weniger, beim Kranken — vor allem beim Rheumatiker — mehr die freien Aminosäuren in Plasma und Harn an. Gibt man einem Cushing-Kranken oder einem Gesunden markiertes Glykokoll, so ist die N^{15}-Ausscheidung beim Cushing-Kranken gegenüber der beim Normalen gesteigert, auch wenn die Stickstoffbilanz vorher ausgeglichen war. Bei negativer Stickstoffbilanz liegt die N^{15}-Ausscheidung in gleicher Höhe. Nach erfolgreicher Behandlung eines Morbus CUSHING positiviert sich die Stickstoffbilanz und die N^{15}-Ausscheidung normalisiert sich. Auch beim Gesunden kann man nach ACTH eine gesteigerte N^{15}-Ausscheidung nachweisen. PARSON (30) kommt daher zu dem Schluß, daß unter Cortison die Aminosäuren rascher abgebaut werden und die Eiweißsynthese gehemmt ist. Interessant ist in diesem Zusammenhang das Verhalten der Aminosäuren bei Aminacidurie unter Cortisontherapie. Bei diesen Patienten steigern die Rindenhormone die Gesamtaminosäureausscheidung und führen zu einer Zunahme der im Papierchromatogramm nachweisbaren Aminosäuren (31). Es resultiert also eine weitere Verschlechterung der Aminosäureverwertung oder — woran hier besonders zu denken wäre — eine Störung der tubulären Rückresorption der Aminosäuren. Gerade das FANCONI-Syndrom ist durch eine generelle Hemmung der tubulären Rückresorption gekennzeichnet. Wenn hier Testosteron die Aminosäureausscheidung hemmt und verschiedene Aminosäuren unter einer solchen Behandlung aus dem Chromatogramm verschwinden, so kann man das als den Ausdruck eines Proteinanabolismus oder als eine Besserung der Tubulusfunktion — analog der Testosteronwirkung bei der Nephrose — betrachten. Im Gegensatz dazu steht die Beobachtung von LEVINE (32), daß die Ausscheidung von Phenylbrenztraubensäure, dem nicht weiterverarbeiteten Endprodukt von Phenylalanin oder von Tyrosin bei Frühgeburten durch ACTH oder Cortison gehemmt wird. Die anderen Corticosteroide sind unwirksam. Ziehen wir das Fazit: die kohlenhydrataktiven Rindenhormone negativieren die Stickstoffbilanz. Diese kann durch Eiweißzufuhr ausgeglichen werden. Die Eiweißkörper werden vermehrt abgebaut, aus den glucoplastischen Aminosäuren wird vermehrt Glykogen gebildet, die Harnstoffausscheidung ist gesteigert. Infolgedessen ist nach diesen Hormonen der Aminosäuregehalt des Blutes erhöht, die Ausscheidung gesteigert. Die Albumine im Plasma nehmen zu, die Globuline ab. Es wird diskutiert, ob dieser Befund auch durch einen verzögerten Albuminabbau erklärt werden kann. Harnsäure wird vermehrt freigesetzt und ausgeschieden. Die klinische Konsequenz ist also, daß Cortison und ähnliche Hormone bei Krankheiten mit gestörtem Eiweißstoffwechsel indiziert sind, wenn das Eiweißspektrum zur Globulinphase hin verschoben ist; so bei Nephrosen, Rheumatismus, entzündlichen Krankheiten usw. Intermediäre Aminosäurestoffwechselstörungen werden durch diese Hormone nachteilig beeinflußt. Ob ihre Anwendung bei der Gicht wesentliche Vorteile gegenüber den anderen Medikamenten bringt, ist fraglich, da mit den Rindenhormonen vom Cortisontyp nur ein Symptom der Gicht erfaßt wird, aber nicht die Krankheit selbst.

Es steht fest, daß Desoxycorticosteron den Eiweißstoffwechsel nicht beeinflußt. Auffällig ist dagegen das Verhalten von Testosteron und ähnlichen Steroiden. Diese sind alle in der Lage, Stickstoff zu retinieren. Die Aminosäureausscheidung nimmt nach Testosteron ab; so beim Morbus Cushing, bei Nephrosen und bei Aminacidurien. Allerdings bessert Testosteron nur eine negative Stickstoffbilanz, eine positive Stickstoffbilanz ist durch Testosteron nicht weiter zu beeinflussen. Hohe Kreatinwerte in Blut und Harn nach Nebennierenrindenhormonen oder bei verschiedensten Krankheiten als Ausdruck eines gesteigerten Eiweißkatabolismus werden durch Testosteron oder ähnliche Steroide normalisiert, ein Beweis der stickstoffanabolisierenden Wirkung dieser Hormone, wie Albright schon vor langen Jahren immer wieder betont hat. Nach Kochakian (33) retiniert Testosteron den Stickstoff 100 mal stärker als Androsteron. Entsprechend seinen Befunden soll die stickstoffretinierende Wirkung in folgender Reihenfolge abnehmen: Testosteronpropionat, Testosteron, Methyltestosteron, Androstanolon, Androstendiol, Androstendion, Androstandion und Androsteron. Die klinische Konsequenz dieser Befunde ist, daß sich durch Testosteron bei vielen Krankheiten mit negativer Stickstoffbilanz diese positivieren läßt. Als wesentliche neue Indikation ist die Begleitbehandlung bei ACTH- oder Cortisontherapie anzusehen. Der Stickstoffverlust wird dabei durch Testosteron oder Methylandrostendiol gehemmt. Eine solche Kombination wird schon lange bei der Therapie des Morbus Addison angewandt. Auch bei der ACTH-Behandlung ist eine zusätzliche Testosterongabe zweckmäßig, obwohl man annehmen sollte, daß nach ACTH neben den Corticosteroiden auch die Nebennierenandrogene vermehrt gebildet werden und den Stickstoffverlust kompensieren. Dem ist aber offensichtlich nicht so. Die zusätzliche Testosteronmedikation hat sich bei allen Krankheiten mit negativer Stickstoffbilanz und Kreatinurie bewährt. Die Erfolge mit Testosteron bei der Nephrosebehandlung gehen u. a. auf einen ähnlichen Wirkungsmechanismus zurück, worauf wir schon früher aufmerksam machten. Besonders bei älteren Patienten ist eine derartige Therapie angezeigt, da hier die Stickstoffbilanz meist negativ ist. Vom alten Menschen werden größere Eiweißmengen benötigt, um das Stickstoffgleichgewicht aufrechtzuerhalten (34). Die androgenen Steroidhormone sind bei diesen Patienten besonders wirksam. Die Oestrogene negativieren meist die Stickstoffbilanz. Ihre Wirkung läuft — entsprechend den Versuchen von Elert — über eine Stimulierung des Hypophysen-Vorderlappen-Systems ab, so daß die Oestrogene indirekt über die Rindenhormone der Eiweißbildung und Verwertung entgegen wirken. Klinisch ergibt sich also zusammenfassend, daß Testosteron oder in schwächerem Maße Methylandrostendiol bei einer großen Anzahl von nicht endokrinen Krankheiten mehr als früher zur Eiweißeinsparung herangezogen werden sollte.

Auf den Fett- und Lipoidstoffwechsel wirken die verschiedenen Steroidhormone unterschiedlich. ACTH und Cortison senken den Neutralfettgehalt des

Plasmas. Das ist auffällig, denn bei der Sprue oder bei der Steatorrhoe z. B. im Verlaufe eines Morbus ADDISON senkt ACTH bzw. Cortison den Neutralfettgehalt der Stühle (35). Es muß also auf eine verbesserte intestinale Fettresorption unter dem Hormoneinfluß geschlossen werden. Wenn dann aber trotzdem der Neutralfettgehalt im Serum abfällt, dann kann das nur heißen, daß entweder das Fett schneller ab-, bzw. umgebaut wird, oder daß es rascher deponiert wird. Daß Depotfett vermehrt abgelagert wird, ergibt sich aus den Beobachtungen an Cushing-Kranken und Spruepatienten, die mit Rindenhormon behandelt wurden. Wir haben vor kurzem eine echte nicht tropische Sprue mit ACTH behandelt. Die Fettstühle verschwanden und das Depotfett nahm deutlich zu. Daneben bestimmen diese Hormone sicher auch die Fettverteilung im Organismus, denn anders wäre der charakteristische Fettsuchttyp bei Morbus CUSHING nicht zu erklären. Auf der anderen Seite spricht der niedrige RQ beim Morbus CUSHING und bei Patienten unter Cortisonmedikation für eine gesteigerte Fettverbrennung. Man kann also bis jetzt sagen, daß die Rindenhormone vom Cortisontyp die Fettresorption steigern, den Abstrom von Neutralfett aus dem Plasma teils durch vermehrte Fettablagerungen, teils durch erhöhte Fettverbrennung beschleunigen. Bei den verschiedensten Lipämieformen ist die Triglyceridfraktion im Plasma erhöht. Gibt man Nephrotikern mit Lipämie ACTH oder Cortison, so sinken die Werte dieser Fraktion im Plasma deutlich ab. Es kommt also zu einer Art Kläreffekt, wie er neuerdings auch für Heparin beschrieben wurde.

Verschiedene Befunde weisen auf eine gesteigerte Ketolyse unter Rindenhormoneinfluß hin. Allein schon der niedrige RQ macht eine gesteigerte Fettverbrennung wahrscheinlich. Dagegen spricht nicht, daß nach Rindenhormonen, besonders nach Dehydrocorticosteron (Compound A) Fett an den typischen Depotstellen und in der Leber abgelagert wird. KINSELLs Versuchspersonen erhielten eine Kost, die täglich 2000 cal Fett enthielt, und von einer typischen Fettketose gefolgt war (36). Zusätzliches ACTH hemmte die Hyperketonämie und Ketonurie. Gleichzeitig stieg der Blutzucker an — wahrscheinlich infolge beschleunigter Glykogenbildung aus Fett. Da Cortison eine so ausgeprägte Wirkung vermissen läßt, ist anzunehmen, daß hier ein anderes Rindenhormon — möglicherweise wiederum Dehydrocorticosteron — speziell den Fettstoffwechsel beeinflußt. Auch die Hungerketose wird mehr durch ACTH, weniger durch Cortison oder Hydrocortison gehemmt. Daß unter bestimmten Bedingungen die Rindenhormone doch die Ketose steigern können, ergibt sich aus den Beobachtungen von SPRAGUE (15). Er fand, daß mit Cortison behandelte Diabetiker vermehrt Ketone ausscheiden. BEIGLBÖCK, COSTE und wir fanden nach ACTH oder Cortison immer eine Zunahme des Brenztraubensäuregehaltes im Blut bei Gesunden und Kranken. Dem ging meist ein Anstieg des Blutzuckers parallel. Da sich eine endogene Fettketose nicht so rasch (innerhalb von 1—2 Std.) entwickeln kann, ist der Brenztraubensäureanstieg hier durch den gestörten Kohlenhydratabbau — wahrscheinlicher durch eine gesteigerte Gluconeogenese verursacht. Dieser Brenztraubensäureanstieg nach ACTH oder Cortison ist aber entsprechend unseren Erfahrungen und denen von COSTE durch Cocarboxylase zu hemmen (37). Entweder hemmen also diese Hormone die Aktivität der Cocarboxylase oder diese kann das plötzliche Überangebot an Brenztraubensäure nicht bewältigen. Die Citronensäure im Plasma verhält sich unter dem Einfluß von Nebennierenrindenhormonen normal.

Klinisch interessiert vor allem die verbesserte Fettresorption unter dem Einfluß der Rindenhormone, besonders bei der Sprue und dem Morbus Addison. Bei pankreatisch bedingten Steatorrhoen wurden diese Hormone noch nicht untersucht. Der Kläreffekt bei verschiedensten Lipämien ist noch nicht erklärt. Bei Nephrosen geht mit Sicherheit die Lipämie zurück.

Die Lipoide verhalten sich unter dem Einfluß der Steroidhormone unterschiedlich. Nach ACTH geht vor allem das veresterte Cholesterin im Plasma zurück — ein Ausdruck gesteigerten Cholesterinbedarfes zur Rindenhormonsynthese. Dieser Rückgang ist aber nur vorübergehend, nach wenigen Tagen sind die Werte normal bis leicht erhöht. Die Lipoidwerte im Plasma verhalten sich unter ACTH ungefähr gleichsinnig wie die in der Nebennierenrinde: Auch hier zunächst Entspeicherung und dann trotz weiterer ACTH-Gabe Lipoidanreicherung. Unter Cortison dagegen steigt das Cholesterin im Plasma entsprechend an. Nicht zu erklären ist durch diese Befunde der Rückgang der Cholesterinämie bei Nephrose unter ACTH. Auch bei der Tay-Sachsschen Idiotie fallen die erhöhten Cholesterinwerte unter ACTH ab, obwohl die Gangliosidablagerungen und der klinische Verlauf der Krankheit nicht beeinflußt werden (38). Selbst bei der Hypothyreose kann ACTH den Cholesterinspiegel — wenn auch nicht wesentlich — erniedrigen.

Der Einfluß der anderen Steroidhormone auf den Fett- und Lipoidstoffwechsel ist noch wenig untersucht. Bei der Ultrazentrifugenanalyse des Blutes Gesunder war nach Androgenen oder Oestrogenen in den entsprechenden Fraktionen keinerlei Veränderung nachweisbar (39).

Überblicken wir zusammenfassend diese Anzahl von verschiedenen, z. T. sich widersprechenden Befunden, so müssen wir feststellen, daß nur wenige der Ergebnisse sich zu neuen diagnostisch oder therapeutisch verwertbaren Anschauungen koordinieren lassen. Ich habe versucht — manchmal auch spekulativ —, diese Koordination zum Nutzen der Klinik so weit wie möglich zu treiben. Als Fazit bleibt der resignierende, aber für den wahren Forscher doch so tröstliche Schluß. daß noch eine unübersehbare Menge von Problemen der Lösung harrt, an der wir alle mitarbeiten wollen.

Literatur.

1. Engel, F. L.: Amer. J. Med. 10, 556 (1951).
2. Soffer, J. L.: Dis. of the endocrine glands. S. 257. Philadelphia 1951.
3. Benda, L.: 1. Freiburg. Symposion. Probleme des Hypophysennebennierensystems. S. 68. Berlin 1953.
4. Conn, L.: J. Labor. a. Clin. Med. 33, 651 (1948). — Kass, E. H., S. H. Ingbar and J. Finland: Proc. Soc. Exper. Biol. a. Med. 73, 669 (1950). — McEwen, C.: Ist Clin. ACTH Conf. S. 402 (1950).
5. Rambert, P.: Bull. méd. (Paris) 66, 289 (1952). — Holten, C., u. K. Lundebaek: Bull. schweiz. Akad. med. Wiss. 8, 92 (1950).
6. Monasterio, G.: Klin. Wschr. 1939, 538; Minerva med. (Torino) 1953, 101. — Fahr, E.: Virchows Arch. 309, 16 (1942).
7. Krainick, H. G.: Arch. Kinderheilk. 146, 197 (1953).
8. Frank, E.: Istanbul Contrib. Clin. Sci. 1, 191 (1951).
9. Segaloff, A.: Endocrinology (Springfield, Ill.) 49, 390 (1951).
10. Bloomfield, A. L.: Bull. Johns Hopkins Hosp. 65, 456 (1939). — Knowlton, A. J., and R. A. Kritzler: J. Clin. Endocrin. 9, 36 (1949).

11. SPRAGUE, R. G., u. Mitarb.: J. Clin. Invest. **26**, 1189 (1947).
12. BOLAND, E. W., u. Mitarb.: J. Amer. Med. Assoc. **141**, 301 (1949). — BROWN, E. N., E. D. LUKENS u. Mitarb.: J. Clin. Endocrin. **10**, 1363 (1950). — PERERA, G. A., K. L. PINES u. Mitarb.: Amer. J. Med. **7**, 56 (1949).
13. FORSHAM, P. J., G. W. THORN u. Mitarb.: J. Clin. Endocrin. **10**, 825 (1950).
14. SPRAGUE, R. G., M. H. POWER u. Mitarb.: Arch. Int. Med. **85**, 199 (1950).
15. SPRAGUE, R. G.: Amer. J. Med. **10**, 567 (1951).
16. McQUARRIE, I., u. Diskuss.redner: II. Clin. ACTH Conf. II, 69ff. (1951).
17. RILEY, C. M., u. a.: II. Clin. ACTH Conf. II, 70 (1951). — ULSTROOM, R. A., u. a.: Metabolism **1**, 291 (1952).
18. VETTER, H.: Wien. Z. inn. Med. **31**, 370 (1950).
19. PEARSON, O. H., L. W. ELIEL u. Mitarb.: Cancer **2**, 943 (1949).
20. LEWIN, M. A., u. Mitarb.: J. Clin. Endocrin. **12**, 506 (1952).
21. COSTE, F., u. Mitarb.: Ann. med. **53**, 647 (1952).
22. BISHOP, C. H., u. a.: J. Clin. Invest. **30**, 879 (1951).
23. SIMOLA, P. E. u. a.: Acta endocrinol. (Copenh.) **15**, 182 (1954).
24. INGBAR, S. H. u. a.: J. Labor. a. Clin. Med. **38**, 533 (1951).
25. FARNSWORTH, E. B. u. a.: J. Labor. a. Clin. Med. **38**, 407 (1951); II. Clin. ACTH Conf. II, 149 (1951). — PETZOLD, F. A.: Ärztl. Wschr. **7**, 531 (1952). — McCALL, M. F.: Arch. Dis. Childh. **27**, 309 (1952).
26. BJORNEBOE, M. u. a.: Acta med. scand. (Stockh.) **142**, 249 (1952).
27. LAIANY, F.: Semaine Hôp. **1952**, 2321. — SCALABRINO, R.: Reumatismo **4**, 187 (1952).
28. FLETCHER, A. A. u. a.: J. Clin. Invest. **31**, 561 (1952).
29. HEILUM, G.Ann. Rheumat. Dis. **11**, 119 (1952).
30. PARSON, W.: J. Clin. Endocrin. **11**, 773 (1951); J. Clin. Invest. **31**, 548 (1952).
31. MILHAUD, G.: Praxis (Bern) **41**, 196 (1952).
32. LEVINE, S. Z.: Science (Lancaster, Pa.) **113**, 311 (1951).
33. KOCHAKIAN, C. D.: Schweiz. med. Wschr. **1951**, 985.
34. KOUNTZ, W. B. u. a.: J. Clin. Endocrin. **13**, 534 (1953).
35. POLLACK, A. A.: N. Y. State J. Med. **51**, 2264 (1951). — BARDENOCH, J.: Brit. Med. J. No. 4751, 356 (1952).
36. KINSELL, L. W. u. a.: J. Clin. Endocrin. **12**, 945 (1952).
37. COSTE, F.: Presse méd. **1951**, 1565.
38. GITMAN, M. D. u. a.: J. Clin. Endocrin. **11**, 866 (1951).
39. GLASS, S. J. u. a.: J. Clin. Endocrin. **12**, 963 (1952).

Diskussion.

BEIGLBÖCK:

Ich möchte die Ausführungen Herrn WEISSBECKERs von einer Seite her ergänzen, auf die er noch nicht eingegangen ist. Es handelt sich um ein Problem, das mich sowohl von der Frage der Capillarpermeabilität und ihrer Beziehungen zur NNR (EPPINGER, KÜCHMEISTER, u, a.) wie der antirheumatischen Wirkung der Steroidhormone schon von Anfang an sehr interessiert hat. Es ist das Problem des Stoffwechsels derjenigen Substanzen in Blut und Gewebe, welche aus Aminozuckern mit aufgebaut sind. Wir wissen, daß Aufbau und Funktion der Grundsubstanz im wesentlichen wohl von 3 Faktoren gesteuert wird:

1. *vom Vitamin C.* Skorbutkranke Menschen und skorbutkrank gemachte Meerschweinchen sind nicht mehr imstande, diese Grundsubstanz aufzubauen. Die Blutungen sind das optische Signal für das Fehlen der capillaren Kittsubstanz. Die Infektabwehr sinkt, wohl infolge mangelhafter Antikörperbildung,

2. in irgendeinem bisher noch nicht durchsichtigen Zusammenhang wohl auch *von der Thyreoidea.* Das Myxödem hat einen Überfluß an solchen Substanzen. Das prallödematöse Unterhautzellgewebe ist vollgefüllt davon. Und

3. von den Nebennierenrindenhormonen. Aber gerade hier ist der Zusammenhang noch ziemlich undurchsichtig. Wir wissen einerseits, daß wir die Störung im Aufbau dieser Substanzen,

wie wir sie beim Rheumatismus vor uns haben, durch die Nebennierenrindenhormone günstig beeinflussen können. Wir wissen aber anderseits auch, daß wir die Antikörperbildung, die z. T. auch mit den Polysacchariden im Serum auf innigste verknüpft ist, zumindest durch eine langandauernde Cortisoneinwirkung hemmen können. Und es ist wahrscheinlich, daß hier Beziehungen zwischen dem Vitamin C und dem Nebennierenrindenhormon bestehen, denn auch bei den Skorbutkranken wird, wie gesagt, die Bildung von Antikörpern verhindert.

Ich möchte Ihnen kurz nun über unsere gemeinsam mit *Clotten* durchgeführten Untersuchungen berichten, die wir diesem Problem gewidmet haben. Ich bitte Sie nun einmal die 1. Tabelle zu projizieren.

Wir haben nach einer von Schiller, Benditt und Dorfmann gegebenen Methode, die auf der Erfassung der Aminozucker beruht, die Polysaccharide und die Hyaluronsäure in Leber und Blut bestimmt, ausgehend von der Frage, ob nun kurzandauernde oder längerdauernde Anwendung von ACTH oder Steroiden einen Einfluß auf die Bildung dieser Substanzen nimmt. Ich habe hier in Tab. 1 Rattenversuche zusammengestellt, aus der Sie folgendes erkennen können:

Sie sehen die Mucopolysaccharide erfaßt, und zwar in Leber und Blut. Sie sehen einen durchschnittlichen Wert von 180 mg-% beim normalen Tier in der Leber, und von 110 mg-% im Blut. Wenn man nun Tiere mit sehr großen ACTH-Dosen, die etwa 140 mg pro Tag beim Menschen entsprechen, durch mehrere Wochen hindurch behandelt, und zwar so behandelt, daß nach dem histologischen Bild eine völlige Erschöpfung der Nebenniere aufgetreten ist, dann sinken diese Werte beträchtlich ab. Wir finden hier etwa die Hälfte des Gehaltes an Polysacchariden in Leber und Blut. Dasselbe geschieht, wenn man lange Zeit hindurch mittels Cortison (zusammen mit Cortidyn) die Nebenniere ruhig stellt. Wir finden dann ein vielleicht noch stärkeres Absinken.

Ein anderes Verhalten finden wir, wenn wir eine Stress-Reaktion setzen, die ja auch über NNR-Hormon-Ausschüttung wirkt, indem wir wiederholte Pyriferinjektionen verabreichten. Die Antwort des Organismus ist insofern ähnlich, als auch hier der Hyaluronsäuregehalt des Blutes beträchtlich, der Leber etwas niedriger ist als beim Normaltier. Die Gesamtpolysaccharide jedoch steigen nach der Pyriferbehandlung deutlich an, besonders im Blut. Das würde bedeuten, daß hier *neben* der durch ACTH-Cortison gesetzten Wirkung noch eine zweite Wirkung auftritt, die wir als den Ausdruck der durch das Pyrifer bedingten Antikörpervermehrung deuten möchten, die ja, wie schon erwähnt, auch reichlich Mucopolysaccharide enthalten. Das Pyrifer scheint also die durch *langdauernde* Cortisonwirkung bedingte Abnahme der Immunkörper trotz seiner Stress-Wirkung nicht hervorzurufen.

In der Tabelle sehen Sie dann noch den Vitamin C-Gehalt der Nebenniere verzeichnet; gegenüber den normalen Kontrollen wird er nach langandauernder Cortisonanwendung deutlich verringert gefunden. Auch der Gehalt an Coenzym A im Blut (für den wir uns deshalb interessierten, weil wir nach Pantothensäureanwendung Veränderungen in den Polysacchariden gefunden hatten), ist nach langandauernder Cortison-Cortidynanwendung im Blute deutlich vermindert.

In der zweiten horizontalen Kolonne der Tabelle sehen Sie (in Klammern geschrieben) die Ergebnisse einer Versuchsreihe, in der Ratten mit geringeren Dosen ACTH und durch nur relativ kurze Zeit behandelt wurden. Die Verschiebungen sind dann geringer aber prinzipiell gleich.

Tabelle 1.

	Gesamt-Mucopolysaccharide		Hyaluronsäure		Vitamin-C-Gehalt der NN	Coenzym A im Blut mg-%
	Blut mg-%	Leber mg-%	Blut mg-%	Leber mg-%		
Normalratten	110,8	180,5	11,8	35,7	2,17	0,201
n. großen ACTH-Dosen .	98,0	73,45	7,8	27,2	0,22	
(n. kl. ACTH-Dosen) .	(105,6)	(145,3)	(15,5)	(13,0)	(1,34)	
n. Cortison + Cortidyn	66,7	64,1	4,42	39,0	0,09	0,107
wiederholte Pyrifer-Injektion .	144,0	190,0	4,15	29,3	0,07	

Ferner haben wir uns interessiert, wie sich die Dinge beim Skorbut verhalten. Zu diesem Zwecke wurden Meerschweinchen auf die übliche Skorbutdiät gesetzt und sofort nach dem Tode untersucht oder in moribundem Zustand getötet. Die Ergebnisse waren der Erwartung gemäß: verglichen mit gesunden Tieren fand sich jetzt eine bedeutende Herabsetzung sowohl der Gesamtmucopolysaccharide wie der Hyaluronsäure in Leber und Blut. Die Gesamtpolysaccharide waren bei den Skorbuttieren in der Leber auf $1/_3$ vermindert, im Blut auf weniger als die Hälfte. Ähnlich liegen die Dinge bei der Hyaluronsäure, die etwa um 40% absank. Der Vitamin C-Gehalt der Nebennieren war bei den Skorbuttieren auf 0,01 gegen 1,7 in der Kontrollserie verringert.

Es ist nun interessant, daß es uns gelungen ist, durch Anwendung von Heparin (Vetren) während der Skorbutdiät den Ausbruch der Krankheit ziemlich weit hinauszuschieben. Paradoxerweise traten bei diesen Tieren weniger Blutungen oder auch gar keine auf, sie gingen später ein, und zwar unter dem Bild einer Kachexie, die in etwa an das Bild der hypophysären Kachexie beim Menschen erinnerte. Wenn wir nun unterschwellige Dosen von Vitamin C mit dem Heparin zusammengaben (Dosen, die für sich allein *gar* keine Schutzwirkung entfalten, auch nicht im Sinne einer Verzögerung), dann blieben die Tiere überhaupt gesund. Dieser Versuch spricht doch dafür, daß man durch Gaben von einer der Hyaluronsäure so verwandten

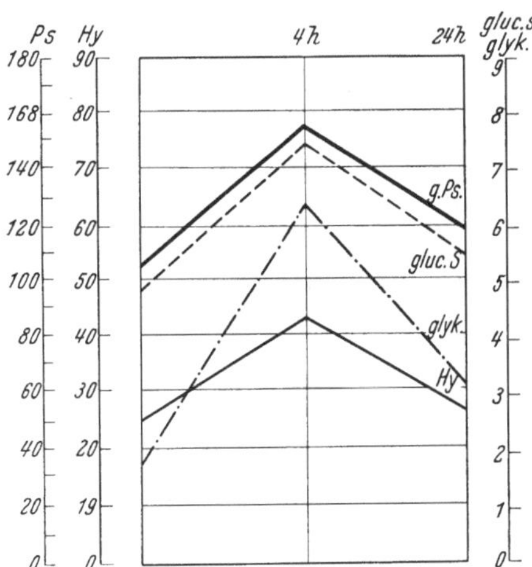

Abb. 1. Gesamt Polys., Hyalurons., Glucuronsäure, Glykocoll im menschl. Blut nach 25 mg ACTH (Cortiphison Promonta) i. m.

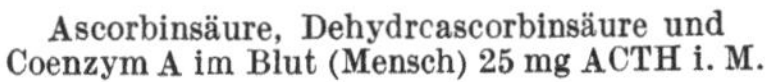
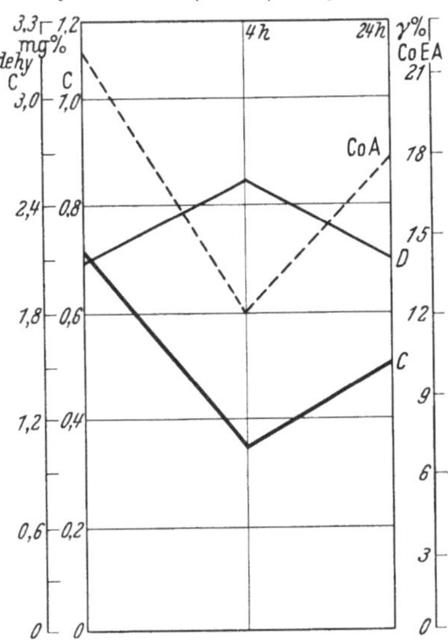

Abb. 2. *CoA* Coenzym A; *C* Ascorbinsäure; *D* Dehydro-Ascorbinsäure

Substanz wie es das Heparin ist, *ein* Mangelsymptom der C-Avitaminose bessern oder hintanhalten kann, nämlich das, das der Ausdruck der behinderten Synthese von polysaccharidhaltiger Grundsubstanz ist. Daneben muß noch etwas anderes beim Skorbut eine Rolle spielen, was die (auch ohne Blutungen auftretende) Kachexie bedingt. Ob hier die NNR und die Hypophyse führend beteiligt sind, muß noch untersucht werden. (Es gibt Hypophysenhormone, die ebenfalls polysaccharidhaltig sind!)

Ich habe diese Versuche hier erwähnt, weil sie uns die innige Verflechtung von Vitamin C-Wirkung und NNR-Hormon zu unterstreichen scheinen.

So viel über die Tierversuche.

Wir haben nun auch beim Menschen untersucht, wie sich ein *einmaliger* ACTH-Stoß auswirkt. Gegeben wurde jeweils eine Ampulle Cortiphyson Stärke II, das ist 25 mg ACTH.

In Tab. 2 sehen Sie die Ergebnisse verzeichnet (s. auch Abb. 1 und 2).

Durchwegs wirkt sich ein solcher Einzelstoß von ACTH in dem Sinne aus, daß sowohl die Gesamt-Mucopolysaccharide wie auch die Hyaluronsäure im Blute *ansteigen*. Gleichsinnig bewegt sich die Glucuronsäure und das Glykokoll, also zwei Substanzen, die ebenfalls wahrscheinlich mit dem Bindegewebe bzw. dem Stoffwechsel der Mucopolysaccharide zu tun haben.

Sie sehen ferner aus der Tabelle, daß der Gehalt des Blutes an Vitamin C regelmäßig absinkt. Dieses Verhalten nach ACTH haben wir schon 1950 beschrieben und glauben, darin einen sehr empfindlichen Test für die ACTH-Wirkung erblicken zu dürfen. Ob das der Ausdruck für eine vermehrte Utilisation von Ascorbinsäure in der NNR *allein* ist, haben wir immer bezweifelt. Wir dachten, daß auch sonst im Gewebe der Vitamin C-Stoffwechsel unter der ACTH-Cortisonwirkung verändert wird.

Tabelle 2.

Fall	Ges.-Polysacchariden	Hyaluronsäure	Glucuronsäure	Glykokoll	Coenzym A γ-%	Vitamin C Ascorbins.	Dehydro-Ascorbins.
1	125	28,3	5,8	1,40		0,37	1,55
	138	54,4	8,2	3,48		0,26	1,84
	193	30,4	6,3	1,26		0,32	1,22
2	133	19,2	9,3	2,51		0,38	1,36
	146	43,2	12,8	3,82		0,13	1,92
	164	54,4	8,7	3,13		0,36	1,53
3	102	38,6	7,2	3,92		0,30	1,06
	132	51,6	11,3	9,93		0,25	1,02
	116	59,2	7,0	6,00		0,18	2,10
4	107	20,2	6,2	1,52	10,21	0,64	1,58
	130	36,0	10.4	3,34	2,04	0,38	1,96
	142	24,9	8,3	1,26	6,73	0,42	1,12
5	98	17,4	9,0	2,48	18,32	0,58	1,64
	126	21,9	13,2	4,02	6,68	0,20	1,98
	102	15,8	10,6	3,16	11,09	0,30	1,78
6	112	19,2	7,0	1,23	16,40	0,50	2,05
	156	31,6	10,9	2,40	7,48	0,31	2,43
	140	22,4	6,4	1,18	19,86	0,44	1,84
7	121	21,6	5,6	1,70	21,36	0,72	1,80
	168	36,0	9.2	3,24	8,02	0,53	2,20
	134	24,3	6,3	1,36	20,92	0,70	1,78
8	96	16,2	6,2	1,55	9,38	0,46	1,42
	121	28,0	12,8	2,99	3,64	0,21	1,78
	112	24,3	9,2	1,63	7,00	0,38	1,28
9	87	17,3	6,8	1,34	12,01	0,51	1,72
	106	29,6	9,0	2,72	7,68	0,24	2,08
	92	18,0	8,1	1,63	10,20	0,29	1,90
10	103	24,6	9,2	1,68	23,10	0,40	1,50
	116	32,8	13,5	5,40	15,80	0,30	2,05
	130	30,0	12,0	3,70	13,40	0,38	2,20
11	112	26,8	7,0	1,50	24,13	0,52	1,64
	128	38,0	9,3	2,03	17,56	0,38	1,96
	142	30,2	11,2	3,48	12,10	0,16	2,13
12	105	25,4	4,8	1,78	20,96	0,71	2,05
	150	42,1	7,3	6,05	12,00	0,36	2,50
	115	26,0	5,6	3,28	18,40	0,48	2,12

Aus diesem Grunde haben wir nun auch untersucht, wie sich das Verhältnis Hydroascorbinsäure zu Dehydroascorbinsäure gestaltet. Aus der Tabelle geht hervor, daß die letztere ansteigt. Es ist also wahrscheinlich, daß auch noch eine Störung in der Restitution dieser Redoxsubstanz platzgreift. Da diese Rückreduktion der Dehydroascorbinsäure vornehmlich durch Cystein bewerkstelligt wird, liegt der Verdacht nahe, daß die Störung über die SH-Gruppen geht, von denen man ja in letzter Zeit annimmt (Lasst u. a.), daß ACTH-Cortison ihre Rückreduktion aus der SS-Form hemmt. Man hat also das Gefühl, daß nicht allein ein Mehrverbrauch von Vitamin C, sondern auch noch eine verminderte Rückreduktion der Dehydroascorbinsäure durch das ACTH bewirkt wird.

Schließlich habe ich in der Tabelle aus den vorhin schon angedeuteten Gründen auch noch das Verhalten des Coenzyms A verzeichnet. Sie finden durchweg ein signifikantes Absinken dieses Enzyms im Blute. Da nachgewiesen ist, daß das Coenzym A (wahrscheinlich zwecks Bereitstellung der „aktiven Essigsäure") am Aufbau der NNR-Hormone beteiligt wird, könnte das der Ausdruck einer vermehrten Utilisation sein. Ich wage aber nicht zu behaupten, daß dies die einzig mögliche Deutung ist. Denn das Coenzym A gehört auch zu den SH-haltigen Fermenten. Es könnte also auch sein Aufbau gestört sein. Wir denken da an das Glutathion, das nach ACTH ebenfalls im Blute vermindert ist (CONN, BEIGLBÖCK und CLOTTEN). Wir haben zeigen können, daß dem gegenüber der Cystingehalt des Blutes eher ansteigt und daraus den Schluß gezogen, daß vielleicht der *Aufbau* des Glutathions gestört ist; auch das Vitamin B 1 (ebenfalls SH-haltig!) erfährt eine Störung: sein Blutspiegel steigt und seine Ausscheidung wird vermehrt. Ähnlich könnte es durchaus auch mit dem Coenzym A stehen. Das läßt sich ohne weitere Untersuchungen nicht entscheiden. Wir haben auch untersucht, ob nach Pantothensäuregaben die Corticoidausscheidung vermehrt wird. Das ist nicht der Fall, auch nicht nach sehr großen Dosen. Andererseits nimmt aber die Pantothensäure (verwendet wurde Bepanthen von Hoffmann-La Roche) Einfluß auf die Bildung der Polysaccharide, wie *wir* ebenfalls gefunden und bereits oben erwähnt haben.

Hier sind noch viele Fragen offen.

Zusammenfassend möchte ich, um wieder auf den Stoffwechsel der Mucoproteide unmittelbar zurückzukehren, folgendes sagen:

Ein einmaliger ACTH-Stoß führt eine Vermehrung im Blute herbei. Dies ist vielleicht eine mögliche Erklärung für die Dichtung der Capillarwände, wie sie von KÜCHMEISTER, KEIBL u. a. nachgewiesen wurde. Das ist auch nicht gerade sehr indikativ dafür, daß eine einmalige, sozusagen physiologische Stimulierung der NNR die Infektionsresistenz herabsetzt. Ich würde eher glauben, daß das Gegenteil der Fall ist, daß das eintritt, was *wir* seinerzeit als „Start zur Immunisierung" bezeichnet haben. Hingegen geht die *langandauernde* Anwendung *großer Dosen* mit einer Verminderung dieser Substanzen einher; sowohl die Gesamtmucopolysaccharide wie die Hyaluronsäure werden davon betroffen. Damit läßt sich vielleicht die Abnahme der Fähigkeit, Immunkörper zu bilden, teilweise erklären (allein wird es das nicht sein, auch die γ-Globuline als solche werden ja durch das Cortison vermindert, ob unabhängig davon, wissen wir nicht). Wiederholte Stress-Reaktionen mittels Pyrifer verhalten sich anders: hier steigt der Gehalt an Gesamt-Mucopolysacchariden an.

Beziehungen zwischen diesen Substanzen, der NNR und dem Vitamin C sollen aufgezeigt und durch die erwähnten Skorbutversuche unterbaut werden. Ebenfalls sollte auf Beziehungen zur Pantothensäure, bzw. dem Coenzym A hingewiesen werden.

Im Hinblick auf die Reaktionen beim Rheumatiker und im Hinblick auf die Frage der Capillarpermeabilität, die wir seit EPPINGER als einen wesentlichen Anteil in der Pathogenese vieler Krankheiten verstehen gelernt haben und nicht vergessen sollten, erscheinen mit die angeschnittenen Fragen weiterer Untersuchungen wert.

KÜCHMEISTER:

In Ergänzung der Ausführungen von Herrn WEISSBECKER sei es mir erlaubt, noch einmal auf die Bedeutung der Steroidhormone für den Wasserhaushalt des Menschen hinzuweisen. Es handelt sich dabei um ein Gebiet, das wir im Rahmen unserer Untersuchungen über die Ödempathogenese einerseits und das Nephritis-Nephroseproblem andererseits versucht haben, experimentell und klinisch zu beleuchten. Wir ließen uns dabei von der Frage nach dem Angriffspunkt der Nebennierenrindenhormone lenken. Da die Capillare die lebendige Brücke zum jeweilig erkrankten Gewebsbezirk darstellt, ist es verständlich, daß wir uns besonders um diesen Bereich und seine Beeinflussung durch die verschiedenen Nebennierenrindenwirkstoffe bemüht haben.

Zwischen den beiden zu besprechenden Angriffspunkten, dem Capillarbereich des Gewebes schlechthin und dem speziell hochgezüchteten Capillarbereich der Niere bestehen enge Beziehungen. Beleuchte ich zuerst durch unsere experimentellen Untersuchungen den allgemeinen Capillarbereich in seiner Abhängigkeit von den Nebennierenrindenfunktionen, so ergeben sich nach den bisherigen Erfahrungen unter Berücksichtigung des Schemas von Gamble über die Verteilung der Körperflüssigkeiten die folgenden Zusammenhänge:

ACTH und Cortison senken den Capillardruck, während DOC und Gesamtextrakt ihn erhöhen. Der muskuläre Gewebsinnendruck wird nach ACTH, Cortison und Gesamtextrakt erhöht, nach DOC kurzfristig erhöht und dann herabgesetzt. Die Capillarpermeabilität wird nach ACTH gering herabgesetzt und nach Gesamtextrakt deutlich herabgesetzt. DOC kann je nach der Ausgangslage Erhöhungen und Herabsetzungen der Capillarpermeabilität bewirken. Die extracelluläre Flüssigkeit nimmt nach DOC zu, nach Cortison erfährt sie nur eine geringgradige Vermehrung (Ellegast). Da nach ACTH gleichzeitig eine Hauttemperaturerhöhung und Herabsetzung des Hämatokritwertes nachgewiesen werden kann, möchten wir aus diesen gemeinsam mit Herrn Pirtkien durchgeführten Untersuchungen schließen, daß die Vasomotion, d. h. der Wechsel der Capillarweite in nicht konstant durchströmten Organen, die nach Chambers und Zweifach unter dem Einfluß humoraler und nervöser Faktoren Richtung und Stärke des Flüssigkeitsaustausches bestimmt und zur Höhe des Capillardruckes in einem reziproken Verhältnis steht, durch ACTH gesteigert wird. Mit dem Anstieg der Vasomotion kommt es nicht allein zu einer Tonisierung des Capillarbereiches, sondern zu einer Steigerung des Stoffaustausches. Man könnte von einem „strophanthinartigen" Effekt der Glucocorticoide am „peripheren Herzen" des Capillarbereiches sprechen.

Die anderen Wirkstoffe führen lediglich über eine Erweiterung der Arteriolen zu einem vermehrten Blutangebot.

Entsprechend findet man bei der Nebennierenrindeninsuffizienz eine gestörte Capillarpermeabilität, eine Herabsetzung des muskulären Gewebsinnendruckes und schließlich eine vollständige Atonie der Capillaren, die damit Ursache des Kreislaufversagens und des Todes ist (Noble).

Daraus ist ableitbar, daß bei der Nebennierenrindeninsuffizienz eine Ödembereitschaft vorliegt, die zu einem manifesten Ödem führen kann, sobald sich das Kräfteverhältnis in der Peripherie selbst unter therapeutischen Maßnahmen, wie besonders hoher DOC-Dosierung, ungünstig verschiebt. Bei primär ausbalanciertem Capillarbereich ist daher die Gefahr einer DOC Ödembildung viel geringer.

Betrachtet man den speziellen Capillarbereich der Niere in Abhängigkeit von den Nebennierenrindenfunktionen, so ergeben sich nach Luft und Sjögren nach den Clearanceuntersuchungen Herabsetzungen der Plasmadurchströmung und der Filtrationsleistung der Glomeruli bei der Nebenniereninsuffizienz. Nebennierenrindenwirkstoffe verbessern die Plasmadurchströmung und Filtrationsleistung, wobei auch hier der Effekt möglicherweise über eine Tonisierung verstanden werden kann. Versucht man, wie wir es mit von Pentz (Küchmeister und von Pentz) angestrebt haben, Beziehungen der Nebennierenrindenaktivität zum Nephritis-Nephroseproblem aufzudecken, so ergeben sich hier die folgenden Gesichtspunkte:

Aus den Clearanceuntersuchungen von Benda, Rissel, Deutsch und Markoff geht hervor, daß die interessanterweise gleichgerichtete Wirkung von Cortison und DOC im Sinne einer Steigerung der Filtrationsleistung und Durchblutung verstanden werden kann, im wesentlichen jedoch auf eine Veränderung der Tubulusfunktion bezogen werden muß. Die vorübergehende Wasserretention nach DOC in physiologischer Dosierung kann bei längerer Verabreichung umgekehrt werden. Es wird hieraus verständlich, daß eine Behandlung von Nephrosen mit ACTH oder Cortison sinnvoll ist, während die Behandlung von Nephritiden deswegen kontraindiziert ist, weil Plasmadurchströmung und Filtration bei dieser Krankheit weiter herabgesetzt werden.

Auf Grund unserer Untersuchungen der Masuginephritis des Hundes in Abhängigkeit von dem Aktivitätsgrad der Nebennierenrinde stellten wir fest, daß normal ernährte Hunde im Masugiversuch mit einer Nephritis mit nephrotischem Einschlag reagierten, wobei die klinischen Ergebnisse mehr die nephritischen Symptome widerspiegelten und der nephrotische Einschlag auf das histologische Substrat bezogen werden mußte. Bei durch Plasmapheresen enteiweißten Hunden, bei denen auf Grund der 17-Ketosteroidausscheidung und der klinischen Symptomatik eine latente funktionelle Hypadrenie angenommen werden konnte, entwickelte sich im Masugiversuch praktisch ohne vorübergehenden Anstieg der 17-Ketosteroidausscheidung, wie wir ihn bei den Normaltieren fanden, ein nephrotisches Syndrom. Auf die Einzelheiten kann hier nicht weiter eingegangen werden. Wir glauben jedoch auf Grund umfangreicher tierexperimenteller, z. T. inzwischen noch weiter geführter Arbeiten und auf Grund der verschiedenen klinischen Beobachtungen annehmen zu dürfen, daß die Nephrose zumindestens sich als dysadrenorenales Syndrom (Küchmeister in I. Frey: Pathologische Physiologie und Klinik der Nierensekretion, Berlin-Göttingen-Heidelberg: Springer-Verlag 1955) entwickeln kann, so daß der Aktivitätszustand der Nebennierenrinde den extrarenalen Faktor im Sinne Randeraths darstellt.

Bartelheimer:

Die Widersprüche über die Möglichkeiten zur Verringerung der renalen Glykosurie durch DCA haben meines Erachtens eine ganz einfache Ursache. Offenbar hat man häufig die renale Glykosurie, die ein familiäres Degenerationsleiden ist und die das ganze Leben bestehen bleibt, mit der extrainsulären Reizglykosurie zusammengeworfen. Letztere ist durch DCA zu vermindern. Ich habe inzwischen nach meiner ersten Veröffentlichung noch etwa ein Dutzend Fälle von echter renaler Glykosurie so behandeln können, es passiert in der Tat nichts. Diese Glykosurie läßt sich so nicht verringern. Ganz anders liegen die Dinge bei der extrainsulären Reizglykosurie. Das entspricht ja auch unseren Erfahrungen. Manche Fälle von extrainsulärem Diabetes können durch DCA oder durch Testosteron beeinflußt werden. Wie Herr Weissbecker ja schon gesagt hat, sind es Fälle, die mehr zum Überfunktionsdiabetes gehören. Diese Wirkung ist allerdings im großen und ganzen doch recht gering, so daß sie in der Praxis, was den Stoffwechseleffekt anlangt, keine große Bedeutung besitzt. Immer wieder habe ich jedoch gesehen, daß man solchen Patienten durch diese Medikation doch nützt, und zwar wird das Allgemeinbefinden gebessert, die Leistungsfähigkeit ist so zu steigern. Vor allem sagen uns die Ophthalmologen dann häufig, daß die Retinitis nicht fortschreitet oder sogar zurückgeht. Es scheint so zu sein, daß das Testosteron eine gewisse Wirkung auf die Gefäßwand hat, was gelegentlich von Wert sein kann.

Rossi:

Excuse me for speaking english, as I am not able to speak german. I want only to point out the relationship between the steroid hormones and the water metabolism. I think that there are some relations not only directly through the steroid hormones to the water metabolism, but that it is emplyed in such a mechanism the neurohypophysis, mainly. Prof. Cavallero and myself, at the University of Bristol, have researched on more than 100 rats, with adrenalectomy and after several treatments with steroid hormones, and we have tested the antidiuretic potency of the neurohypophysis with the method of Ginsburg. We found that, in the adrenalectomized rats, the urine output decreased significantly, and the antidiuretic potency of the neurohypophysis decreased too. When we treated the rats (the adrenalectomized ones) with steroid hormones (DCA, Cortison, Lipo- and Water-extracts of the adrenal cortex) we did'nt notice an increase of the urine volume till the normal range. We have found that the normal content of the antidiuretic principle of the neurohypophysis, and the normal quantity of urine, was reached only when we treated the adrenalectomized rats with steroid hormones together with high doses of salt, subcutaneously. It seems likely that the diuresis-mechanism in the adrenalectomized rats, has some relations not only with the action of the steroid hormones but also with the antidiuretic principle of the neurohypophysis and with the electrolyte balance. The relative paper is in press, in the J. of Endocrin.

Knedel:

Zu der Mitteilung über Veröffentlichungen aus der amerikanischen Literatur, wonach sich bei der Behandlung des Plasmocytoms mit hohen Dosen von Cortison gute Erfolge gezeigt haben, vermögen wir Mitteilung über vier eigene Fälle zu machen. Unter unseren seit 1950 untersuchten 40 Plasmocytomen haben wir bei einem α_2- und drei γ-Plasmocytomen Cortison in hoher Dosierung bis zu 200 mg p. d. über längere Zeit angewandt.

In keinem dieser Fälle haben wir einen Einfluß, weder auf das subjektive Befinden, noch in objektivierbarer Weise und vor allem auch nicht auf das Eiweißbild gesehen. Dem stehen hingegen recht gute eigene Erfahrungen mit Cyren, Stilbamidinen und Urethan gegenüber, wobei natürlich die Wirkung dieser Präparate im Rahmen der allgemein bekannten schlechten therapeutischen Beeinflußbarkeit dieses Krankheitsbildes bewertet werden muß.

Die Mitteilung, daß ACTH bei nephrotischen Erkrankungsbildern sehr wirksam sein kann, möchten wir hingegen unterstreichen. Wir haben zahlreiche genuine Nephrosen bei Kindern und chronische Nephritiden mit ausgesprochen dominierendem nephrotischem klinischem

Erscheinungsbild (Pseudonephrosen) mit ACTH behandelt und dabei in manchen Fällen eine ausgesprochen gute therapeutische Wirkung gesehen. Zu vermerken wäre nur noch, daß bei einigen dieser Fälle die Veränderungen der Lipoproteide zu einem früheren Zeitpunkt beeinflußt wurden, als die elektrophoretisch getrennten Gesamteiweißfraktionen. Es wäre vielleicht lohnend, zu untersuchen, welche Wirkung ACTH auf die pathologischen Verhältnisse des Lipoproteidstoffwechsels hat.

WEISSBECKER:

Die Bemerkung von Herrn BARTELHEIMER, daß Testosteron besonders beim Altersdiabetes angezeigt ist, deckt sich mit verschiedenen Literaturangaben insofern —, und das habe ich auch heute morgen schon betont —, daß gerade im Alter die negative Stickstoffbilanz mit Testosteron wesentlich leichter positiviert werden kann als in jüngeren Jahren. Daraus geht weiterhin hervor, daß beim Diabetiker dann das Verhältnis D/N verändert wird, also daß die Glucoseverwertung selbst gesteigert wird unter Verminderung der Gluconeogenese aus Eiweiß. Die Bemerkungen von Herrn KNEDEL zur Frage des Plasmocytoms sind beachtlich. Die Wahrscheinlichkeit, daß die Nebennierenrindenhormone an den Lipoproteinen angreifen, noch ehe sich Veränderungen im Eiweiß-Spektrum zeigen, ist ziemlich groß. Es gibt ja Ultrazentrifugen-Untersuchungen des Serums nach Nebennierenrindenhormonen, die besagen, daß zuerst eine pathologisch gesteigerte Lipoprotein-Fraktion 20—40 absinkt, ehe die anderen Eiweißfraktionen reagieren. Das käme aber wieder darauf hinaus, was ich vorhin schon ausdrücken wollte, als ich sagte, daß die Nebennierenrindenhormone vom 11-Oxytyp wahrscheinlich das dynamische Gleichgewicht des Serum-Eiweiß-Spektrums aufrechterhalten.

Aus der 2. Med. Univ.-Klinik und Poliklinik Hamburg-Eppendorf
(Direktor: Prof. Dr. A. Jores).

Die Wirkungen der Sexualhormone auf das Skelet und den Skeletstoffwechsel

Von

Henryk Nowakowski[1].

Mit 8 Textabbildungen.

Vor 25 Jahren wußte man über die Bedeutung der Sexualhormone für das Skelet noch sehr wenig, was aus einer Bemerkung Györgis aus dem Jahre 1931 hervorgeht, der resigniert feststellte, daß noch immer keine Beweise für eine regulierende Funktion der Keimdrüsen und ihrer Hormone auf den Knochenstoffwechsel vorlägen. Seitdem sind viele experimentelle und klinische Untersuchungen durchgeführt worden, die zu einer wesentlich anderen Betrachtungsweise dieses Problems führten und die Überzeugung mehr und mehr festigten, daß die Sexualhormone einen besonders tiefgreifenden Einfluß auf die Wachstums- und Umbauvorgänge am Knochen ausüben. Es erscheint notwendig, die Gründe anzuführen, die zugunsten dieser neuen Konzeption sprechen.

Die Entwicklung auf diesem Gebiet ging so voran, daß man sich zunächst über die Einflüsse der Sexualhormone auf die Skelet*entwicklung* klar zu werden versuchte und erst verhältnismäßig spät die Aufmerksamkeit den eigentlichen Problemen des Knochenstoffwechsels und seiner Abhängigkeit von den männlichen und weiblichen Sexualhormonen zuwandte. Es ist aus vielerlei Gründen zweckmäßig, dieser historischen Entwicklung in den folgenden Ausführungen Rechnung zu tragen.

Ich muß darauf verzichten, auf viele wichtige Fragen der Knochenmorphologie und -physiologie in diesem Zusammenhang näher einzugehen. Wichtig scheint mir jedoch zu betonen, daß man den Knochen nach abgeschlossener Entwicklung nicht nur als ein statisches Organ, sondern gleichzeitig auch als Stoffwechselorgan betrachten sollte, das sich in einem ständigen Umbau befindet, wobei sich An- und Abbauprozesse unter physiologischen Bedingungen stets im Gleichgewicht befinden. Auch eine Betrachtung des Skeletsystems als eines Mineraldepots (insbesondere für die Regulation des Calcium- und Phosphorstoffwechsels) ist insofern einseitig, weil man dabei zu wenig die Tatsache berücksichtigt, daß das Skelet neben seinen anorganischen Bestandteilen wichtige organische Substanzen enthält, die die Knochenmatrix aufbauen (vgl. hierzu Albright-Reifenstein, Schüpbach, Snapper). Die Matrix wurde bislang, worauf Schüpbach besonders hinweist, viel zu sehr vernachlässigt, obgleich das Kernproblem einer der wichtigsten generalisierten Osteopathien, nämlich der hormonal bedingten Osteoporosen, gerade im Verhalten der Matrix zu suchen ist.

---

[1] Mit Unterstützung der Deutschen Forschungsgemeinschaft.

Will man die Wirkung der Sexualhormone auf das Skelet verstehen, so muß man sich vergegenwärtigen, daß sie keinesfalls nur auf die Ausbildung der sekundären Geschlechtsmerkmale und Aufrechterhaltung der sexuellen Funktionen beschränkt ist. Ihre physiologische Wirkung ist vielmehr dreifacher Art:

1. Eine *unmittelbare*, auf die verschiedenen Bestandteile des mesenchymalen Systems gerichtete, wobei in diesem Zusammenhang besonders die Wirkung auf die Knochenzellen interessiert;

2. eine spezifische *metabolische*, und zwar vor allem auf den Eiweiß- und Mineralstoffwechsel, wozu die Vorredner ja bereits ausführlich Stellung genommen haben, und

3. eine *glanduläre*, da die Sexualhormone in der Lage sind, die Sekretion anderer endokriner Drüsen (z. B. des Hypophysenvorderlappens) zu beeinflussen. Das gilt vor allem im Hinblick auf ihre Wechselwirkungen mit den gonadotropen Hormonenund dem somatotropen Hormon (STH) des Hypophysenvorderlappens.

Wenn man sich diese 3 verschiedenen Angriffspunkte der Sexualhormone vor Augen hält, wird man ihre besondere Rolle auf die verschiedenen Lebensäußerungen des Knochens, insbesondere auch unter pathologischen Verhältnissen, richtig verstehen.

Die beiden fundamentalen Lebensäußerungen des Knochens sind einmal das *Knochenwachstum* und dann der *Knochenumbau*. Es erscheint zweckmäßig, die Rolle der genannten Hormone auf diese beiden Vorgänge getrennt zu betrachten.

Das *Knochenwachstum* spielt sich bekanntlich in den verschiedenen Schichten des Epiphysenknorpels ab. Hier liegen die Angriffspunkte der verschiedenen für die Skeletentwicklung und Reifung verantwortlichen Hormone. Vor Beginn der Pubertät beherrschen dabei das STH und das Schilddrüsenhormon das Feld, mit Einsetzen der Geschlechtsreife treten die Sexualhormone in Aktion. Ihre bedeutende Rolle für das Knochenwachstum ergibt sich aus zahlreichen experimentellen und klinischen Beobachtungen. So weiß man seit längerem, daß eine Kastration vor Abschluß der Geschlechtsreife zur Persistenz der Epiphysenfugen führt, die in vielen Fällen den typischen eunuchoiden Hochwuchs zur Folge hat, während ein verfrühtes Einsetzen der Sexualhormonproduktion, wie wir das z. B. bei der Pubertas praecox und den kongenitalen Formen des adrenogenitalen Syndroms beobachten, einen verfrühten Epiphysenschluß infolge prämaturer Ossifikation des epiphysären Knorpels und damit einen Wachstumsstillstand bewirkt (Prader und Maassen, 1953). Ähnliche Beobachtungen wurden auch bei kastrierten Tieren gewonnen und hier hat sich (in Analogie zu den Beobachtungen beim Menschen) gezeigt, daß eine längere Zufuhr von Androgenen und Oestrogenen sowohl bei normalen wie bei kastrierten Versuchstieren zu vorzeitiger Verknöcherung der Epiphysen und damit zum Wachstumsstillstand führt (Gardner und Pfeiffer, 1943).

Zahlreiche Beobachtungen zeigen aber, daß die Sexualhormone nicht nur eine wachstums*hemmende*, sondern auch eine wachstums*fördernde* Wirkung besitzen. Der physiologische Wachstumsschub in der Pubertät und die dem prämaturen Epiphysenschluß voraufgehende Phase der Wachstumsbeschleunigung beim kongenitalen adrenogenitalen Syndrom werden nach allgemeiner Auffassung auf die Sexualhormone bezogen. Dieser wachstumsfördernde Effekt der Sexualhormone wird heute auch therapeutisch bei verschiedenen Formen des Zwerg- und Kleinwuchses ausgenützt (DEAMER, 1948; LISSER et al., 1950).

Man steht also vor der etwas überraschenden Tatsache, daß die Sexualhormone auf der einen Seite die Ossifikation des Epiphysenknorpels beschleunigen und dadurch einen Wachstumsstillstand bewirken können, während sie auf der anderen Seite zweifellos auch einen wachstumsfördernden Einfluß ausüben.

LICHTWITZ und seine Mitarbeiter (1951) haben durch eine Reihe von Experimenten zu klären versucht, wie der wachstumsfördernde Effekt der Sexualhormone im einzelnen zustande kommt. Als Versuchsobjekte dienten männliche und weibliche Ratten verschiedener Lebensalter, wobei sich zeigte, daß Zufuhr kleiner Oestrogen- und Androgendosen bei Tieren beiderlei Geschlechts im Alter zwischen 2 Wochen und $3^1/_2$ Monaten zu einer Aktivierung und Wucherung des Säulenknorpels und damit einhergehend zu einer Beschleunigung des Längenwachstums führt. Bemerkenswerterweise verändert sich die Ansprechbarkeit der Ratten auf die Sexualhormone vom 4. Lebensmonat ab dahingehend, daß der wachstumsfördernde Effekt nur noch bei Zufuhr gleichgeschlechtlicher Hormone eintritt, während gegengeschlechtliche Hormone das Gegenteil, also Wachstumsstillstand, bewirken. Die Versuche zeigen, daß die Keimdrüsenhormone in ähnlicher Weise wie das STH in der Lage sind, die Proliferation des Säulenknorpels und damit das Längenwachstum im positiven Sinne zu beeinflussen.

LICHTWITZ und seine Mitarbeiter begnügten sich aber nicht allein damit, die histologischen Veränderungen des Epiphysenknorpels unter dem Einfluß der obengenannten Hormone zu studieren, sondern untersuchten gleichzeitig den Hypophysenvorderlappen, und zwar das Verhalten seiner eosinophilen Zellen, der Bildungsstätte des STH. Die genannten Autoren gingen dabei von der Voraussetzung aus, daß eine Zunahme der Eosinophilen im Hypophysenvorderlappen einer gesteigerten STH-Bildung entspricht. Schon EVANS und seine Schüler konnten zeigen, daß

1. die eosinophilen Zellen des Hypophysenvorderlappens auf Injektion von Testosteron wie auch von Follikelhormon in ganz bestimmter Weise antworten und daß

2. Art und Umfang dieser Reaktion von der zugeführten Hormonmenge abhängig ist. Große Dosen führen bei der Ratte zu einer Verringerung der Eosinophilenzahl (ein Effekt, der in der Klinik bei der Behandlung der Akromegalie und der Prostata-Carcinome mit Follikelhormonen ausgenützt wird), während mittlere und kleine Dosen den entgegengesetzten Effekt, eine Vermehrung der eosinophilen Vorderlappenzellen zur Folge haben.

Nachdem erst einmal festgestellt war, daß der Säulenknorpel nach Injektion schwacher Dosen von Oestrogenen und Androgenen mit einem Wachstumsschub antwortet, war es naheliegend zu untersuchen, ob mit diesen Knorpelveränderungen evtl. auch Änderungen der Zahl der eosinophilen Zellen im Hypophysenvorderlappen einhergehen. Tatsächlich ist das der Fall, und hierbei ist wiederum bemerkenswert, daß die älteren Tiere nur auf gleichgeschlechtliche Hormone mit einer Eosinophilenvermehrung antworteten. Wucherung des Säulenknorpels und Eosinophilenvermehrung sind also gleichlaufende Prozesse, woraus die französischen Autoren den Schluß ziehen, daß die wachstumsfördernde Wirkung der

Sexualhormone in erster Linie durch eine Aktivierung der STH-Produktion, also auf indirektem Wege via Hypophyse zustande kommt.

Höhere Dosen von Androgenen und Oestrogenen führen die entgegengesetzte Wirkung herbei: eine Involution des Säulenknorpels und damit einhergehend eine Steigerung der Ossifikationsprozesse, gleichzeitig Abnahme der Zahl der eosinophilen Zellen im Vorderlappen, woraus auf eine Hemmung der STH-Produktion bei den Tieren geschlossen wird.

Die Ergebnisse dieser Experimente sind sehr geeignet, die unterschiedliche Wirkung der Sexualhormone im Verlauf der Skeletentwicklung zu erklären. Solange im Beginn der Pubertät nur geringe Mengen von Keimdrüsenhormonen im Blute zirkulieren, stimulieren diese den Hypophysenvorderlappen, es kommt zu vermehrter STH-Bildung und Proliferation des Säulenknorpels, wodurch die puberalen Wachstumsschübe verständlich werden. Im weiteren Verlauf der Entwicklung steigt die Sexualhormonproduktion kontinuierlich an und nun tritt das Umgekehrte ein: die STH-Bildung wird durch die Sexualhormone blockiert und auf diese Weise die Involution des Säulenknorpels und damit zugleich der Verknöcherungsprozeß eingeleitet. Es sieht so aus, als ob die Ossifikation in diesem Stadium durch eine *unmittelbare* Einwirkung der Keimdrüsenhormone auf den epiphysären Knorpel eine entscheidende Förderung erfährt.

Nach dieser kurzen Übersicht über die Beziehungen der Sexualhormone zum Knochenwachstum wäre nun ihr Einfluß auf den *Knochenumbau* nach Beendigung der Wachstumsphase zu prüfen.

Der Einfluß der Sexualhormone auf den Knochenstoffwechsel konnte zuerst bei Vögeln untersucht werden. Dabei zeigte sich, daß in bestimmten Stadien des Ovarialcyclus erhebliche Verschiebungen des Blutcalciums erfolgen, die mit einer vermehrten Knochenbildung einhergehen. Im weiteren Verlauf des Cyclus (Stadium der Eiablage) kommt es zu einem Absinken des Blutcalciums und damit einhergehend zum osteoklastischen Abbau des neugebildeten Knochengewebes. Ähnliche Veränderungen wurden bei kastrierten weiblichen Tauben durch Zufuhr von Follikelhormon und männlichem Sexualhormon hervorgerufen. Obgleich sich die bei den Vögeln angestellten Untersuchungen nicht ohne weiteres auf die Säugetiere übertragen lassen, gibt es auch hier mancherlei Anhaltspunkte, die dafür sprechen, daß die genannten Hormone nicht ohne Einfluß auf die Knochenumbauvorgänge sind (Näheres s. Gardner und Pfeiffer, 1943).

Den Kliniker interessiert in erster Linie die Frage, welche Anhaltspunkte sich aus der menschlichen Pathologie für einen maßgeblichen Einfluß der genannten Hormone bei den physiologischen Umbauprozessen des Knochens ergeben und ob man die aus den Tierexperimenten gewonnenen Erkenntnisse in irgendeiner Weise für Pathogenese und Therapie bestimmter Skeleterkrankungen heranziehen kann. Es ist ein unbestreitbares Verdienst von Albright und seinen Schülern, der Klinik auf diesem Gebiet neue und wichtige Anregungen vermittelt zu haben. Er ging dabei von der Beobachtung aus, daß eine bisher als reine Alterserscheinung gedeutete Knochenatrophie im höheren Lebensalter bei Frauen wesentlich häufiger und viel früher als bei Männern in Erscheinung tritt. Von 42 untersuchten Fällen, die eine Osteoporose vorwiegend im Bereich der Wirbelsäule und des Beckens aufwiesen, waren allein 40 Frauen (Albright, Smith und Richardson, 1941). Patientinnen, die älter als 65 Jahre waren, fanden bei dieser Statistik keine

Berücksichtigung. Unter den 40 weiblichen Patienten waren 10, bei denen die Menopause künstlich (durch Ovariektomie bzw. Röntgenkastration) herbeigeführt worden war. Die ersten klinischen Symptome traten bei dieser Gruppe nach 13,4 Jahren, bei den übrigen Patientinnen (3 Frauen wurden wegen gleichzeitig bestehender Thyreotoxikose nicht berücksichtigt) nach $9^1/_2$ Jahren auf. ALBRIGHT und seine Mitarbeiter sprechen in diesen Fällen von postmenopausischer (klimakterischer) Osteoporose und verstehen darunter eine durch den Mangel an Follikelhormon hervorgerufene Skeletentkalkung, bei der Serumcalcium, -phosphor sowie die alkalische Serumphosphatase im Normbereich liegen, wobei allerdings eine gewisse Tendenz zur Erhöhung des Serumphosphors besteht (REIFENSTEIN, KINSELL, ALBRIGHT, 1946). Die erwähnten tierexperimentellen Ergebnisse und die Häufung osteoporotischer Skeletveränderungen bei klimakterischen Frauen waren für ALBRIGHT und seine Mitarbeiter der Anlaß, die Wirkung des Follikelhormons bei dieser postmenopausischen Osteoporose zu studieren, wobei sie in erster Linie das Verhalten des Calcium-, Phosphor- und Eiweißstoffwechsels in Bilanzversuchen prüften. Diese Untersuchungen hatten folgendes Ergebnis:

Oestrogene (als Oestradiolbenzoat und Diäthylstilboestrol) verringerten jedes Mal die Calcium- und Phosphorausscheidung im Stuhl und Urin. Die Wirkung trat bereits nach 6 Tagen ein, erreichte ihr Maximum innerhalb von 30 Tagen und hielt nach Absetzen des Hormons 30—50 Tage an. Dabei verhielten sich die synthetischen Oestrogene (Stilboestrol) genau so wie das natürliche Follikelhormon. Die erforderlichen Dosen beim Oestradiolbenzoat betrugen

1,66 mg täglich bzw.

3,32 mg jeden 3. Tag bei intramuskulärer Injektion.

Vom Diäthylstilboestrol waren 1—15 mg täglich bei peroraler Medikation erforderlich, um den gleichen Effekt auszulösen.

Unter der Follikelhormonzufuhr sank der vorher etwas erhöhte Serumphosphorspiegel (für die postmenopausische Osteoporose besonders typisch) zur Norm, die alkalische Serumphosphatase dagegen zeigte keine Veränderungen. Die Stickstoffausscheidung im Harn ging ebenso wie Calcium- und Phosphorausscheidung deutlich zurück.

Androgene (benutzt wurden Testosteronpropionat und Methyl-Testosteron) üben die gleiche Wirkung auf den Calcium- und Phosphorstoffwechsel, Serumphosphor und die alkalische Serumphosphatase wie das Follikelhormon aus. Besonders eindrucksvoll war der Effekt der Androgene auf die Stickstoffretention, er war wesentlich ausgeprägter als bei den Oestrogenen. Die benutzten Dosen betrugen:

für Testosteronpropionat 25—50 mg täglich intramuskulär,

für Methyl-Testosteron 40—100 mg täglich (peroral).

Das sind ungewöhnlich große Mengen. Dabei schien das Methyl-Testosteron von gleicher Wirkung wie das Testosteronpropionat zu sein.

Progesteron hatte auf die Calcium-, Phosphor- und Stickstoffbilanzen in der angewendeten Dosis (10—100 mg täglich) keinen Effekt, auch nicht in Kombination mit oestrogenen Hormonen.

Sehr bemerkenswert ist die Feststellung der Autoren, daß die kombinierte Verabreichung von männlichem und weiblichem Sexualhormon zu einer wesentlich stärkeren Calciumretention führt, als wenn man Androgene bzw. Oestrogene allein anwendet. Interessanterweise waren die gleichen Stoffwechselveränderungen auch bei der senilen sowie bei der Cushing-Osteoporose festzustellen.

Die genannten amerikanischen Autoren zogen aus ihren klinischen Beobachtungen und den Stoffwechselstudien bei den verschiedenen Osteoporoseformen den Schluß, daß die Knochenbildung auch beim Menschen durch die Sexualhormone im positiven Sinne beeinflußt wird. Dabei liegt der Angriffspunkt nach ihrer Ansicht direkt bei den Osteoblasten, die durch die Sexualhormone in ihrer Aktivität gefördert werden, während die metabolischen Antagonisten derselben, die Albright als S-Hormone bezeichnet (z. B. das Cortison), die Osteoblastenaktivität herabsetzen. Nach Albrights Vorstellung besteht bei gesunden geschlechtsreifen Männern und Frauen zwischen den N-[1]) und S-Hormonen ein physiologisches Gleichgewicht, das mit Eintritt der Menopause bei der Frau durch das Erlöschen der Eierstockstätigkeit erheblich gestört wird. Es kommt zu einem Überwiegen der S-Hormonproduktion, was eine Hemmung der Osteoblastentätigkeit zur Folge haben soll. Ähnliche Verschiebungen des hormonalen Gleichgewichtes zwischen N- und S-Hormonbildung sollen auch bei Männern eintreten, jedoch wesentlich später als bei der Frau, was nach Albright die Häufung der Osteoporosen bei den weiblichen Individuen erklären kann.

Nach der Albrightschen Theorie ist also die Entstehung der klimakterischen (wie auch der senilen und Cushing-)Osteoporose nicht etwa das Resultat eines gestörten Calcium- oder Phosphorstoffwechsels, sondern das Ergebnis einer gestörten Osteoblastenfunktion, die eine unzureichende Matrixbildung zur Folge hat. Da der Ossifikationsprozeß jedoch entscheidend an eine ausreichende Matrixbildung geknüpft ist, kann bei ungenügender Produktion nicht genügend Calcium und Phosphor eingelagert werden. Da der Knochen*abbau* indessen aber ständig weitergeht, kommt es zu einer kontinuierlichen Demineralisation des Skelets. Die beim Knochenabbau freiwerdenden Calcium- und Phosphorionen, welche beim Ossifikationsprozeß keine Verwendung mehr finden können, werden vermehrt im Harn und Stuhl der Patienten ausgeschieden.

Wenn die Albrightsche Konzeption von der überragenden Rolle des Oestrogenmangels für die Entstehung der postmenopausischen Osteoporose richtig wäre, so müßte man erwarten, daß nach dem Erlöschen der Ovarialfunktion — von einem bestimmten Zeitpunkt ab — bei jeder Frau eine Knochenatrophie auftritt, was zweifellos nicht immer zutrifft. Warum das so ist, bleibt vorläufig ungeklärt. Man könnte sich vorstellen, daß hierbei die sekretorische Aktivität der Nebennierenrinde in der Involutionsphase (vor allem hinsichtlich ihrer S-Hormonproduktion) eine maßgebliche Rolle spielt. Entsprechende Untersuchungen in dieser Richtung wären außerordentlich wünschenswert.

Als besonders fruchtbar hat sich die Albrightsche Konzeption über die Pathogenese der klimakterischen Osteoporose für die *Therapie* dieser Erkrankung erwiesen. Unter der Zufuhr von Follikelhormon kommt es innerhalb kurzer Zeit zu einer entscheidenden Besserung der z. T. erheblichen Knochenschmerzen. Das Körpergewicht der Patientinnen steigt an und auch das Gesamtbefinden bessert

---

[1] N-Hormone = "Nitrogen-hormones", worunter Albright die anabolen Steroide (Androgene) versteht.

sich wesentlich. Frakturen heilen rascher als ohne die Hormonzufuhr. Eine Rückbildung der Knochenatrophie im Röntgenbild konnten ALBRIGHT und seine
Schüler allerdings nicht beobachten. Daß es dabei aber tatsächlich zu einem
Anbau von Knochensubstanz kommt, zeigt die Beobachtung von SHERMAN (1948)
bei einer 58 jährigen Patientin mit einer ganz besonders schweren Osteoporose, wo
es bereits zu zahlreichen Spontanfrakturen gekommen war. Bioptische Kontrollen
des Knochens vor und während der Behandlung ergaben, daß es durch die Follikelhormontherapie zu einem ganz erheblichen Knochenanbau kam, wie es Abb. 1
demonstriert, die der Arbeit von SHERMAN entnommen wurde. Die Zufuhr von

Oestradiolbenzoat führte
bei dieser Patientin zu
einer Reduktion der Cal-
ciumausscheidung,   die
nach Absetzen der Hor-
montherapie sofort wieder
anstieg, bei gleichzeitiger
Verschlechterung   der
Krankheitserscheinungen.
Nach   Wiederaufnahme
der   Hormonbehandlung
sofortiger Rückgang der
Calciumausscheidung und
Besserung des subjektiven
Befindens. Bezüglich der
Calciumausscheidung bei
der klimakterischen Osteoporose ist noch nachzu-
tragen, daß diese nur im

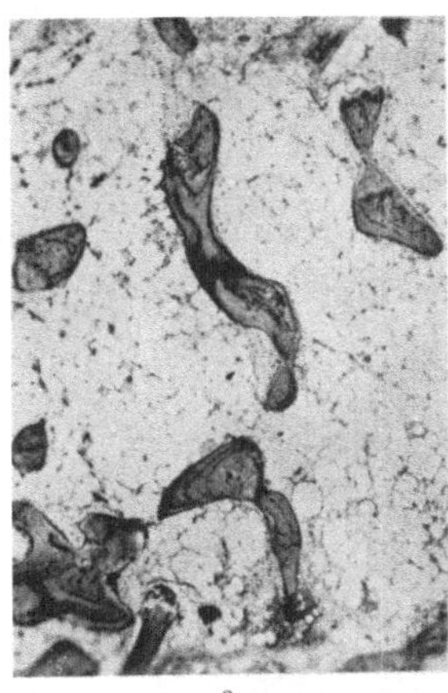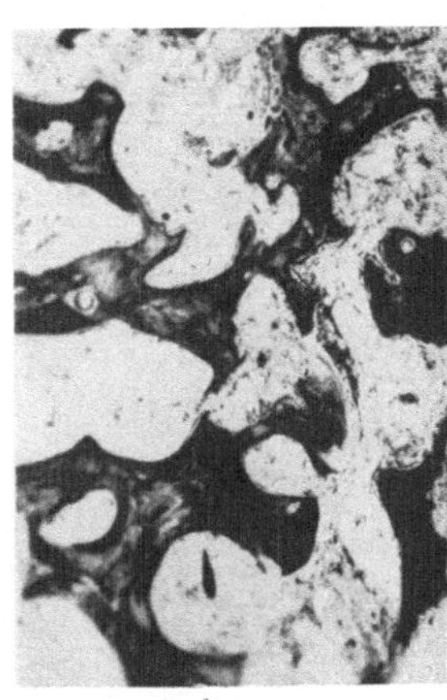

Abb. 1. Histologische Bilder des Schädelknochens einer 45 jährigen
Patientin mit hochgradiger Osteoporose des gesamten Skelets; a) vor
der Behandlung; b) nach der Follikelhormontherapie: erhebliche
Volumzunahme der Spongiosabálkchen [aus: SHERMAN, M. S.:
J. Bone Surg. **30**, 915 (1948)].

Beginn der Erkrankung erhöht ist. Mit zunehmender Entkalkung des Skelets
geht sie zurück, um sich in den Endstadien völlig zu normalisieren.

Unerwünschte Nebenwirkungen der Follikelhormontherapie sind die bei
älteren Frauen auftretenden Genitalblutungen. Man ist aus diesem Grunde in
letzter Zeit dazu übergegangen, dem Dienoestrol, das eine wesentlich geringere
Wirksamkeit auf die Uterusschleimhaut besitzt, bei der Therapie der klimakterischen Osteoporose den Vorzug zu geben.

Um der Gefahr einer cancerogenen Wirkung der Oestrogene bei langdauernder
Zufuhr zu entgehen, wird von der ALBRIGHTschen Klinik empfohlen, alle 4—6
Wochen eine Behandlungspause von etwa 7—14 Tagen einzulegen, sowie halb-
jährige Kontrollen des Vaginalsmears durchzuführen. Die zu erwartenden Vaginal-
blutungen müssen laufend registriert werden und jede Abweichung vom Cyclus
erfordert die sofortige Kontrolle durch den Gynäkologen.

Die ALBRIGHTsche Klinik verabfolgt zusätzlich zu den Follikelhormonen noch
Testosteron, im allgemeinen nur in den ersten 6—12 Behandlungswochen, und zwar
erhalten die Patientinnen entweder 10—20 mg Methyltestosteron täglich oder
10—25 mg Testosteronpropionat einmal wöchentlich intramuskulär. Mehr als
200 mg androgenes Hormon pro Monat werden von weiblichen Patienten wegen
der zu starken Virilisierungserscheinungen im allgemeinen schlecht vertragen.

7*

Eine zusätzliche Gabe von Calcium oder Vitamin D halten Albright und seine Mitarbeiter bei Anwendung der genannten Steroide nicht für nötig, sie ist jedoch nach den Andersonschen Untersuchungen bei Anwendung von Dienoestrol ganz zweckmäßig.

Unter den synthetischen Oestrogenen hat sich neben dem Stilboestrol auch das erwähnte Dienoestrol, dessen Wirkung auf den Calcium- und Phosphorstoffwechsel bei Patientinnen mit klimakterischer Osteoporose von Anderson (1949) studiert wurde, besonders bewährt. Interessanterweise werden aber die Stickstoffbilanzen durch das Dienoestrol überhaupt nicht beeinflußt, da sein anaboler Effekt gering ist. Eine positive Beeinflussung der Stickstoffbilanzen läßt sich ohne weiteres durch eine Kombination von Dienoestrol mit Testosteron erreichen. —

Nachdem erst einmal die Bedeutung des Follikelhormons für die Entstehung der klimakterischen Osteoporose erkannt war, schien es naheliegend, Untersuchungen darüber anzustellen, ob ein Ausfall der Keimdrüsenhormone beim Mann zu ähnlichen Skeletveränderungen wie bei der klimakterischen Frau führen kann. Prüft man das diesbezügliche Schrifttum, so fehlen eigentlich bis

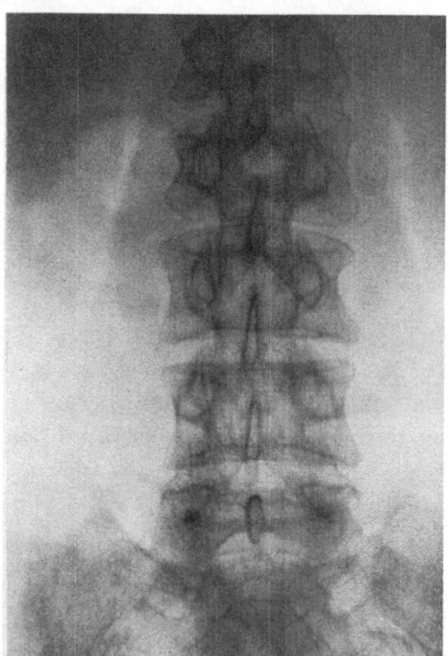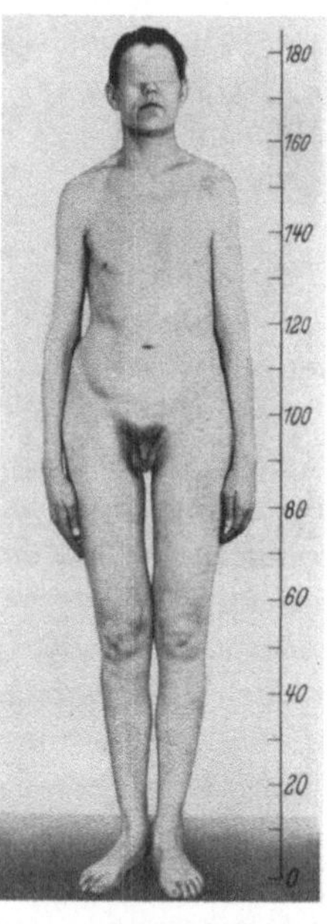

Abb. 2. Röntgenaufnahme der Lendenwirbelsäule eines 44jährigen Eunuchoiden (G. Bi.) mit doppelseitiger Testikelaplasie. Hochgradige Osteoporose sämtlicher Wirbelkörper und der benachbarten Beckenteile.

heute (von Einzelbeobachtungen wie der von Labhart und Courvoisier, 1950, abgesehen) Untersuchungen in der bezeichneten Richtung. Wir haben daher seit 1951 systematisch Röntgenuntersuchungen des Skelets bei einer größeren Zahl von Männern durchgeführt, wo beide Hoden fehlten (Kastraten) oder die Testikel zumindest hochgradig atrophisch waren und man sicher sein konnte, daß diese zu wenig Testosteron produzierten. Dabei fanden wir in einem überraschend hohen Prozentsatz der Fälle z. T. sehr ausgedehnte Skeletentkalkungen.

Die Abb. 2 zeigt die Lendenwirbelsäule eines 44 jährigen Mannes (G. Bi.) mit doppelseitiger Hodenfibrose und typischen eunuchoiden Symptomen, wo es zu einer hochgradigen Entkalkung nicht nur sämtlicher Wirbelkörper, sondern auch der übrigen Knochen gekommen war. Subjektiv klagte der Mann seit Jahren über ständige Rückenschmerzen, die vergeblich antirheumatisch behandelt wurden. Der Calciumgehalt des Serums betrug in diesem Fall 8,7 mg-%, war also geringfügig erniedrigt, der Phosphorgehalt lag bei 3,75 mg-%. Der Magensaft des Patienten war normacide, sämtliche Leberfunktionsproben fielen negativ aus. Die histologische Untersuchung eines dem Beckenkamm entnommenen Knochenstückes ergab eine deutliche Atrophie.

Der folgende Fall ist ein weiteres typisches Beispiel einer „*Androgenmangel-Osteoporose*" und vor allen Dingen wegen der sekundären Wirbelkörperveränderungen im Bereich der Brustwirbelsäule beachtenswert. Es handelt sich um einen 42 jährigen Eunuchoiden mit doppelseitiger Testikelaplasie (E. Ga.), bei dem die

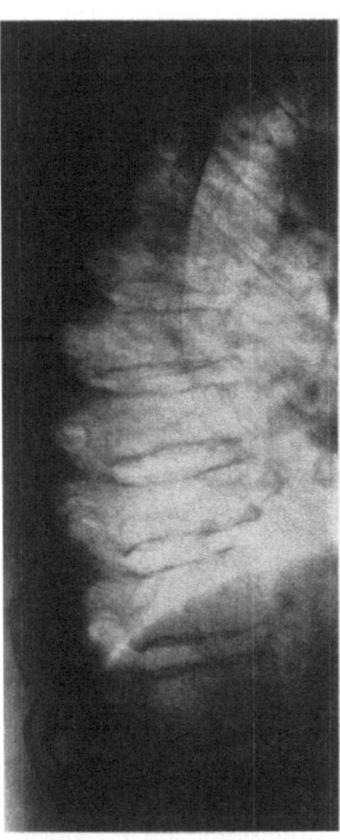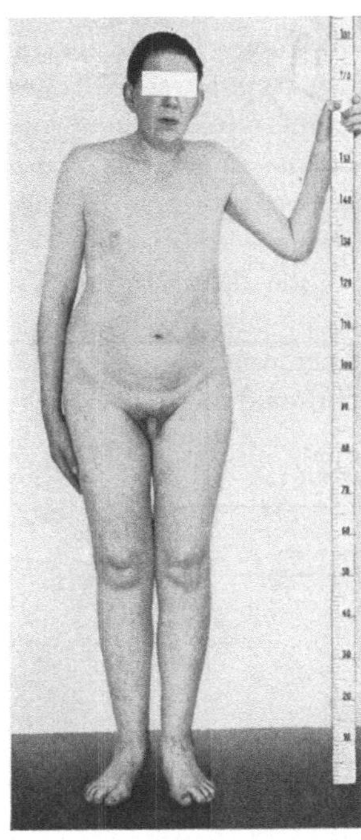

Abb. 3. Röntgenaufnahme der Brustwirbelsäule eines 45 jährigen Eunuchoiden (E. Ga.) mit doppelseitiger Hodenfibrose. Außer der Osteoporose sieht man eine Verschmälerung sowie keilförmige Deformierungen der Brustwirbelkörper, was zur Kyphosebildung im Brustwirbelsäulenbereich geführt hat. Vergleiche hierzu auch Abb. 5b.

bestehende Skeletentkalkung zur Platt- und Keilwirbelbildung und gleichzeitig zu einer schweren Kyphose der Brustwirbelsäule geführt hatte (Abb. 3)[1]. Es bestanden weder eine Achylie noch sonstige gastrointestinale Störungen, auf die man die bestehende Osteoporose hätte zurückführen können (vgl. hierzu SCHRADER, 1953).

---

[1] Schon 1933 hatte WAGENSEIL auf das gehäufte Vorkommen von Kyphosen bei Eunuchen hingewiesen, ohne die Ursache im einzelnen zu erörtern.

Das Ergebnis der Knochenbiopsie zeigt Abb. 5 b. Man erkennt eine Atrophie der Spongiosabälkchen, aber keine osteoiden Säume, und gleichzeitig eine erhebliche Erweiterung der Markräume. Der untersuchte Knochen bietet das Bild der reinen Knochenatrophie und keine histologischen Hinweise für eine osteomalacische Komponente[1].

Inzwischen konnten 44 Patienten mit doppelseitiger Hodenatrophie sowie 3 Kastraten, also insgesamt 47 Patienten, auf das Vorliegen einer Osteoporose untersucht werden. Diese lassen sich in 2 Gruppen einteilen, und zwar umfaßt

Gruppe I: 10 Patienten, bei denen *keine* Anhaltspunkte für das Vorliegen einer inkretorischen Insuffizienz der atrophischen Testikel bestanden, und

Gruppe II: 37 Patienten, wo *eindeutige klinische Zeichen des Androgenmangels* vorlagen.

Die exakte Objektivierung eines bestehenden Testosterondefizits erfordert eine genaue Berücksichtigung aller dafür in Betracht kommenden klinischen Kriterien, auf die wir an anderer Stelle ausführlich eingegangen sind (Nowakowski, 1954). Der Nachweis der Hodenatrophie allein genügt *nicht* für die Diagnose einer inkretorischen Hodeninsuffizienz, da die Keimdrüsen genau so wie andere endokrine Organe (z. B. Hypophyse, Nebennierenrinde) schon sehr weitgehend destruiert sein müssen, ehe ihre Hormonproduktion erlischt. Es zeigte sich nun, daß *Knochenatrophien nur in Gruppe II* zu finden waren, also dort, *wo eindeutige hormonale Ausfallserscheinungen von seiten der Testikel vorlagen,* wie wir das schon in einer vorangegangenen Mitteilung (zusammen mit Gadermann, 1952) hervorgehoben hatten. Schon damals fiel uns auf, daß nicht alle Patienten mit eindeutigen Zeichen einer hormonalen Hodeninsuffizienz eine Osteoporose aufwiesen. Sehr aufschlußreich war deshalb die Gruppierung der untersuchten Fälle (der Gruppe II) nach ihrem Alter, die aus nebenstehender tabellarischer Übersicht hervorgeht.

Daraus erkennt man, daß *Knochenatrophien nur bei älteren Jahrgängen* zu finden waren, während sie bei den jüngeren Patienten fehlten. 3 Kranke (im Alter von 40—45 Jahren) ohne Osteoporose sind gesondert aufgeführt, da bei ihnen die Kastration bzw. die Hodenatrophie erst relativ kurze Zeit (nicht länger als 5 Jahre) bestand. Aus der Tabelle geht meines Erachtens klar hervor, daß zum Androgenmangel noch ein weiterer Faktor hinzukommen muß, damit die Knochenatrophie sich ausbilden kann und das ist die Dauer des bestehenden Androgendefizits. Auch bei völligem Fehlen oder totaler Fibrose beider Testikel (also bei Vorliegen besonders extremer Androgenmangelerscheinungen) müssen Jahre vergehen, ehe im Röntgenbild die Osteoporose sichtbar wird. Je geringer das hormonale Defizit und je kürzer die Dauer desselben, um so weniger können osteoporotische Skeletveränderungen erwartet werden. Vor dem 35. Lebensjahr wird man deshalb bei Eunuchen

Tabelle 1.

Alter	Zahl der Pat. *mit* Osteoporosen	Zahl der Pat.*ohne* Osteoporosen	
11—20		4	
21—30		7	
31—35	1	3	
36—40	4	1	
41—50	8		3
51—60	5		
61—70	1		
	19	15 + 3 = 18	

[1] Herrn Prof. Dr. Krauspe, Direktor des Pathologischen Universitäts-Instituts in Hamburg-Eppendorf, bin ich für die Beurteilung der Knochenpräparate wie auch für die Herstellung der Mikrophotographien zu besonderem Dank verpflichtet.

nach unseren Erfahrungen eine im Röntgenbild faßbare Osteoporose kaum feststellen. Die Tatsache als solche ist leicht erklärbar, wenn man bedenkt, daß es sich bei dem Knochen um ein sehr träge reagierendes Gewebe handelt, wo der Demineralisationsprozeß nur sehr langsam abläuft und andererseits einen ziemlich hohen Grad erreicht haben muß, um im Röntgenbild sichtbar zu werden. Aus dem gleichen Grunde sind rasche Rückbildungen bestehender atrophischer Knochenveränderungen im Röntgenbild unter einer Hormonbehandlung kaum zu erwarten, da es auch hierbei Jahre dauern dürfte, ehe röntgenologisch faßbare Rückbildungserscheinungen auftreten. Besseren Aufschluß über den therapeutischen Effekt einer Hormonbehandlung könnte vielleicht die histologische Kontrolle des Knochens vermitteln, die ja relativ leicht durchführbar ist.

Ich habe bei 2 eunuchoiden Männern mit schwerster Osteoporose, die über 2 Jahre lang intensiv mit Testosteron bzw. mit placentären Gonadotropinen behandelt worden waren, in $^1/_2$—1 jährigen Abständen Röntgenkontrollen des Skelets durchführen lassen und konnte nach 2 Jahren der Therapie im Röntgenbild noch *keine* wesentlichen Rückbildungserscheinungen erkennen, obwohl in dieser Zeit die sexuelle Entwicklung dieser Männer einen nahezu altersentsprechenden Entwicklungsstand erreicht hatte.

Bei den untersuchten Patienten mit Androgenmangelosteoporosen bestanden keine irgendwie gearteten Störungen im Bereich des Magen-Darm-Traktes, aus denen auf eine alimentäre Ursache oder Resorptionsstörungen irgendwelcher Art als Grund für die Entstehung der Osteopathie geschlossen werden konnte. Die Blutcalcium- und Phosphorwerte lagen ebenso wie die alkalische Serumphosphatase im Normbereich und soweit bioptische Kontrollen des Knochens durchgeführt werden konnten, zeigte sich stets das *Bild der reinen Knochenatrophie.* An der hormonalen Genese der beschriebenen Osteoporosen kann kaum ein Zweifel bestehen. Ob der Androgenmangel dabei die alleinige Ursache ist, oder ob bei der Entstehung der Knochenatrophien die Nebennierenrinde noch mit im Spiel ist, bleibt vorläufig ungeklärt, weil zu wenig über die Art und Weise der Reaktion der Nebennieren auf den Ausfall der testiculären Androgenbildung bekannt ist. Weitere Untersuchungen in dieser Richtung, wie sie bereits von MAASSEN (1953) angebahnt wurden, erscheinen wünschenswert.

Bisher war nur von den Folgeerscheinungen des Mangels an Sexualhormonen die Rede. Die Annahme ist naheliegend, daß eine gesteigerte endogene Sekretion solcher Hormone, wie sie z. B. beim kongenitalen adrenogenitalen Syndrom besteht, zu genau den entgegengesetzten Veränderungen am Knochensystem wie beim Eunuchoidismus bzw. bei der klimakterischen Osteoporose, d. h. also zu einer besonderen Verdichtung der Knochenstruktur, führen muß. Ließe sich solches erweisen, so würde das eine wesentliche Stütze für die Richtigkeit der eben entwickelten Anschauungen über die Pathogenese der Steroidmangelosteoporosen, zu denen wir die klimakterische und die Androgenmangelosteoporose rechnen, darstellen. Hierauf gerichtete Untersuchungen existieren bis heute nicht. In Frage kommen dafür nur Patienten, bei denen seit früher Jugend eine gesteigerte Sexualhormonproduktion besteht und die das Erwachsenenalter erreicht haben, da man erst dann sichtbare Veränderungen am Skeletsystem in der angedeuteten Richtung erwarten kann. Wir verfügen über 2 Fälle von kongenitalem adrenogenitalem Syndrom, und zwar wie folgt:

1. eine 29 jährige Patientin (I. H.) mit extremsten Virilisierungserscheinungen infolge kongenitaler Nebennierenrindenhyperplasie (ausführliche klinische Daten dieses Falles s. bei Püschel und Nowakowski, 1954, vgl. hierzu Abb. 8) und

2. einen 25 jährigen Mann (G. K.) mit echtem Hypervirilismus infolge gesteigerter Androgenbildung von seiten der hyperplastischen Nebennieren (weitere klinische Daten s. Nowakowski und Püschel, 1952). In beiden Fällen lag eine gesteigerte Ausscheidung von 17 Ketosteroiden im Harn vor, sie betrug bei der Patientin I. H. bis zu 135 mg pro Tag, bei dem Manne etwa 40 mg pro Tag.

Zur Feststellung einer besonderen Dichte der Knochenstruktur sind zwei Verfahren möglich:

a) die vergleichende Röntgenaufnahme und

b) die histologische Untersuchung eines dem Beckenkamm entnommenen Knochenstückes.

Bei der 29 jährigen Patientin mit hormonalem Virilismus wurden beide Wege beschritten. Einer Anregung von Herrn Professor Prévôt, Hamburg, folgend, wurde die Röntgenuntersuchung des Skelets in der Weise durchgeführt, daß man

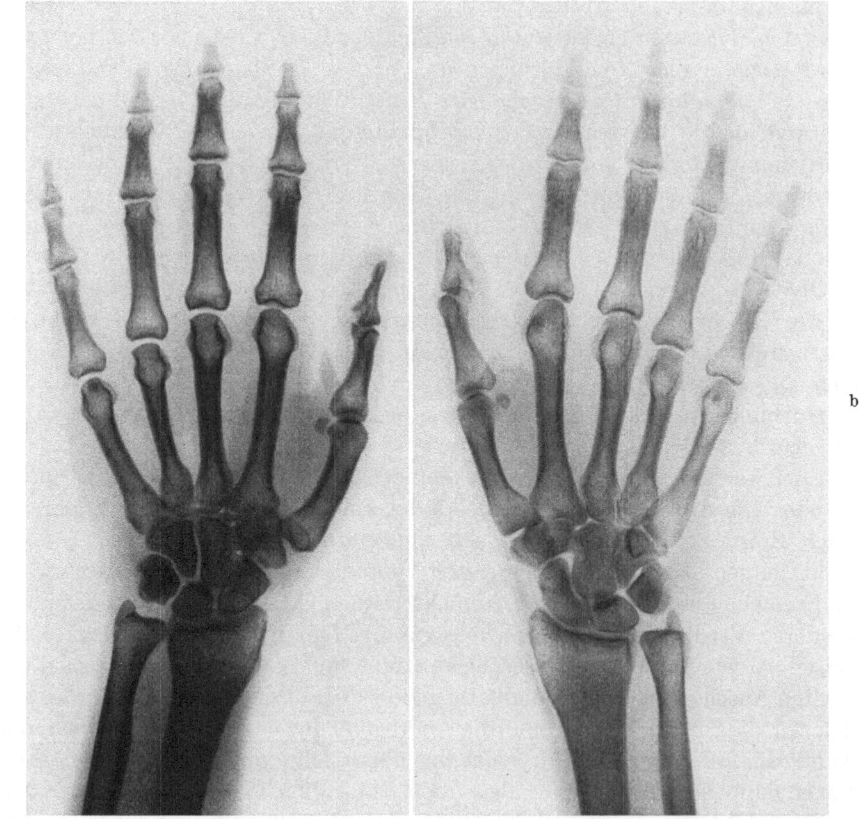

Abb. 4. Vergleichende Röntgenaufnahmen von 2 Handskeleten. Das eine (a) ist von einer 29 jährigen Patientin mit kongenitalem adrenogenitalem Syndrom (s. Abb. 8), das andere (b) von einer gleichaltrigen, gesunden Frau. Beide Aufnahmen wurden gleichzeitig auf *einem* Röntgenfilm angefertigt. Die geringere Strahlendurchlässigkeit der Knochen des Pseudohermaphroditen kommt durch die Verbreiterung und Strukturverdichtung der Corticalis und die Vergröberung der Spongiosastruktur (besonders deutlich im Bereich der Handwurzelknochen und der Basen der Metacarpalia) zustande.

auf einen Röntgenfilm gleichzeitig korrespondierende Skeletabschnitte der Patientin und einer gesunden gleichaltrigen Versuchsperson aufnahm, um auf diese Weise möglichst objektive Vergleichsmaßstäbe hinsichtlich der Strahlendurchlässigkeit der Knochen zu erlangen.

Abb. 4a zeigt die Röntgenaufnahme der linken Hand der Patientin und zum Vergleich die Extremität der gesunden gleichaltrigen Versuchsperson (Abb. 4b). Auffällig ist eine wesentlich geringere Strahlendurchlässigkeit der Knochen beim kongenitalen adrenogenitalen Syndrom (AGS), insbesondere beim Vergleich mit der Normalperson, außerdem eine Verbreiterung und Strukturverdichtung der Corticalis von Radius, Ulna und insbesondere der Mittelhandknochen. Die Verbreiterung der Corticalis war nicht nur an den oberen Extremitäten, sondern auch an den Unterschenkeln (bei gleichzeitiger Verkürzung derselben infolge des prämaturen Wachstumsstillstandes im 12. Lebensjahr) erkennbar. Beim Vergleich der Beckenknochen fiel ebenfalls eine stärkere Betonung der Corticalis der Darmbeinschaufeln und des Sitzbeines auf. Dabei war der Schenkelhals beim adrenogenitalen Syndrom kürzer und der Femurkopf kleiner und nicht ganz so kugelig wie bei der Vergleichsperson. Im Bereich der Halswirbelsäule fielen deformierende Veränderungen am 5. und 6. Halswirbelkörper auf, deren Struktur ebenso wie die der übrigen Wirbel und der Dornfortsätze besonders dicht erschien. Die gleichen Knochenveränderungen waren bei dem 25jährigen Mann mit kongenitalem adrenogenitalem Syndrom nachzuweisen, wenn auch nicht in dem Ausmaß wie bei der Patientin, was bei dem Manne mit der etwas geringeren Androgenausscheidung zusammenhängen mag.

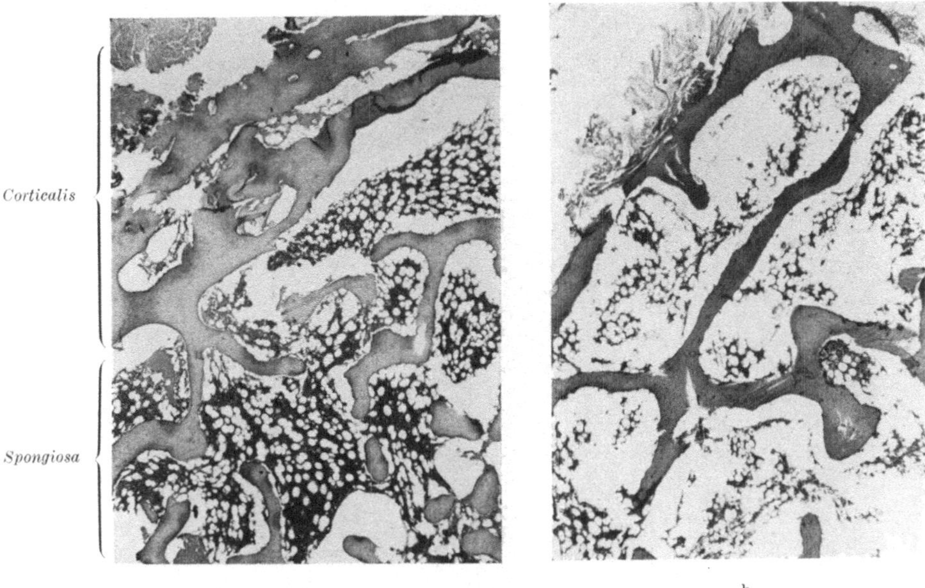

Abb. 5. a) Probeexcision aus dem Beckenkamm einer 29jährigen Patientin mit kongenitalem adrenogenitalem Syndrom (s. Abb. 8): Verbreiterte Corticalis und dichte Spongiosastruktur. Die Röntgenaufnahme in Abb. 4a stammt von der gleichen Patientin. b) Zum Vergleich ein aus dem Beckenkamm eines 45jährigen Eunuchoiden (E. Ga.) gewonnenes Knochenstück, der eine schwere Androgenmangelosteoporose aufwies (vgl. hierzu Abb. 3): sehr dünne Corticalis, zarte Knochenbälkchen, erhebliche Erweiterung der Markräume.

Auf Grund der durchgeführten Röntgenuntersuchungen ist es überaus wahrscheinlich, daß eine länger dauernde Einwirkung großer Androgenmengen, wie sie beim adrenogenitalen Syndrom besteht, zu erheblichen Veränderungen der Knochenstruktur im Sinne einer generalisierten Osteosklerose (allerdings mäßigen Grades) führt, die gewissermaßen das Spiegelbild der Knochenveränderungen bei unzureichender Androgenbildung sind.

Es wäre aufschlußreich, bei noch älteren Patienten mit kongenitalem adrenogenitalem Syndrom Skeletuntersuchungen durchzuführen, da zu erwarten ist, daß dort die Knochenveränderungen noch ausgeprägter sind.

Bei der 29 jährigen Patientin war es möglich, eine Beckenkammbiopsie durchzuführen Die Verdickung der Compacta und der Spongiosabälkchen ist dabei der markanteste Befund (s. Abb. 5a), den wir auf eine gesteigerte Knochenneubildung zurückführen möchten.

Die beschriebenen Knochenveränderungen sind aber nicht der einzige pathologische Befund bei gesteigerter Androgenproduktion. Betrachtet man sich die knorpeligen Anteile des Skeletsystems bei Patienten mit adrenogenitalem Syndrom, so fallen auch hier eine Reihe von Besonderheiten auf.

Es ist schon länger bekannt, und von Prader und Maassen (1953) erst kürzlich wieder herausgestellt worden, daß Kinder mit kongenitalem adrenogenitalem Syndrom frühzeitig Verkalkungen der Rippenknorpel aufweisen. Mit zunehmendem Alter werden diese Veränderungen immer ausgeprägter. Abb. 6 zeigt den knöchernen Thorax des erwähnten 25 jährigen Patienten G. K. mit kongenitalem

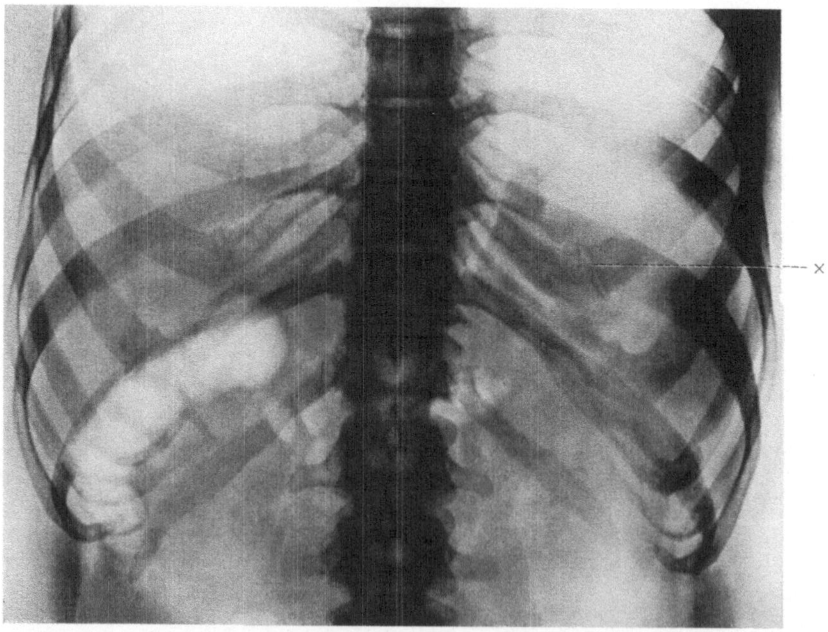

Abb. 6. Knöcherner Thorax eines 25 jährigen Mannes mit kongenitalem adrenogenitalem Syndrom infolge Nebennierenrindenhyperplasie [s. Nowakowski, H., u. L. Püschel: Acta endocrinol. (Copenh.) **11**, 320 (1952)]. Hochgradige Verkalkung sämtlicher Rippenknorpel. An mehreren Stellen Spaltbildungen innerhalb der verkalkten Rippenknorpel (×).

adrenogenitalem Syndrom, wo bereits sämtliche Rippenknorpel verkalkt sind. Darüber hinaus sieht man innerhalb der verkalkten Rippenteile an verschiedenen Stellen Spaltbildungen gelenkähnlicher Art, die Folgeerscheinungen einer durch die Verkalkung des Knorpels behinderten Thoraxbeweglichkeit sein dürften und

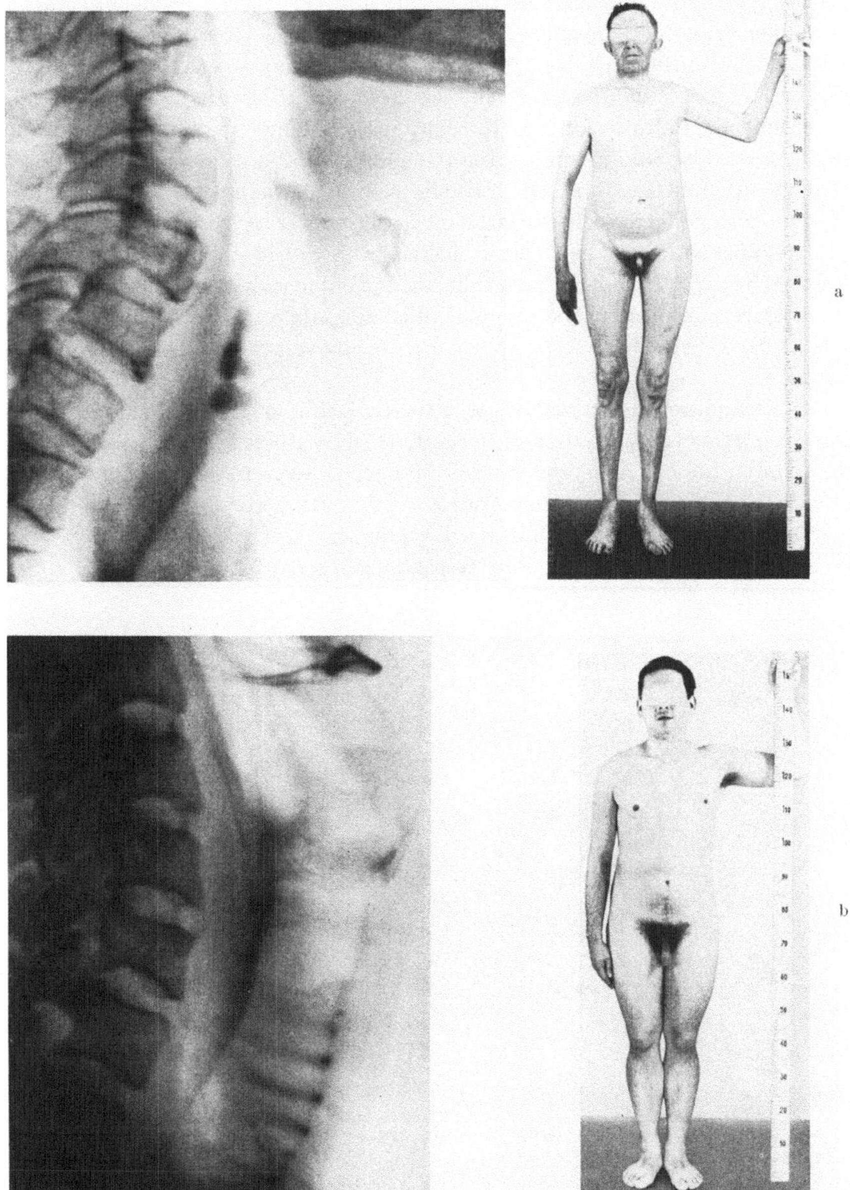

Abb. 7. a) Seitliche Röntgenaufnahme der Halswirbelsäule und des Kehlkopfes eines 52jährigen Eunuchoiden (K. Schn.; Anorchie?). Erhebliche Retardation der Kehlkopfverknöcherung, Verkalkungszonen nur in den hinteren Abschnitten des Schild- und Ringknorpels. Hochgradige Osteoporose der Halswirbelkörper. b) Seitliche Röntgenaufnahme der Halswirbelsäule und des Kehlkopfes eines 25jährigen Mannes mit kongenitalem adreno-genitalem Syndrom (vgl. auch Abb. 6). Ausgedehnte Verkalkung des Schild- und Ringknorpels sowie der Trachealringe. Besonders dichte Knochenstruktur der Halswirbelkörper.

anscheinend völlig symptomlos entstehen, da von dem Patienten keine diesbezüglichen Beschwerden angegeben wurden. Die gleichen Veränderungen an den
Rippenknorpeln waren auch bei der 29jährigen Patientin I. H. (s. Abb. 8)
nachweisbar.

Zu den knorpeligen Skeletteilen rechnet auch der Kehlkopf, dessen physiologischer Verknöcherungsprozeß vom Alter und Geschlecht beeinflußt wird. Es
steht außer Frage, daß die androgenen Hormone auf den Ossifikationsprozeß einen
bedeutenden Einfluß ausüben (Püschel und Nowakowski, 1954). Untersucht
man die Kehlköpfe eunuchoider Männer, dann findet man eigentlich regelmäßig
eine erhebliche Retardation der Kehlkopfentwicklung, wie das auf Abb. 7a zu
erkennen ist. Das Röntgenbild stammt von einem 52jährigen Mann, bei dem die
Pubertät ausgeblieben war. Die seitliche Röntgenaufnahme der Halsregion läßt
nur ganz geringe Verknöcherungszonen in den hinteren Abschnitten des Schild-
und Ringknorpels erkennen. Eine gesteigerte Androgenbildung, wie sie beim
adrenogenitalen Syndrom vorliegt, führt zu den entgegengesetzten Veränderungen,
d. h. also zur prämaturen und ungewöhnlich ausgedehnten Ossifikation des Kehlkopfskelets. Dies geht aus Abb. 7b hervor, die von dem 25jährigen Patienten G.K.
stammt.

Der Verknöcherungsprozeß am weiblichen Kehlkopf zeichnet sich durch zwei
besondere Merkmale aus: einmal verläuft er wesentlich langsamer und erreicht
zum anderen nie die Ausmaße wie bei Männern. Kommt es nun bei weiblichen
Individuen zu einer gesteigerten Androgenproduktion vor dem Pubertätsbeginn,
so wandelt sich das Kehlkopfgerüst völlig zu einem männlichen Typ um,
wie aus Abb. 8 ersichtlich. Die Kehlkopfröntgenaufnahme stammt von der

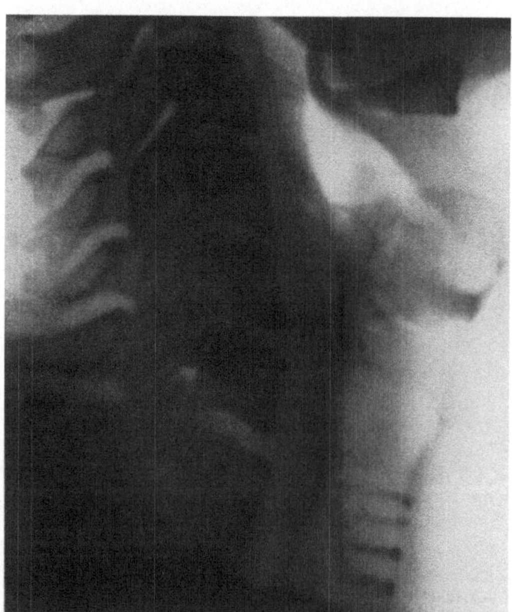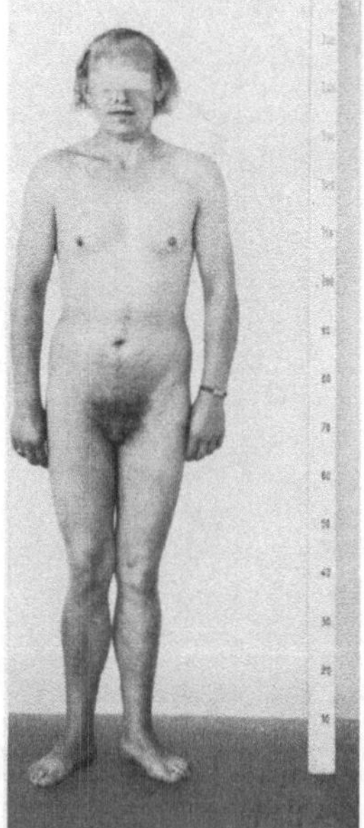

Abb. 8. Röntgenbild der Halswirbelsäule und des Kehlkopfes von einer 29jährigen Patientin mit kongenitalem
adrenogenitalem Syndrom (Pseudohermaphroditismus fem.; vgl. Abb. 4a u. 5a). Nahezu vollständige Verknöcherung
sämtlicher Kehlkopfknorpel und Trachealringe. Die Knochenstruktur der Halswirbelkörper erscheint besonders
dicht und kompakt.

29 jährigen Pat. I. H., bei der die gesteigerte endogene Androgenbildung (infolge kongenitaler Nebennierenrindenhyperplasie) zu ungewöhnlichen Virilisierungserscheinungen geführt hatte. Die 17-Ketosteroidausscheidung lag zwischen 70—135 mg pro Tag. Sämtliche Kehlkopfknorpel wie auch Trachealringe sind verkalkt, ein Befund, wie man ihn normalerweise erst bei Männern vom 50. Lebensjahr ab findet.

Eine vergleichende Betrachtung der Kehlkopfröntgenbilder — auf denen gleichzeitig die Halswirbelsäule abgebildet ist — läßt noch mehr erkennen. Das Röntgenbild des 52 jährigen Eunuchoiden zeigt nämlich eine Osteoporose sämtlicher Halswirbelkörper mit erheblichen Eindellungen der Deckplatten. Diese Osteoporose war im gesamten Wirbelsäulenbereich nachweisbar. Demgegenüber erscheinen die Wirbelkörper auf Abb. 7 b (Patient G. K.) und Abb. 8 (Patientin I. H.) wesentlich kompakter und viel weniger strahlendurchlässig. Bei diesen beiden Patienten lag eine gesteigerte Androgenausscheidung im Harn vor.

Wir finden also beim Androgenmangel nebeneinander am knöchernen Skelet eine Osteoporose, am Knorpelgerüst des Kehlkopfes eine unzureichende Ossifikation, bei der gesteigerten Androgenbildung dagegen eine besondere Dichte der Knochenstruktur nebst prämaturer und ausgedehnter Verkalkung sämtlicher Kehlkopfknorpel. Daraus geht hervor, daß unter dem Einfluß der männlichen Sexualhormone sowohl der Knochen wie auch das Knorpelgewebe der Rippen und des Kehlkopfes gesetzmäßige Veränderungen erleiden, die bei Störungen der Hormonbildung zu sehr charakteristischen klinischen Erscheinungen führen. —

Fasse ich meine Ausführungen kurz zusammen, so verhält es sich nach dem derzeitigen Stand unserer Kenntnisse wohl so, daß die weiblichen wie auch die männlichen Sexualhormone auf Skeletentwicklung und Knochenumbau im Erwachsenenalter einen entscheidenden Einfluß ausüben und daß unter pathologischen Bedingungen sehr charakteristische Skeletveränderungen entstehen. Darüber hinaus hat sich ergeben, daß man mit Hilfe von Oestrogenen und Androgenen in der Lage ist, Störungen der Skeletentwicklung und des Knochenstoffwechsels therapeutisch nachhaltig zu beeinflussen. Das gilt in ganz besonderem Maße für die Steroidmangelosteoporosen, und zwar sowohl für die klimakterische wie für die von uns besonders herausgestellte Androgenmangelosteoporose. Da die *Altersosteoporosen* sich wahrscheinlich aus der gleichen Ursache, nämlich dem Mangel an Sexualhormonen, entwickeln, ist der Weg aufgezeigt, um auch hier günstige therapeutische Erfolge — ich denke dabei vor allem an die *Knochenheilung* bei den Frakturen — zu erzielen. Es dürfte an der Zeit sein, aus den neugewonnenen Erkenntnissen im weiteren Umfange als es bisher geschehen ist die notwendigen Konsequenzen zu ziehen. —

Es ist mir ein besonderes Bedürfnis, Herrn Prof. Dr. WOLLENBERG, Orthopädische Universitäts-Klinik, sowie Herrn Prof. Dr. PRÉVÔT, Direktor des Zentralen Röntgen-Instituts in Hamburg-Eppendorf, für die Beurteilung der Röntgenbilder und die zahlreichen Anregungen zu danken.

Literatur.

ALBRIGHT, F., P. H. SMITH and A. M. RICHARDSON: J. Amer. Med. Assoc. **116**, 2465 (1941).
— Ann. Int. Med. **27**, 861 (1947).
— Recent Progr. in Hormone Res. 1, 293 (1947).
— and E. C. REIFENSTEIN: The Parathyroid Glands and Metabolic Bone Disease. Selected Studies, Baltimore: Williams and Wilkins Comp. 1948.

Anderson, L. A.: Quart. J. Med. N. s. No. 73, 67 (1949).
Deamer, W. C.: Amer. J. Dis. Childr. 75, 850 (1948).
Evans, H.: Zit. n. Lichtwitz et al. 1951.
Gardner, W. U., and C. A. Pfeiffer: Physiol. Rev. 23, 139 (1943).
Györgi, P.: Handbuch der normalen und pathologischen Physiologie XVI/2, S. 1555. Berlin: Julius Springer 1931.
Labhart, A., and B. Courvoisier: Helvet. med. Acta 17, 475 (1950).
Lichtwitz, A., G. Thiery, R. Parlier et M. Delaville: La Semaine Hôp. 1951, No. 6.
Lisser, H., and G. S. Gordan: J. Clin. Endocrin. 10, 815 (1950).
Maassen, A. P.: Acta endocrinol. (Copenh.) 9, 291 (1952).
— Acta endocrinol. (Copenh.) 9, 135 (1952).
Nowakowski, H., u. E. Gadermann: Verh. dtsch. Ges. inn. Med. 58, 400 (1952).
— u. L. Püschel: Acta endocrinol. 11, 320 (1952).
— Klinik und Therapie der Hodeninsuffizienz in I. Symposion Dtsch. Ges. f. Endokrinologie. Heidelberg: Springer-Verlag 1955.
Prader, A., u. A. P. Maassen: Helvet. paediatr. Acta 8, 136 (1953).
Püschel, L., u. H. Nowakowski: Arch. Ohr- usw. Heilk. u. Z. Hals- usw. Heilk. 166, 255 (1954).
Reifenstein, E. C., L. W. Kinsell and F. Albright: Endocrinology (Springfield, Ill.) 39, 71 (1946).
— and F. Albright: J. Clin. Invest. 26, 24 (1947).
Schrader, W.: Dtsch. Arch. klin. Med. 200, 753 (1953).
Schüpbach, A.: Helvet. med. Acta 15, 537 (1948).
Sherman, M.: J. Bone Surg. 30, 915 (1948).
Snapper, J.: Rare Manifestations of Metabolic Bone Disease. Springfield (Ill.): Charles C. Thomas 1952.
Wagenseil, F.: Z. Morphol. 26, 264 (1927).

Aus der Universitäts-Kinderklinik Würzburg (Direktor: Prof. Dr. J. STRÖDER).

Die Wirkung der Sexualhormone auf das Skelet des Kindes.

Von

H. ZEISEL.

Mit 3 Textabbildungen.

Wachstum und Entwicklung des Kindes ermöglichen eine gute Beurteilung der Wirkungen von Sexualhormonen. In diesem Lebensabschnitt führt vorzeitige und gesteigerte Produktion von diesen Verbindungen — durch Hyperplasie oder Tumor des entsprechenden Organes bedingt — zu eindrucksvollen Zustandsbildern, bei denen vor allem der Einfluß dieser Stoffe auf die Skeletenwicklung und -reifung zur Darstellung kommt.

Ein 5 jähriges Mädchen mit einer kongenitalen Nebennierenrindenhyperplasie und Pseudohermaphroditismus femininus demonstriert sehr deutlich die Wirkungen der hier in großer Menge produzierten Androgene (Abb. 1). Im 24 Std.-Harn werden 50—70 mg neutrale 17-Ketosteroide ausgeschieden, die Corticoid sind nur leicht erhöht. Wenn bei diesem Zustand auch Oestrogene (MIGEON et al.) vermehrt nachweisbar sind, so ist das Erscheinungsbild durch die Androgenüberproduktion geprägt. Kräftige Muskulatur, Hypertrophie der Klitoris, deutliche Scham und Körperbehaarung, eine tiefe Stimme, Acne — sind Merkmale derselben. Im Verlauf des 4. Lebensjahres haben sich diese Erscheinungen eingestellt, und dabei trat auch ein starkes Längenwachstum des schon vorher über dem Altersdurchschnitt großen Kindes auf. Mit einer Größe von 140 cm hat das Mädchen ein Längenalter von $11^5/_{12}$ Jahren, das Gewicht von 40 kg entspricht dem eines $13^6/_{12}$ jährigen Mädchens. Das Knochenalter ist das jenige eines 12 jährigen Kindes, die Handwurzelknochen sind alle voll ausgeprägt. Die Knochen sind nicht nur lang, sondern auch dick, haben eine sehr dichte, engmaschige Spongiosastruktur. Der Schädel zeigt eine vorzeitige und sehr deutliche Entwicklung der Nebenhöhlen, Ver änderungen, auf welche vor allem SECKEL und CAFFEY hingewiesen haben. An den Rippenknorpeln ist es zu Verkalkungen gekommen. — Das Gebiß ist bereits ein Wechselgebiß, die beiden unteren mittleren Schneidezähne sind durchgebrochen. Das Zahnalter entspricht einem mindestens $6^3/_{12}$ jährigen Kinde (SCHOUR und MASSLER).

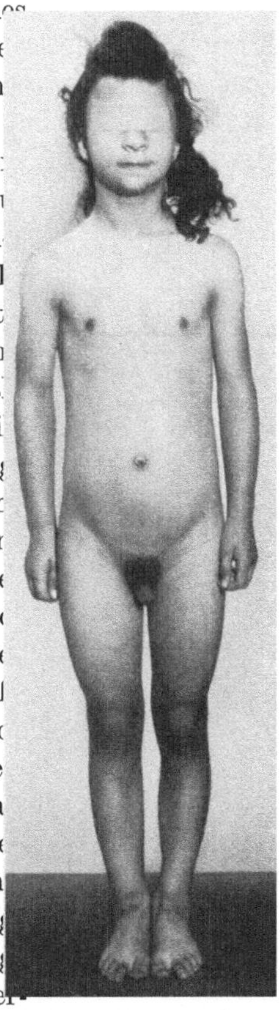

Abb. 1. Pseudoherm. fem. 5 Jahre.

Unter Cortisonbehandlung (75—50 mg täglich p. os) sind die 17-KS im Harn auf 20—10 mg abgefallen, die braune Hautfarbe hat sich aufgehellt, die Acne ist geschwunden. In dem einen Jahr der Cortisonbehandlung hat das Längenwachstum nurmehr 3 cm betragen.

Ein $2^{10}/_{12}$jähriger Junge zeigt seit dem 2. Lebensjahr Virilisierungserscheinungen, indem der Penis an Größe deutlich zunimmt, Scham- und Axillarbehaarung auftritt, eine Acne sich ausprägt. Außerdem kommt es zu einer starken Vermehrung des Fettpolsters, Striae distensae fehlen, der Blutchemismus ist nicht in Richtung eines Morbus Cushing verändert. Im Harn werden 20—25 mg 17-KS ausgeschieden, die Corticoide sind mit 1—2 mg/24 Std.-Harn auf gut das Doppelte bis Dreifache vermehrt. Die Körperlänge von 88 cm entspricht bei dem Jungen seinem chronologischen Alter, das Gewicht von 22 kg einem 7 jährigen Kinde. Veränderungen des Längen- und Knochenalters liegen nicht oder noch nicht vor. Sei es, daß die Zeit zur Manifestation der Wirkung am Skelet für die Androgene zu kurz war, oder Corticoide als „S-Hormon" (Albright) die volle Entfaltung am Skelet im Sinne eines Anabolismus hindern. Osteoporotische Veränderungen, bedingt durch letztere, sind am Knochen aber auch nicht nachweisbar.

Ein walnußgroßes Nebennierenrindenadenom rechts konnte mit Erfolg entfernt werden.

Etwas anders gelagert sind die Verhältnisse bei einem $5^6/_{12}$jährigen Mädchen mit einer isosexuellen Pubertas praecox von hypothalamisch-idiopathischem Typ (Abb. 2). Das Kind ist 127 cm groß (= $8^1/_2$ Jahre) und wiegt 26 kg (= $8^9/_{12}$ Jahre). Es sind deutliche Zeichen einer vermehrten Oestrogenproduktion vorhanden. Die Brüste sind entwickelt, die Labia minora sind vergrößert, die Vulva klafft. Das Mädchen zeigt runde Formen, das Fettpolster ist aber nicht zu stark ausgeprägt. Das Becken ist relativ breit. Die Schambehaarung ist angedeutet, die der Axilla fehlt. Im Harn werden 1,5 mg 17-KS ausgeschieden, ein für das chronologische Lebensalter normaler Wert. Eine Bestimmung der Oestrogene war aus äußeren Gründen leider nicht möglich. — Die Carpalia sind voll entwickelt, ein Knochenalter von 10—12 Jahren liegt vor. Der Knochen zeigt aber nicht die Dichte, wie beim oben dargestellten fast gleichaltrigen Probanden mit NNR-Hyperplasie. Der Schädel zeigt eine weite Sella, Stirn- und Keilbeinhöhle sind wenig ausgeprägt, das Mastoid ist großzellig pneumatisiert. Die Veränderungen sind hier weniger deutlich im Vergleich zu denen beim oben dargestellten Probanden. — Das Gebiß ist ein Wechselgebiß, die unteren Frontzähne sind bereits durchgebrochen. Das Zahnalter entspricht einem mindestens $6^3/_{12}$ Jahre alten Kinde. Es zeigt eine gewisse Verfrühung, doch ist diese lange nicht so deutlich wie bei den anderen somatischen Merkmalen. — Die Androgene werden im Harn in normaler Menge ausgeschieden, Zeichen einer besonderen biologischen Aktivität dieser Verbindungen fehlen bei dem Probanden. Die Oestrogene dürften

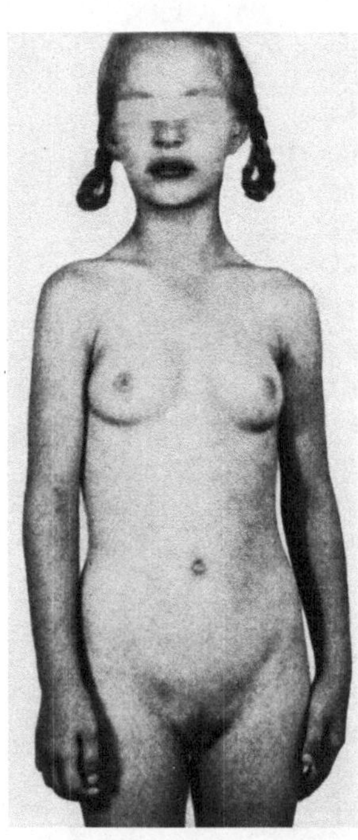

Abb. 2. Pub. praecox, hypothalamische, $5^6/_{12}$ J., Mädchen.

als Stimulans auch für die Knochenveränderungen in Frage kommen. ALBRIGHT nimmt eine Wirkung auf die Osteoblastentätigkeit an, z. T. auch auf den Stoffwechsel der Knochenerden.

Die Umformung des Kindes hatte im 3. Lebensjahr begonnen. — Bei der Nachuntersuchung im Alter von $6^7/_{12}$ Jahren hatte die Länge auf 136 cm zugenommen, das Gewicht war auf 32 kg angestiegen. Die Schambehaarung war deutlicher, eine Axillarbehaarung noch nicht vorhanden. Die Ausscheidung der 17-KS war auf 4 mg/24 Std.-Harn angestiegen. Im Alter von $6^3/_{12}$ Jahren trat die Menarche ein. 4 Monate später war erneut eine geringe Blutung zu verzeichnen. Das Mädchen ist debil. Für einen Tumor cerebri fehlt jeder Anhalt.

Bei beiden Mädchen werden in Abb. 3 die Veränderungen am Handskelet im Vergleich mit einem gleichaltrigen Kinde deutlich dargestellt.

Bei den Hormonuntersuchungen im Harn des Kindes fiel uns auf, daß große und kräftige Kinder höhere Werte an 17-KS eliminierten als gleichaltrige schmale

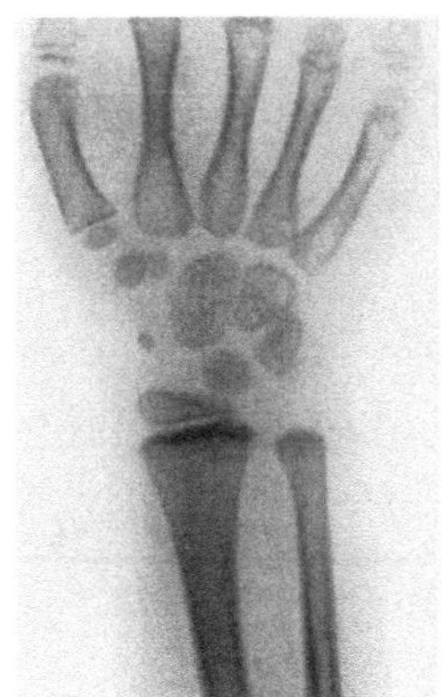
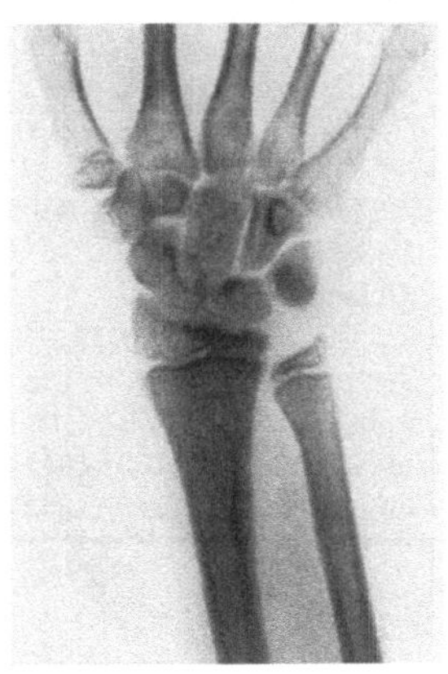
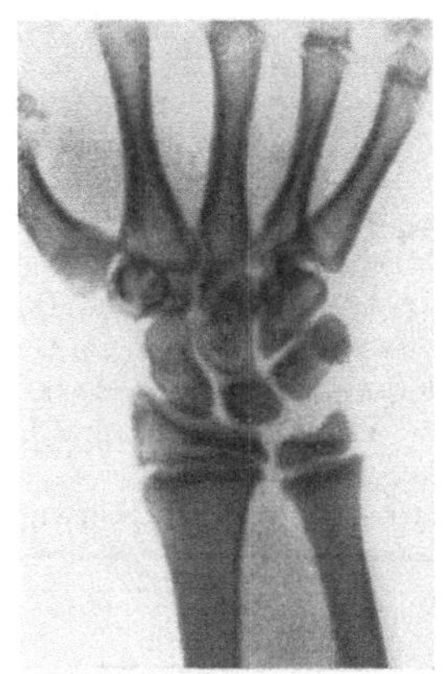

<table>
<tr><td>♀, 5 J., normal.</td><td>♀, 5⁶/₁₂ J., (Abb. 2).</td><td>♀, 5 J., (Abb. 1).</td></tr>
</table>

Abb. 3. Handwurzelknochen.

und zierliche Probanden. — Auf erhöhte Ausscheidung von 17-KS bei akzellerierten Jugendlichen hat vor allem SCHWENK hingewiesen. — Für uns war es von Interesse, entsprechende Untersuchungen bei einer Form der Präpubertätsfettsucht — der Adipositas-Gigantismus — vorzunehmen. Das Manifestationsalter dieses Zustandsbildes ist das 9.—10. Lebensjahr. Die Kinder sind groß, haben ein kräftiges Skelet und eine mehr oder minder starke Fettsucht. In der Familie sind große und fettleibige Leute vertreten. In der Pubertät, die bei den Mädchen etwas verfrüht, bei den Jungen leicht verspätet auftritt, pflegt ein gewisser Ausgleich des Habitus zu erfolgen, ohne daß die runden Formen aber ganz verschwinden. Auf Grund der bisherigen Untersuchungen zeigen diese Probanden eine leichte Erhöhung der 17-KS-Ausscheidung bei nicht eindeutig veränderter Corticoidausscheidung. Dieses Verhalten ist bei Knaben nicht mehr deutlich nach dem 12. Lebensjahr, wo diese Kinder durch die stark ansteigende 17-KS-Ausscheidung der Pubescierenden überflügelt werden. Dieser letztere Befund ist nicht mehr ausgeprägt bei Mädchen dieser Untersuchungsgruppe. Hier liegen die 17-KS auch nach dem 12. Lebensjahr zumindestens über dem Mittelwert der Altersgenossen. Das Material ist aber zu klein, um eine endgültige Beurteilung zu erlauben. Zu diesem Zeitpunkt kommen die Probanden nicht mehr in die Kinderklinik. — Die biologische Aktivität dieser leicht erhöht zur Ausscheidung kommenden Androgene dürfte aber eine andere sein, da Virilisierungserscheinungen zum Zeitpunkt der Ausprägung des Zustandsbildes (9.—10. Lebensjahr) vermißt werden, eher das Gegenteil anzutreffen ist. Oestrogene konnten leider nicht bestimmt werden. — Ein gewisser, temporärer Hyper- und Dyscortizismus dürfte hier vorliegen.

Daß auch etwas groteske Zustandsbilder anzutreffen sind, möge folgende Beobachtung zeigen:

Ein $10^4/_{12}$ jähriger Junge ist seit dem 2. Lebensjahr groß und fettleibig. Seit dem 9. Lebensjahr prägt sich eine Schambehaarung aus. Der Junge ist debil. Er ist 150 cm groß (= 14 Jahre) und wiegt 82 kg! Das Skelet ist kräftig, am meisten imponiert aber das mächtige Fettpolster, wobei die Fettsucht mehr vom Gürteltyp ist. Es sind deutliche Striae distensae vorhanden, eine leichte Plethora, der Blutdruck ist normal. — Das Genitale ist klein, im Scrotum ist nur ein kleiner Hoden vorhanden. Im 24 Std.-Harn werden 7 mg 17-KS und 0,7 mg Corticoide ausgeschieden. — Auffällig, daß bei vermehrter Androgenproduktion, Schambehaarung, der Penis sehr klein ist.

Literatur.

Albright, F., and E. Reifenstein: The Parathyroid Glands and Metabolic Bone Disease. Baltimore: Williams & Wilkins 1948.
Caffey, J.: Ped. X-Ray Diagnosis, Chicago 1950.
Migeon, C. J., and L. J. Gardner: J. Clin. Endocrin. **12**, 1513 (1952).
Prader, A., u. A. P. Maassen: Helvet paediatr. Acta 8, 136 (1953).
Seckel, H. P. G.: Amer. J. Dis. Childr. **79**, 278 (1950); Mschr. Kinderheilk. **99**, 168 (1951).
Schour and Massler: J. Amer. Dent. Assoc. **28**, 1153 (1941).
Schwenk, A., u. E. Schwenk: Z. Kinderheilk. **71**, 570 (1952).

Aus der Universitäts-Frauenklinik Kiel (Direktor: Prof. Dr. E. Philipp).

Hormonell bedingte Osteoporosen der Frau.

Von

Herbert Böttger.

Die Osteoporose als eine Strukturatrophie bestimmter Abschnitte des Knochensystems tritt infolge der verschiedensten extra- oder intraossär gelegenen ätiologischen Faktoren auf. Unter den primär extraossären Ursachen führen verminderte Calcium-, Phosphor- oder Vitamin D-Zufuhr im Hungerzustand, verminderte Resorption bei der Rachitis oder Sprue sowie vermehrter Calcium-Phosphor-Bedarf in der Schwangerschaft und Lactation zu einer vermehrten Calciummobilisierung im Knochen und damit zur Entkalkung. In zunehmendem Maße ist die Bedeutung der Hormone für das Skeletsystem von der klinischen und biochemischen Forschung der Gegenwart analysiert und für die Therapie nutzbar gemacht worden. Sie liegt im jeweils wechselnden Einfluß auf Wachstumsrate und Epiphysenschluß, auf Skeletreifung und physiologischen Skeletumbau. So findet sich regelmäßig beim Fehlen der weiblichen Keimdrüsen neben Minderwuchs, kindlichem Genitale, primärer Amenorrhoe und Organmißbildungen verschiedenster Art eine Verzögerung der Skeletreifung sowie eine typische strähnig-porotische Knochenstruktur der Wirbel-, Becken- und langen Röhrenknochen. Albright, Reifenstein, Turner u. a. haben den Mangel an oestrogenem Hormon als Ursache dieser Osteoporose angesehen. Als Folgezustände dieses verminderten Skeletkalkgehaltes und des verspäteten Epiphysenschlusses werden Osteochondrosen, Kyphosen und andere degenerativen Wirbelsäulenveränderungen beschrieben (Buess, Heni, Pich, Rössle u. a.). Wir haben in sieben Fällen von Fehlen der Keimdrüsen und in weiteren sieben Fällen von hoch- bzw. mittelgradiger Hypoplasie das Skelet röntgenologisch untersucht und die Befunde mit denen bei 27 primären Amenorrhoen aus anderer Ursache, insbesondere beim großen grauen Ovar, verglichen. Es zeigt sich, daß Knochenentwicklung und Knochenstruktur in gewisser Parallelität zum Grade des Keimdrüsenmangels und damit zum Fehlen der Ovarialhormone stehen. Die stärkste Retardierung der Skeletreifung, die immer mit einem Minderwuchs verbunden war, fand sich beim Fehlen der Keimdrüsen, während beim großen grauen oder weißen Ovar zumeist normale Knochenstruktur und rechtzeitiger Epiphysenschluß vorlagen. Es mag mit dem vorwiegend jugendlichen Alter der untersuchten Patienten zusammenhängen, daß stärkere Wirbeldeformierungen, Wirbeleinbrüche und hochgradige Kyphosen nicht festzustellen waren. Nach Nowakowski und Gadermann, die regressive Veränderungen an der Wirbelsäule bei doppelseitiger Hodenatrophie und Anorchie mitteilten, fanden sich häufig Osteochondrosen bei den jüngeren, Osteoporosen hingegen bei älteren Männern. Im Vergleich mit unseren Befunden dürften andersartige Statik und erhöhte mechanische Beanspruchung der

8*

Wirbelsäule des Mannes, für die schweren mit Deckplatteneinbrüchen und Knochen-absprengungen einhergehenden Wirbelporosen verantwortlich sein. Allerdings fanden wir auch beginnende Deformierung der Abschlußplatten, Verbreiterung der Intervertebralräume und Zuspitzung an den Wirbelkörperkanten als Zeichen beginnender Belastungsschäden. Aus diesem gleichsinnigen Verhalten des Stamm-skelets bei fehlenden Testes bzw. Ovarien oder bei schweren funktionellen Störungen hypoplastischer Gonaden lassen sich die genannten Knochenveränderungen als Folge des Oestrogen- bzw. Androgenmangels auffassen. Die endokrin bedingte Ossifikationsstörung an der Knorpel-Knochengrenze (NOWAKOWSKI) kommt in einem verspäteten Epiphysenschluß zum Ausdruck. RÖSSLE beschrieb offene Wachstumsfugen an Humerus, Radius und Ulna bei einer 39jährigen keimdrüsen-losen Frau. ALBRIGHT, der genaue Verknöcherungsindices aufstellte, fand im 39.—28. Lebensjahr keine offenen Epiphysen mehr. Wir sahen geschlossene Epi-physen bei einer 49jährigen, noch offene bei mehreren 29—25jährigen Patientinnen. Ein Persistieren der Epiphysen, wie es bei der Thyreoaplasie gefunden wird, ist auch bei den ältesten keimdrüsenlosen Individuen (RANDERATH, PICH) nicht beschrieben worden. Nach den Untersuchungen von MONTEYS-PORTA u. a. kommen hier möglicherweise die N-Hormone der Nebennierenrinde kompen-satorisch zur Wirkung und vollenden die verzögerte Entwicklung. Eine Be-schleunigung der Skeletreifung oder eine röntgenologisch nachweisbare Zunahme des Skeletkalkgehaltes nach Implantation von oestrogenem Hormon oder Placentargewebe haben wir in unseren über 3 Jahre laufenden Untersuchungen nicht erkennen können. Der verminderte hormonal-somatische Wachstumsimpuls läßt sich also durch Substitution nicht verstärken.

In Analogie zu der hormonal bedingten Osteoporose bei Fehlentwicklung der Keimdrüsen wird die Stammosteoporose klimakterischer Frauen durch den all-mählichen Ausfall des Follikelhormons erklärt. ALBRIGHT und Mitarbeiter sprechen von einer menopausischen Osteoporose, die sich besonders an den Lenden- und unteren Brustwirbelkörpern sowie am Kreuzbein ausprägt. Wir haben das Auftreten einer Osteoporose vor und nach dem Klimakterium an 275 Krebsträgerinnen, bei denen wegen eines Collumcarcinoms Radikaloperation oder Bestrahlung vorhergegangen waren, festzustellen versucht. Hierbei fanden sich in der Altersgruppe zwischen 29 und 44 Jahren in 31% eine deutliche bis schwere Knochenbrüchigkeit, bei Frauen über 45 Jahren jedoch in 86%! Daß besonders jüngere Frauen, denen wegen entzündlicher Erkrankung das innere Genitale entfernt werden mußte, zu schweren Osteoporosen neigen, ließ sich in sechs Fällen bestätigen. Den ausgeprägtesten Befund bot eine 46jährige Frau, die schon im Alter von 19 Jahren eine Radikaloperation mit Entfernung des Uterus und der Adnexe durchgemacht hatte. Mehrere Beobachtungen von Klimax praecox ohne und mit später auftretendem Carcinom sprechen ebenfalls für die Rückwirkung der ausfallenden Ovarialfunktion auf den physiologischen Knochenumbau. Die Be-deutung chemischer Analysen des Blutcalcium- und Phosphatspiegels zur Erkennung einer Osteoporose ist umstritten. Auch bei schweren Entkalkungen fanden wir in Übereinstimmung mit anderen Untersuchern normale Werte. Die über längere Zeiträume ablaufenden und zur Strukturatrophie führenden Umbauvorgänge lassen sich nicht durch eine Änderung des Blutchemismus erfassen. Der Oestrogen-bzw. Androgenmangel hingegen ist durch die vermehrte Gonadotropinausscheidung und Verminderung der C 17-Ketosteroide im Harn nachweisbar. Der Wert röntgenologischer Untersuchungen wird dadurch gemindert, daß eine quantitative Bestimmung des Kalkgehaltes im Röntgenbild sehr schwierig ist (BARTELHEIMER, ENGSTRÖM, WELIN, GORTER u. a.).

Die besondere Disposition des Knochensystems der Frau zur Kalkmobilisation im Klimakterium und Senium konnte ANDERSON nachweisen; er fand unter 289 Patienten beiderlei Geschlechts 234 Frauen mit einer Osteoporose. Auf Grund der genannten experimentellen und klinischen Ergebnisse hat man versucht, Steroidhormone zur Therapie der menopausischen Osteoporose anzuwenden (HORST-MEYER, RATSCHOW u. a.). Von SCHOEN, JESSERER u. a. werden günstige Wirkung auf die Rückenschmerzen, auch bei radiologisch nicht nachweisbarer Knochenregeneration, angegeben. Neben einer Vermehrung des Kalk- und Phosphateinbaues in die organische Knochensubstanz dürfte besonders die anabole Wirkung des Testosterons, die zu einer Tonisierung und vermehrten Durchblutung der Muskulatur führt (VEIT und LIPPROSS; SCHUMANN), entscheidend sein. Wir haben nach Implantation von Cyren A-Kristallen weitgehend Schmerzfreiheit über 3—4 Monate erzielen können. Gelegentlich kommt es aber zu einem raschen Nachlassen des Oestrogeneffektes, das noch nicht eindeutig geklärt ist. Die Behandlung bewährt sich, solange noch keine stärkeren regressiven Veränderungen an Wirbelkörpern und Zwischenwirbelscheiben aufgetreten sind. Da diese infolge einer häufig gleichzeitig bestehenden Adipositas nicht selten sind, müssen physikalische und orthopädische Maßnahmen neben der Hormonbehandlung durchgeführt werden. Es besteht kein Zweifel daran, daß die Erforschung der aufgezeigten Zusammenhänge zwischen Hormonhaushalt und Knochensystem eine wirkungsvollere Therapie hormonell bedingter Osteoporosen der Frau ermöglicht haben.

Zusammenfassung.

Wir berichteten über klinische und röntgenologische Befunde bei 41 Frauen mit primärer Amenorrhoe. In 7 Fällen lag ein Fehlen, in weiteren 7 Fällen die hochgradige Unterentwicklung der Keimdrüsen vor. Die stets gefundenen Veränderungen am Knochensystem im Sinne einer Entwicklungsverzögerung und einer porotischen Knochenstruktur stehen in Parallelität zum Grade des Keimdrüsenmangels und werden auf einen Oestrogenmangel zurückgeführt.

Die menopausische Osteoporose (ALBRIGHT) tritt nicht selten bei jüngeren Frauen nach Radikaloperation oder Röntgenbestrahlung auf. An 275 Krebsträgerinnen fand sich vor dem Klimakterium in 31%, danach in 86% eine deutliche bis schwere Osteoporose.

Über die Therapie der Osteoporose mit Steroidhormonen wird unter Berücksichtigung bereits vorliegender Erfahrungen berichtet.

Literatur kann vom Verfasser angefordert werden.

Diskussion.
zu den Vorträgen NOWAKOWSKI, ZEISEL, BÖTTGER.

AMMON:

Darf ich als Theoretiker eine Frage an die Herren von der Klinik richten? Es entspricht doch einer klinischen und therapeutischen Erfahrung, daß die männlichen Sexualhormone beim Mamma-Carcinom und das Follikelhormon bzw. die Substanzen mit oestrogener Wirksamkeit beim Prostatacarcinom angewandt werden. Ich entsinne mich nun deutlich, gelesen zu haben, daß die Knochenmetastasen, die bei den genannten Carcinomen aufzutreten pflegen, unter der Hormontherapie, röntgenologisch kontrolliert, vollkommen verschwinden können. Dies wäre doch auch eine eindrucksvolle Beziehung zwischen den Sexualhormonen und dem Knochen-Stoffwechsel, so daß ich fragen möchte, warum Herr Nowakowski in seinem schönen Referat nicht daran gedacht hat.

Birkle:

Wegen der fortgeschrittenen Zeit beschränke ich mich auf eine kurze Mitteilung einer Besonderheit bei einem Patienten mit dem adrenogenitalen Syndrom. Wir haben in unserer Klinik in Bochum-Langendreer einen Jungen von $6^1/_2$ Jahren beobachtet, der nach seinem äußeren Bild etwa einem 12jährigen Knaben entsprach (enfant hercule). Die röntgenologischen Reifezeichen des Skelets entsprachen etwa einem Alter von 15—17 Jahren. Das Auffallende bei diesem Kind war folgendes:

Mit dem 3. Lebensjahr traten das pathologische Wachstum und die Ausbildung der sekundären Geschlechtsmerkmale auf (leichter Bartwuchs, Achsel- und Schambehaarung, enorme Vergrößerung des Penis, Ausbildung einer Acne vulgaris). Mit $3^1/_2$ Jahren trat ein Dauerpriapismus auf, der bis heute besteht und auch nicht im Schlaf oder sogar in Narkose, wie sie jetzt zur Encephalographie benötigt wurde, gelöst werden kann. Am äußeren Genitale fällt eine Hypospadie auf, das Fehlen des Scrotums und das Fehlen der Testes. Der Befund an den inneren Organen ergab klinisch und röntgenologisch keinen krankhaften Befund. Ebenso waren alle Stoffwechselbelastungsproben normal ausgefallen. Ein Nebennierenrindentumor konnte röntgenologisch nach Luftinsufflation nicht nachgewiesen werden. Die hormonalen Verhältnisse sprachen eindeutig für eine Hyperplasie der Nebennierenrinde. Die C 17-Ketosteroidausscheidung betrug 48,9 mg pro 24 Std., die Gesamtcorticoide betrugen im gleichen Zeitraum über 2200 mg, die Dehydroandrogen- und Gonadotropinausscheidung im Urin waren nicht erhöht. Nach 10tägiger Cortison-Behandlung (gesamt 750 mg) fiel die Ausscheidung der C 17-Ketosteroide auf 9 mg pro 24 Std. ab.

Es handelt sich also zusammengefaßt mit großer Wahrscheinlichkeit um eine angeborene Hyperplasie der Nebennierenrinde, die im Alter von 3 Jahren zum Vollbild des adrenogenitalen Syndroms geführt hat. Das Auffallende an diesem Krankheitsbild ist die Genitalmißbildung (Hypospadie, Fehlen des Scrotums und der Teste, besonders aber der seit 3 Jahren bestehende Dauerpriapismus, eine Beobachtung, die bisher noch nicht bei diesem Krankheitssyndrom gemacht wurde.

Voigt:

Im Anschluß an den Vortrag von Herrn Nowakowski und Herrn Böttger möchte ich eine seltene Fallbeobachtung vorstellen, die ich Herrn Dr. Winkelmann verdanke und die geeignet ist, einiges Licht auf die hier gezeigten Ergebnisse zu werfen. Es handelt sich dabei um eine 19jährige Pat. mit einem Turnerschen Syndrom. Bei der klinischen Beobachtung fiel, wie es das Diapositiv zeigt, die hochgradige Osteoporose, die zu einem Zusammensintern des LW geführt hatte, und die völlig fehlende Behaarung auf. Wir haben bei der Pat. die Gonadotropine mit 192 ME stark erhöht gefunden. Die Ovarien der Frau fehlten, der Uterus war erbsengroß. Die 17-Ketosteroidausscheidung fand sich stark erniedrigt, was an sich nichts Besonderes wäre. Mit der modifizierten ACTH-Belastung nach Ferracini, Masch und Borth ließ sich aber eine völlig insuffiziente Nebennierenrindenfunktion aufzeigen, ein Befund, der durch einen RPK-Test mit einem Index von 18 unterstützt wird. Ich glaube, daß dieser Befund die Wichtigkeit der Nebennierenrinde selbst für die Verknöcherung des Skelets aufzeigt. Nach meiner Literaturkenntnis ist dieser von Herrn Winkelmann untersuchte Fall der erste derartige in der Literatur mitgeteilte.

Schennetten:

In Anbetracht der fortgeschrittenen Zeit nur zwei ganz kurze Fragen an die Herren Nowakowski und Böttger. Die eine betrifft die alimentäre Osteoporose. Kann man sich die Veränderungen bei dieser Form von Osteoporose auch sekundär über eine Hypofunktion der Gonaden erklären, zumal auch sonst manches auf diese Hypofunktion hinweist, oder ist sie schlechthin nur durch primären Mangel an Eiweiß, Fett, Phosphat, Calcium usw. bedingt?

Die zweite Frage betrifft die Blutsenkungsgeschwindigkeit dieser Fälle. Die BSG ist nach unseren Beobachtungen bei der Osteoporose nicht selten erheblich erhöht. Hängt dies nun zusammen mit der Strukturveränderung des Knochens und damit naheliegend etwa mit der Veränderung der Bluteiweißbildungsstätten, oder ist dies etwa bedingt durch reaktiv entzündliche Veränderungen, sei es im Sinne einer Arthritis, Spondylitis usw ?

Nowakowski:

Herrn Prof. Ammon muß ich für seinen Hinweis danken. Die von ihm erwähnten Beobachtungen bilden natürlich eine weitere wichtige Stütze für die von mir hervorgehobene Bedeutung der Sexualhormone im Hinblick auf die Knochenbildung.

Zu der Frage von Herrn Schenetten, ob die alimentäre Osteoporose sekundär durch eine Hypofunktion der Ganaden erklärbar ist, wäre zu bemerken, daß ich diese Möglichkeit für sehr unwahrscheinlich halte. Im übrigen sei darauf hingewiesen, daß die Existenz der sog. Hungerosteoporose sehr problematisch ist, worauf ja vor kurzem Labhart und Schüpbach hingewiesen haben. In den meisten Fällen handelt es sich hierbei wohl doch um Hungersosteomalacien oder zumindest um Mischformen mit einer Osteomalacie. Die Steroidmangelosteoporosen haben aber mit diesen Oesteomalacien wenig gemeinsam.

Die 2. Frage wäre dahingehend zu beantworten, daß Senkungsbeschleunigungen bei den Steroidmangel-Osteoporosen nicht beobachtet wurden.

Böttger:

Ich möchte noch mitteilen, daß wir auch ausgedehnte Hormonuntersuchungen gerade bei Fällen mit fehlenden Ovarien durchgeführt haben und daß in allen Fällen, wo das Morgagni-Turner-Syndrom vorlag, eine starke Erhöhung der Gonadotropine festzustellen war. In Ergänzung zu den Ausführungen von Herrn Nowakowski wäre zu berichten, daß auch wir einen Fall von Hirsutismus bei einer Frau mit Collumcarcinom beobachtet haben. Die Frau kam nach Radikaloperation und Nachbestrahlung an einem parametranen Rezidiv ad exitum. Es fand sich bei der Autopsie eine erhebliche Hyperplasie der Nebennierenrinde und eine ausgeprägte Osteosklerose der Wirbelkörper.

Aus der Pfälzischen Nervenklinik „Landeck" Klingenmünster.

Klinische Erfahrungen bei der Behandlung neurogener Muskelerkrankungen mit hohen Testosterondosen.

Von

G. MALL.

Mit 1 Textabbildung.

Die Entwicklung contractiler, der Lokomotion dienender Organe ist von den niederen mehrzelligen Organismen an funktionell an Reizleitungssysteme gebunden. Je höher die Differenzierung des tierischen Organismus fortschreitet, je höhere Anforderungen an die Bewegungsorgane gestellt werden, um so mehr differenzieren sich Muskulatur und Nervensystem.

Das motorische Neuron bildet dabei mit dem quergestreiften Skeletmuskel eine funktionelle Einheit, dergestalt, daß der Muskel nach Durchtrennung seines motorischen Nervens gesetzmäßig der Degeneration verfällt.

Ehe wir auf unsere klinischen Erfahrungen bei der Behandlung von neurogenen Muskelerkrankungen eingehen, haben wir kurz vorwegzunehmen, welche Formen der Muskelentartung man bei Schädigungen der zugeordneten Nervensysteme beobachten kann. Die Untersuchung des peripheren motorischen Neurons zwischen Rückenmark und Muskel hat stets eine schlaffe Lähmung des zugehörigen Muskels zur Folge. Der Muskel zeigt neben der Lähmung einen Tonusverlust und die Anzeichen einer fortschreitenden Atrophie.

Die fortschreitende Atrophie des schlaff paretischen Muskels deutet darauf hin, daß der intakte Nerv nicht nur für die motorische Innervation des Muskels verantwortlich ist, sondern auch für seine Trophik.

Die Durchtrennung der Pyramidenbahn, d. h. der Verbindungsbahn zwischen der motorischen Gehirnrinde und den Schaltstellen im Vorderhorn des Rückenmarks, wo die Ursprungszellen des peripheren Neurons liegen, hat eine völlig andere Form der Muskelparese zur Folge, die „spastische Parese". Im Gegensatz zur schlaffen Parese zeichnet sich die spastische Muskelparese durch eine ganz ungewöhnliche Tonuszunahme der erkrankten Muskeln aus. Während bei der schlaffen Parese eine willkürliche Bewegung infolge der extremen Kraftlosigkeit des Muskels nicht mehr möglich ist, verhindert bei der spastischen Lähmung die extrem hohe Dauerspannung des Muskels die willkürliche Bewegung.

Neben diesen beiden Grundformen der neurogenen Muskelparesen ist ferner die ataktische Muskelstörung zu erwähnen, die bei Zerstörung jener Rückenmarksbahnen zu beobachten ist, die die feinere Koordination der Muskelbewegungen steuern. Bei der ataktischen Muskelparese ist der Kranke nicht mehr in der Lage, Zielbewegungen in ruhiger, wohlkoordinierter Weise auszuführen. Beim Finger-

Nasen-Versuch gerät der Zeigefinger mit der ganzen Hand in flatternde Zitterbewegungen. Eine Tasse oder ein Löffel können nicht mehr zum Munde geführt werden, ohne den Inhalt zu verspritzen.

Die überwiegende Mehrzahl der Erkrankungen des zentralen Nervensystems führt zur irreparablen Zerstörung und Unterbrechung der befallenen Bahnen. Wenn daher, abgesehen von ganz seltenen Ausnahmen, die neurogenen Ursachen von Muskelerkrankungen therapeutisch nicht mehr beseitigt werden können, so erhebt sich die Frage, inwiefern eine medikamentöse, hormonale Behandlung einer nervenlosen Muskulatur überhaupt noch einen Sinn haben könnte.

Handelt es sich bei einem solchen Versuch nicht um einen Widersinn, bei dem von vornherein jeglicher therapeutische Ansatz zum Scheitern verurteilt sein muß? Auf diese Frage wäre zu erwidern:

1. Bei den meisten neurologischen Schädigungen kommt es nur selten zu einer gleichzeitigen Unterbrechung sämtlicher Nervenbahnen einer zusammengehörenden Muskeleinheit. Die in einem peripheren motorischen Nerven verlaufenden Neurone entstammen verschiedenen hohen Rückenmarkssegmenten. Dabei hat die Natur das Zentralnervensystem so weit gesichert, daß bei Ausfall kleinerer Nervenbündel in gewissem Umfange noch die Übernahme der Leitung auf andere Neurone möglich ist. Nur bei ausgedehnten Herden im Rückenmark und Gehirn, z. B. bei Tumoren, bei Querschnittskompressionen usw., kommt es zu einer massiven universellen Schädigung der Gesamtbahnen. Bei der Multiplen Sklerose aber schon liegen die Verhältnisse insofern günstiger, als der Krankheitsprozeß trotz zahlreicher kleinerer Entmarkungsherde meist nur teilweise Leitungsausfälle verursacht.

Das heißt aber, man wird bei neurogenen Muskelfunktionsstörungen nicht selten damit rechnen dürfen, daß noch leitfähige Reste von Nervenbahnen vorhanden sind, die eine Teilrestitution der Muskelfunktion als nicht unbedingt unmöglich erscheinen lassen.

2. Bei Tierversuchen an kastrierten Ratten beobachteten Eisenberg und Gordan, daß trotz Erhaltenseins der entsprechenden Leitungsbahnen nach der Kastration der Levator ani atrophierte, wobei die Atrophie durch Testosteron, Methyltestosteron und Hypophysenwachstumshormon nicht nur behoben, sondern im Gegenteil sogar in eine Hypertrophie übergeführt werden konnte. Eine geringere myotrope Wirkung zeigten demgegenüber Progesteron, Oestrodioldipropionat, Äthinyltestosteron und Desoxycorticosteron. Leonard beobachtete bei männlichen geschlechtsreifen Ratten nach der Kastration eine beträchtliche Glykogenverarmung der quergestreiften Perinealmuskulatur. Am stärksten trat die Glykogenverarmung während der ersten 7 Tage nach der Kastration in Erscheinung. Durch Testosteronpropionat konnte er bei normalen und kastrierten Ratten eine starke Glykogenzunahme in der Perinealmuskulatur beobachten. Bereits 24 Std. nach der Hormoninjektion konnte der Effekt nachgewiesen werden. Bei hypophysektomierten Tieren konnte der Autor während einer Hungerperiode durch Testosteronpropionat die Glykogenvermehrung der Muskulatur verhindern, während die Verankerung des Glykogens in der Leber und in den Testes bei diesen Tieren durch Testosteronpropionat nicht stabilisiert werden konnte.

Neben diesen tierexperimentellen Beobachtungen sind therapeutische Erfahrungen bemerkenswert, die in den letzten Jahren von den verschiedensten Seiten hinsichtlich einer Testosteronbehandlung bei neurogenen Muskelerkrankungen gemacht werden konnten. J. J. Waring, A. Ravin und C. F. Walker haben bei der Dystrophia myotonica neben anderen Maßnahmen auch das Testosteronpropionat verwendet und empfehlen auf Grund ihrer Erfahrungen die Testosteronmedikation als besonders zweckmäßig.

B. Jönsson, G. v. Reiss und E. Sahlgren berichteten 1951 über Erfahrungen bezüglich der Hormonbehandlung einiger organischer Nervenkrankheiten. In erster Linie waren es Kranke, die an Multipler Sklerose litten und die zwischen 5 und 36 Tagen mit höheren Dosen Testosteron behandelt wurden. Die angewandte Gesamtdosis Testosteron lag zwischen 400 und 4000 mg. Als wichtigste Ergebnisse der genannten Autoren sind zu erwähnen, daß Kranke, die mit weniger als 1000 mg Testosteron behandelt worden waren, keinerlei Besserung erkennen ließen. Bei höheren Dosen jedoch kam es z. T. zu einer Zunahme der Muskelkraft, einem Zurückgehen der ataktischen Störungen sowie zu einer Verbesserung der Blasenfunktion. Während der Behandlung waren die meisten Kranken euphorisch, fast alle gaben ein Wärmegefühl an, während Kälteparaesthesien verschwanden. Bei allen war der Appetit verstärkt und fast alle Kranke nahmen an Gewicht zu. Unter den weiblichen Patienten bekamen 9 eine männliche Stimme, die sich jedoch nach Absetzen der Behandlung wieder normalisierte. Bei 4 Frauen kam es zu einer Hypertrichosis, in einem Fall wurde eine Acne vulgaris beobachtet.

Eigene Versuche.

Diese Hinweise ermutigten uns, bei unserem eigenen Krankengut die neurogenen Muskelerkrankungen mit hohen Testosterondosen anzugehen. Als Testosteron erwies sich uns das Testosteronoenanthat als besonders geeignet, da es in öliger Lösung in 1 cm³ bis zu 250 mg enthält.

Da es sehr schwierig ist, einen therapeutischen Effekt einer Testosteronbehandlung bei neurogenen Muskelerkrankungen zu objektivieren, haben wir bei den Kranken vor, während und nach der Behandlung die grobe Kraft mit Hilfe des Dynamometers gemessen und fortlaufend registriert. Außerdem wurden die Umfangsmaße der Extremitäten vor und während der Behandlung gemessen und schließlich an zahlreichen Bewegungsübungen der Erfolg der Therapie zu erfassen versucht. Im übrigen wurden die üblichen klinischen diagnostischen Hilfsmittel wie Differentialblutbild, Puls, Temperatur, Gewicht, Blutsenkung, Blutdruck, z. T. auch Rest-N und Kreatininwerte gemessen.

Allgemeine Beobachtungen.

Die Behandlung erfolgte im Gegensatz zu den therapeutischen Ansätzen früherer Untersucher so, daß wir innerhalb der ersten Woche der Behandlung 3 × 250 mg Depot-Testoviron (Testosteronoenanthat) gaben. Zeigte sich, daß das Präparat gut vertragen wurde und daß einzelne pathologische Symptome eine Tendenz zur Besserung erkennen ließen, so wurde nach 4—6 Wochen die Injektion wiederholt. Da das Testosteronoenanthat eine reizfreie Depot-Wirkung hat, war eine optimale gleichmäßige Testosteronwirkung über einen längeren Zeitraum gewährleistet. Als unmittelbare Wirkungen dieser Behandlung beobachteten wir eine starke Zunahme des Appetits, in einzelnen Fällen einen deutlichen Eiweißhunger und eine mehr oder weniger deutliche Gewichtszunahme. In einzelnen Fällen gaben die Kranken, besonders weibliche Patientinnen, ein Wärmegefühl teils am ganzen Körper, teils nur im Gesicht an. Zugleich schien uns, daß die Kranken affektiv ruhiger wurden, daß sie besser schliefen. In einzelnen Fällen konnten wir eine gewisse Euphorie beobachten, was wir indessen nicht besonders bewerten möchten, da gerade bei der Multiplen Sklerose eine flache Euphorie häufig zu den Symptomen des Krankheitsbildes gehört. Bei weiblichen Patienten blieb die Periode während der Behandlung z. T. aus. Bei 2 Frauen wurde die Stimme tiefer oder heiser.

Myotrope Wirkung.

Neben diesen allgemeineren Wirkungen der Testosteronbehandlung war der myotrope Effekt für uns besonders überraschend. Der Muskelumfang nahm besonders an den geschädigten Muskelpartien deutlich zu, z. T. um 4—6 cm am

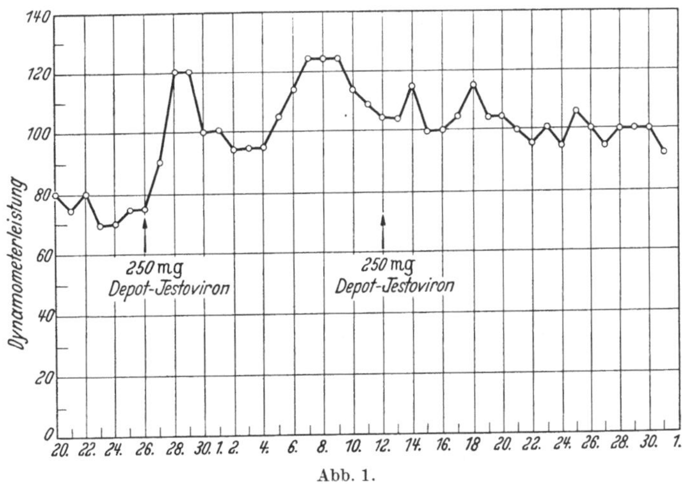

Abb. 1.

Oberschenkel. Bei Absetzen der Therapie besteht aber ganz eindeutig die Tendenz, daß der Muskelumfang wieder zurückgeht. Da die Umfangsmaße an den Gelenken, an den Knöcheln sowie der Handumfang sich während der Testovironbehandlung nicht veränderten, neigen wir zu der Annahme, daß die Volumenzunahme auf den Muskelstoffwechsel zurückzuführen ist, wobei wir in Ermangelung von histologischen Untersuchungen dahingestellt sein lassen müssen, ob es sich lediglich um eine Hyperämiewirkung handelt, um eine Wasserretention im Gewebe, oder um eine Sarkoplasma- oder Glykogenvermehrung.

Während die spastischen Paresen bei unseren Kranken weniger günstig beeinflußt werden konnten, fanden wir bei ataktischen Störungen einen recht befriedigenden therapeutischen Effekt. Neben der Zunahme der groben Kraft verbesserte sich auch die Taxis und die Koordination der feineren Bewegungen. Die Zunahme der groben Kraft wird aus der Abb. 1 deutlich sichtbar. An der Dynamometerleistungskurve läßt sich bei Längsschnittbeobachtungen auch ableiten, wann die nächste Depotinjektion gegeben werden muß.

Besonders drastisch war der Behandlungserfolg bei einem 24 Jahre alten Pat., bei dem 1949 erstmals neurologische Störungen beobachtet worden waren und bei dem auf Grund einer

Tabelle 1. Zusammenstellung

Name	Geschl.	Alter Jahre	Diagnose	Dauer der Erkrankung Jahre	Gewicht in kg	
					vor der Behandlung	nach der Behandlung
G. E.	w	46	Multiple Sklerose	4	51	52
B. O.	m	53	Multiple Sklerose	3	72	75,5
O. T.	m	24	Multiple Sklerose	4	66	70
H. Ö.	w	43	Multiple Sklerose	4	48	57
U. L.	w	34	Multiple Sklerose	3	50	51
H. O.	m	42	Multiple Sklerose	9	53	56
D. I.	m	41	Multiple Sklerose	24	59	60
K. Ei.	w	36	Multiple Sklerose	5	47	51,5
M. O.	w	41	Multiple Sklerose	0,5	76	72
H. A.	m	28	Multiple Sklerose	0,10	66	69
Ei. T.	m	44	Multiple Sklerose	7	73	77
B. A.	w	26	Multiple Sklerose	4	53	—
K. Ö.	w	27	Multiple Sklerose	2	57	61
T. I.	w	47	Multiple Sklerose, Lues cerebro-spinalis ?	8	56,5	64,5
H. I.	m	55	Amyotrophische Lateralsklerose	12	54	55
M. Ü.	m	55	Funikuläre Myelose, Diabetes mellitus	10	92	91
W. A.	w	38	Zustand nach Encephalomyelitis diss.	8	53	57
Kr. Ö.	m	39	Zustand nach Hirnverletzung mit Aphonie	8	76	77

Liquoruntersuchung die Diagnose einer Myelitis gestellt worden war. Der weitere Verlauf, die wiederholte Liquorkontrolle und der neurologische Befund ließen indessen bei der am 2. 3. 53 bei uns erfolgten klinischen Aufnahme keinen Zweifel mehr bestehen, daß es sich um eine fortgeschrittene Multiple Sklerose handelte. Die Zellzahl im Liquor betrug 29/3 Zellen, Gesamteiweiß 33,6 mg, Eiweißquotient 0,5. Die Kolloidkurven zeigten eine pathologische Linksausflockung. Die ophthalmoskopische Untersuchung ergab links eine temporale Abblassung. Neurologisch fanden sich rechtsseitige Pyramidenbahnsymptome: Babinski, Oppenheim, Patellarund Fußklonus, gesteigerte Kniesehnenreflexe beiderseits, fehlende Bauchdeckenreflexe beiderseits und eine hochgradige Herabsetzung der groben Kraft links. Der Patient konnte nach 4 monatiger Behandlung und Injektion von insgesamt 2250 mg Testoviron als arbeitsfähig nach Hause entlassen werden. Die grobe Kraft hatte sich am Dynamometerversuch links von 50 auf 150 kg und rechts von 90 auf 125 kg gesteigert. Der Kranke war bei der Entlassung wieder in der Lage, *der Ergebnisse der Therapie.*

Dauer der Behandlung	Gesamtdosis Testosteronoenanthat mg	Dynamometerleistung r/l vor der Behandlung	Dynamometerleistung r/l nach der Behandlung	Umfangszunahme	Therapeutischer Erfolg
10 Tg.	750	62/26	70/30	((+))	+ gebessert nach Hause entlassen
6 Wch.	750	55/75	95/115		+ gute Restitution, als beschränkt arbeitsfähig entlassen
4 Mt.	2250	90/50	125/150	+	++ arbeitsfähig nach Hause entlassen
5 Mt.	2150			++	++ gebessert nach Hause entlassen
2 Mt.	875	62/63	70/50	+	— unbeeinflußt
9 Mt.	4100	95/75	130/90	((+))	(+) Ataxie etwas gebessert
1 Mt.	750			—	— subjektiv vorübergehend einige Tage lang Besserung, nicht objektivierbar
1 Mt.	750	/25	/30	++	++ Rasche Besserung der Gehfähigkeit und der Ataxie
6 Wch.	750	80/86	70/76	—	— unbeeinflußt
3 Mt.	750	110/90	130/120		++ beschränkt arbeitsfähig nach Hause entlassen
4 Wch.	200	90/105	65/110		(+) Gang etwas gebessert
4 Mt.	800	konnte nicht gemessen werden			— an septischen Dekubitalgeschwüren verstorben
2¹/₂ Mt.	1000	70/45	73/52	+	(+) in hausärztliche Behandlung entlassen
4 Mt.	2250	75/50	80/65	+	(+) mäßige Besserung der Gangstörung
3 Mt.	1500		40/40	—	(+) mäßige Besserung des Ganges
4 Wch.	500	55/69	66/87	+	++ wesentliche Besserung der Paresen und des Allgemeinzustandes
4 Mt.	1850				+ wesentliche Besserung des körperlichen und psychischen Befindens
14 Tg.	80				+ Stimme deutlich gebessert

Motorrad zu fahren. Er steht seit Juli 1953 in unserer ambulanten Behandlung und läßt sich in Abständen von 4—6 Wochen 250 mg Testoviron-Depot injizieren. Unterbleibt diese Behandlung aus irgendwelchen Gründen, so treten die ursprünglichen Paresen und insbesondere die hochgradige Ataxie wieder in Erscheinung, so daß der Kranke hilflos an das Bett gefesselt wird, während die Injektion eines neuen Testoviron-Depots im Verlauf von wenigen Tagen zu der beobachteten Restitution führt.

Es würde zu weit führen, alle Beobachtungsfälle ausführlich zu schildern. Wir beschränken uns darauf, an Hand der obigen Tab. 1 die Ergebnisse der Therapie kurz zusammenzustellen.

Soweit wir bei unseren Kranken die 17-Ketosteroide im Harn bestimmt haben, fanden sich vor der Behandlung ausnahmslos nur normale Werte. Der Ausfall der

17-Ketosteroid-Bestimmung im Harn hätte nicht vermuten lassen, daß eine Behandlung mit hohen Testosterondosen eine günstige Wirkung auf den Patienten auszuüben vermöchte.

Es interessiert die Frage, wie weit bei Kranken, die längere Zeit unter der Einwirkung hoher Testosterongaben gestanden hatten, Entziehungserscheinungen bemerkbar werden, wenn die Therapie nicht fortgesetzt wird. Wir haben dieser Frage besondere Aufmerksamkeit geschenkt und haben vereinzelt folgende Symptome beobachten können, die vielleicht als Entziehungserscheinungen anzusprechen wären:

Parästhesien in der Muskulatur, unangenehmes Kribbeln, Kältegefühl, besonders in den Füßen, mit ziehenden Schmerzen in den Wadenmuskeln. In einem Fall wurde über Druckgefühl in der Gegend des Musculus pectoralis und der Oberarmmuskulatur links geklagt. Die Stimmung neigt bei Entzug des Präparates eher nach der depressiven Seite. Es ist aus diesen Gründen zu empfehlen, das Präparat nicht plötzlich abzusetzen, sondern allmählich über Monate zurückzugehen. Bei einem derartigen Vorgehen haben wir keine besonderen Beschwerden beobachten können. Im Gegenteil haben wir wiederholt den Eindruck gehabt, daß man nach einigen Monaten beim Zurückgehen der Injektionsdosis von 750 mg auf 250 mg und schließlich auf eine Erhaltungsdosis von 100 mg immer noch recht gute Erfolge erzielen kann.

Zusammenfassung.

Für die Multiple Sklerose sind in der Vergangenheit zahlreiche Behandlungsmethoden angegeben worden, Umstimmungsverfahren, Pyriferfieber, Reizkörpertherapie, Diätbehandlung, Grenzstrangbestrahlung, Vitamin- und Fermentbehandlung usw. Von allen uns bekannten Behandlungsmethoden zeichnet sich indessen die Behandlung mit hohen Testosterondosen durch eine spezifische myotrope Wirkung und einen allgemein tonisierenden Effekt aus. Der therapeutische Erfolg bleibt aber streng an die Gegenwart des Testosterondepots gebunden. Mit seiner Resorption klingt auch die Muskelwirkung vollkommen ab. Angesichts der großen Hilflosigkeit der Kranken und der Schwere des Krankheitsprozesses bedeutet jedoch auch dieser beschränkte Erfolg schon einen Fortschritt, für den die Kranken sehr dankbar zu sein pflegen.

Literatur.

Eisenberg, E., Gilbert S. Gordon: J. Pharmacol. Exper. Ther. **1938**, 99.
B. Jönsson, G. v. Reis and E. Sahlgren: Acta psychiatr. (Copenh.) Suppl. **74**, 66—69 (1951).
Leonhard, Samuel L.: Endocrinology (Springfield, Ill.) **50**, 2 (1952).
Waring, J. J., A. Ravin, and C. F. Walker: Arch. Int. Med. **65**, 763 (1940); J. Amer. Med. Assoc. **1940**, 114, 23, 2335.

Diskussion.

Jores:

Ich möchte Herrn Mall fragen, ob er, wenn Männer diese hohen Dosen bekommen haben, nicht eine unliebsame Steigerung der Libido und vielleicht auch Priapismus gesehen hat.

Wir haben in dem recht großen Material von Keimdrüsenstörungen, die wir in letzter Zeit mit Oenanthat behandelt haben, jetzt doch auch einmal einen Fall erlebt, bei dem die Dosis heruntergesetzt werden mußte, weil ein sehr unangenehmer Priapismus auftrat. Weiter möchte ich das, was Herr MALL sagte, sehr unterstreichen. Wir haben gerade an meiner Klinik im letzten Jahr einen Fall von SHEEHAN-Syndrom und einen mit chromophobem Adenom gesehen und in beiden Fällen mit Oenanthat vorzügliche Erfolge in bezug auf die allgemeine Tonisierung und die Muskelleistung gesehen. Wir haben früher solche Patienten ja auch schon mit Testosteron behandelt, ich habe den Eindruck, als wenn das Oenanthat besser ist, als wenn man früher 5—10 mg Testosteronpropionat in öliger Lösung gegeben hat.

MALL:

Auf die Frage von Herrn Prof. JORES möchte ich sagen, daß wir bei den Männern bisher keine Klagen über Priapismus bekamen, aber das besagt nicht, daß dies nicht eines Tages doch bei unserem Krankengut möglich sein könnte. Es ist ja nun so, daß sich die Polysklerosen individuell ganz außerordentlich unterscheiden; es kommt eben darauf an, welches Krankengut gerade behandelt wird, aber eine allgemeine Libidinisierung ist nicht nur bei den Männern zu beobachten gewesen, sondern z. T. auch bei unseren Frauen. Der junge Mann, von dem ich vorhin erzählte, der wieder mit dem Motorrad fährt und voll leistungsfähig ist, hat mir gesagt, daß er agiler und „viver" geworden sei als zuvor. Das ist ja wohl verständlich. Nebenerscheinungen werden wir bei diesem schweren Krankheitsbild wohl in Kauf nehmen müssen — und auch dürfen —, da die Kranken ja sonst vollkommen hilflos an das Bett gefesselt sind.

Aus der Universitäts-Frauenklinik Leipzig (Direktor: Prof. Dr. med. R. Schröder).

Klinische Beobachtungen über die Wirkung der Testosteronbehandlung bei Frauen mit inkurablen Genitalcarcinomen.

Von

Anton Würterle.

Mit 1 Textabbildung.

Die Erfolgsstatistiken über die Therapie der weiblichen Genitalcarcinome berichten übereinstimmend über Heilungsziffern von 40% beim häufigsten Carcinom des weiblichen Genitale, dem Collumcarcinom, d. h. daß mehr als die Hälfte aller Patientinnen mit einem Collumcarcinom in mehr oder weniger langer Zeit in ein Stadium der Inkurabilität geraten, in dem unsere therapeutischen Maßnahmen bislang nur symptomatisch sein können. Unter diesen Möglichkeiten der symptomatischen Therapie muß nach den Erfahrungen der letzten Jahre auch beim weiblichen Genitalcarcinom, im besonderen beim Collumcarcinom, die sog. paradoxe Hormontherapie an erster Stelle genannt werden. Die Bezeichnung „paradoxe Hormontherapie" ist an sich irreführend, da ja auch im weiblichen Organismus männliches Sexualhormon in beträchtlichen Mengen vorkommt. Siebke hat das bereits 1931 auf biologischem Wege nachgewiesen. In eigenen Untersuchungen fanden wir, daß die gesunde Frau im geschlechtstüchtigen Lebensabschnitt etwa 9 mg 17-Ketosteroide ausscheidet. Man sollte mit Jores demnach besser von einer „heterologen Hormontherapie" sprechen.

Über den Wirkungsmechanismus dieser Hormontherapie werden unterschiedliche Auffassungen vertreten. Einmal soll der Wirkungseffekt durch eine antioestrogene Wirkung des Testosterons zustande kommen, die ja eigentlich, wie wir nach den Untersuchungen u. a. von Hohlweg wissen, eine antigonadotrope Wirkung ist. Zum anderen soll es gerade diese antigonadotrope Wirkung sein, welche indirekt durch Hemmung der endogenen Follikelhormonentstehung den Proliferationsreiz für das Carcinomwachstum beseitigen soll. Von manchen Autoren wird die günstige Wirkung des Testosterons auf dessen anabole Wirkung im Stickstoffwechsel zurückgeführt, worüber in den bisherigen Vorträgen im einzelnen bereits berichtet worden ist.

Ich möchte Ihnen nun über unsere Erfahrungen an 103 Fällen von inkurablen Genitalcarcinomen berichten, die wir seit Ende 1950 an der Universitäts-Frauenklinik Leipzig mit verschiedenen Testosteronpropionatpräparaten und zu einem kleinen Teil auch mit Methylandrostendiol behandelt haben. Bei etwas mehr als der Hälfte der so behandelten Fälle konnten wir eine Besserung des Allgemeinbefindens, Zunahme des Appetites, Nachlassen der Schmerzen als Zeichen einer subjektiven Besserung feststellen, und bei einem knappen Drittel der Fälle waren gleichzeitig Anstieg des Serumeiweißes, Gewichtszunahme, ohne daß sich Ödeme nachweisen ließen, und eine deutliche Besserung des Allgemeinzustandes als objektive Zeichen einer günstigen Wirkung festzustellen. Einige dieser Frauen, die vorher bettlägerig waren, konnten wieder in häusliche Pflege entlassen werden, wo sie z. T. imstande waren, leichte häusliche Arbeiten zu verrichten. Diese günstige Wirkung hielt oft über mehrere Monate an, bis dann trotz Weiterführens der Hormontherapie ein rascher Verfall mit schnellem Ende eintrat. Dabei stand die außerordentlich gute Stimmungslage der Frauen oft in einem auffälligen Gegensatz zum körperlichen Zerfall. Eine objektivierbare Beeinflussung des Carcinomwachstums konnten wir weder im positiven noch im negativen Sinne beobachten. Die Zahlen im einzelnen sind in der folgenden Zusammenstellung wiedergegeben. Einen Unterschied nach der Lokalisation der Genitalcarcinome, wie es vielleicht für Corpus- oder Ovarialcarcinome hätte erwartet werden können, konnten wir nicht feststellen. Wir haben deshalb auf eine getrennte Darstellung verzichtet.

Die Dosierung bestand in 3×50 mg bis 3×100 mg Testosteronpropionat in öliger Lösung pro Woche oder auch in täglicher Verabreichung bis zum Eintritt einer günstigen Wirkung, welche recht unterschiedlich, manchmal schon bei 500 mg, manchmal erst bei 1000 mg und mehr festzustellen war. Auch die Verabreichung von Kristallsuspensionen hat sich wegen der weniger häufig notwendigen Injektionen gut bewährt.

Tabelle 1. *Testosteronbehandlung bei inkurablen Genitalcarcinomen.*

Gesamtzahl der Fälle:	103
gebessert: subjektiv und objektiv	63 ⟨ 32 / 31 ⟩ subjektiv
unbeeinflußt:	40

Bei einem Teil der Fälle mit hoher Gesamtdosis kam es zu mehr oder weniger ausgeprägten Vermännlichungserscheinungen, die jedoch bei entsprechender Aufklärung der Frauen nicht besonders nachträglich empfunden wurden. Hypercalcämische Erscheinungen, auf die von manchen Autoren hingewiesen wird, konnten wir nicht beobachten. Das Serumcalcium stieg allerdings bei einem großen Teil der Fälle an, wir haben dann die Therapie eine Zeitlang unterbrochen und später ohne nachteilige Wirkung wieder fortgesetzt.

Auch die günstige Beeinflussung von Knochenmetastasen konnten wir an einigen Fällen beobachten. Eine günstige Beeinflussung von Lungenmetastasen war in den von uns beobachteten Fällen nicht festzustellen. Eine besondere Abhängigkeit vom Lebensalter der Frauen konnten wir weder bei den günstig, noch bei den unbeeinflußten Fällen finden. Diese Frage erscheint uns deshalb wichtig, da in manchen Berichten über die Hormonbehandlung des Mammacarcinoms empfohlen wird, vor der Menopause androgene Hormone und nach der Menopause oestrogene Hormone zu geben.

Durch die Untersuchung der hormonalen Ausgangssituation soll ein Anhalt für die Wahl, ob männliches oder weibliches Hormon gegeben werden soll, zu erhalten sein. So könnte für die Anwendung männlicher Sexualhormone die Ausscheidungshöhe der 17-Ketosteroide von Bedeutung sein. Wir haben die Ausscheidung der 17-Ketosteroide bei Frauen mit Genitalcarcinomen in anderem Zusammenhang untersucht. Die Ergebnisse möchte ich in einer Abbildung (Abb. 1) kurz demonstrieren.

Wir konnten feststellen, daß Frauen mit Genitalcarcinomen in gutem Allgemeinzustand *(a)* etwa die gleich hohe 17-KS-Ausscheidung aufweisen, wie wir sie bei
gesunden Frauen festgestellt haben *(N)*. Bei entsprechenden Fällen im redu-
zierten Allgemeinzustand *(b)* und solchen in der Kachexie oder in einem der
Kachexie *(c)* nahekommenden Zustand ist die Ausscheidung der 17-KS gegenüber
den Carcinompatientinnen in gutem Allgemeinzustand deutlich erniedrigt. Die
bei gesunden Frauen nachweisbare Abhängigkeit der 17-Ketosteroidausscheidung

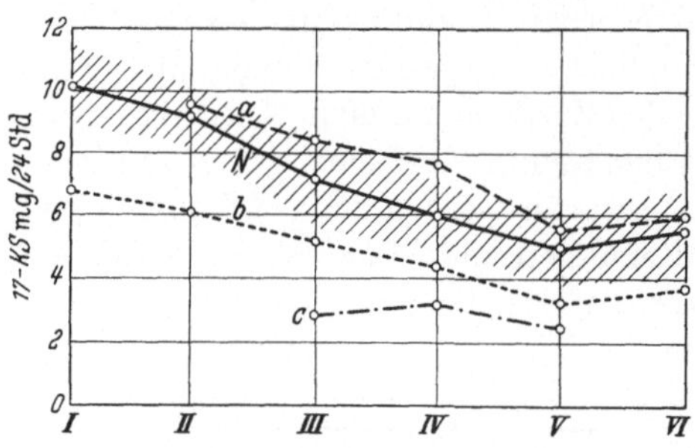

Abb. 1. 17 KS-Ausscheidung bei Frauen mit Genitalcarcinomen. (*N* Vergleichskurve gesunder Frauen; *a* Patient in
gutem Allgemeinzustand; *b* Patient in reduziertem Allgemeinzustand; *c* Patient in der Kachexie; I—VI = 20. bis
80. Lebensjahr in Dezennien).

vom Lebensalter (I.—VI. = 20. bis
80. Lebensjahr in Dezennien, s. *N* in
Abb. 1), ist auch bei den Frauen mit
Genitalcarcinomen in gutem Allgemeinzustand festzustellen, nur un-
deutlich oder gar nicht mehr bei den
Fällen mit reduziertem Allgemeinzustand oder bei den kachektischen,
krebskranken Frauen. Die 17-KS-
Ausscheidung stand nahezu stets in
guter Übereinstimmung mit dem Allgemeinzustand. Ob allerdings aus der
17-KS-Ausscheidung die Ausgangssituation für die Indikation zur Therapie mit männlichen Sexualhormo-
nen beurteilt werden kann, erscheint uns noch etwas fraglich, da wir die verminderte Ausscheidung der 17-KS bei diesen Frauen in sehr reduziertem Allgemeinzustand eher als Ausdruck einer verminderten NNR-Funktion ganz allgemein
ansehen möchten.

Unsere Feststellung, daß die Verabreichung von hohen Dosen Testosteron bei
Frauen mit inkurablen Genitalcarcinomen in gut der Hälfte der Fälle eine vorübergehende Besserung bewirken kann, läßt erkennen, daß diese Therapie eine Bereiche-
rung der wenigen therapeutischen Möglichkeiten dieses Stadiums der Carcinom-
krankheit darstellt.

Diskussion.

BUSCHBECK:

Es ist ja für uns in der Praxis besonders notwendig, eine Möglichkeit in der Hand zu haben,
den inoperablen Carcinomkranken das Leiden möglichst erträglich zu gestalten. Wenn wir die
Literatur ansehen und uns auch den eben gehörten Vortrag vor Augen halten, dann sehen wir
immer wieder, daß das Carcinomwachstum als solches auch durch eine noch so hohe Testosterontherapie nicht gebremst werden kann. Was wir feststellen können, sind allein die extragenitalen Wirkungen des Testosterons auf den menschlichen Organismus, von denen wir am
gestrigen Tage ja in extenso gehört haben. Wir sehen in erster Linie den anabolen Effekt, vor
allem aber die psychisch-tonisierende Wirkung, die wohl im Vordergrund steht. Wenn man so
behandelte Patientinnen betrachtet, dann muß man feststellen, daß sie blühend aussehen, daß
sie sich wohlfühlen und daß eine ganz auffällige Minderung der subjektiven Beschwerden eingetreten ist. Ob diese allein psychisch bedingt ist oder organisch, das wissen wir heute noch
nicht zu unterscheiden. Und schließlich beobachtet man, daß die Frauen in extremis bei
bestem Aussehen und bei gutem Wohlbefinden gleichsam plötzlich verlöschen. Wer darüber
Erfahrungen hat, wird mir zustimmen, daß es ein ganz paradoxes Bild ist, das sich in den
letzten Tagen und Stunden bei einer mit Testosteron behandelten Frau bietet.

Diese Erfahrungen sind meines Erachtens für die Dosierung von Bedeutung. Für die Praxis sind die hohen Preise des Testosterons eine ziemliche Belastung und schränken unsere Handlungsfreiheit ein. Ich bin deshalb dazu übergegangen, den Frauen so lange Testosteron zuzuführen, bis der oben geschilderte tonisierte, euphorische Zustand erreicht ist, den zu erhalten man dann versuchen muß. Dabei ist es nach meinen Erfahrungen gleichgültig, wie die Ausgangslage ist und wieviel man an 17-Ketosteroiden im Harn findet. Nur dieser tonisierende Effekt kann meiner Ansicht nach das therapeutische Ziel sein, das wir hier anstreben sollten. Was darüber hinausgeht, ist wohl Utopie. Wenn wir nach diesen Gesichtspunkten dosieren, dann reichen verhältnismäßig geringe Mengen für eine klinisch vollauf befriedigende Wirkung aus.

WÜRTERLE (Schlußwort):

Ich möchte nur, falls das im Vortrag nicht so deutlich geworden ist, noch einmal feststellen, daß wir hinsichtlich der Therapie mit Herrn BUSCHBECK der gleichen Meinung sind. Eine mittelhoch dosierte Testosterontherapie muß nur genügend lange verabreicht werden. Es scheint dabei nicht so sehr darauf anzukommen, die Verabreichung täglich durchzuführen, denn dabei ist, wie wir aus Ausscheidungsuntersuchungen der 17-KS nach Testosteronzufuhr schließen können, wohl ein gewisser Überlauf anzunehmen. Daß beim Genitalcarcinom der Frau, im besonderen beim Collumcarcinom nicht ähnliche günstige Erfahrungen vorliegen, wie beim Prostata- oder Mammacarcinom, ist wohl darauf zurückzuführen, daß es sich hierbei um ein anderes Terrain handelt. Wenn man beim weiblichen Genitalcarcinom einen Vergleich mit dem Mamma- und Prostatacarcinom ziehen wollte, so wäre das, wie Herr Prof. PHILIPP schon sagte, am ehesten beim Carcinom des Corpus uteri oder beim Ovarialcarcinom möglich. Aber auch dabei haben wir in keinem Fall einen Einfluß auf das Carcinomwachstum beobachten können, der mit Sicherheit auf die Hormonbehandlung hätte zurückgeführt werden können. Wir glauben doch, daß die günstige Wirkung der Testosteron-Therapie auf die Stoffwechselwirkung des Testosterons und die psychisch tonisierende Wirkung, wie es Herr BUSCHBECK so deutlich hervorgehoben hat, zurückzuführen sein dürfte.

Das Verhalten der chromatographisch getrennten C 17-Ketosteroide bei Lebererkrankungen.

Von

WOLFGANG GROPP.

Mit 3 Textabbildungen.

Untersuchungen über die C 17-Ketosteroidausscheidung bei Leberkrankheiten liegen in größerer Zahl vor, so im deutschen Schrifttum besonders von WELLER, zuletzt von EYMER und MOLL aus der BERGMANNschen Klinik. In den zahlreichen Arbeiten von WEISSBECKER und RUPPEL wurde über das Verhalten der Corticoide bei Lebererkrankungen ebenfalls berichtet. Die meisten Autoren fanden bei der Hepatitis und Cirrhose verminderte C 17-KS-Werte. WELLER teilte 1951 bei Cirrhosen eine Verminderung der C 17-Ausscheidung um durchschnittlich 34% mit, während er später auch noch wesentlich niedrigere Werte sah. Auch EYMER und MOLL sahen z. T. bei dieser Erkrankung eine Herabsetzung um mehr als 50%, was sich mit unseren eigenen Beobachtungen deckt. WELLER teilte auch Untersuchungsergebnisse bei Hepatitiskranken mit und sah, daß im allgemeinen entsprechend dem Schweregrad der Erkrankung eine deutliche Verminderung der C 17-KS-Ausscheidung zu beobachten war, die sich dann entsprechend der klinischen Besserung langsam wieder der Norm näherte. BJOERNEBOE, HAMBURGER und JERSILD sahen bei 11 Männern und einer Frau ein gleiches Verhalten. Falle, in denen dieser Wiederanstieg nicht gefunden werden konnte, pflegten in ein chronisches Stadium der Leberentzündung oder Cirrhose überzugehen.

Wir selbst haben 6 Patienten mit Hepatitis und 12 Cirrhosen z. T. über Monate hin im Hinblick auf ihre C 17-Ausscheidung untersucht, wobei die Diagnose in jedem Falle laparoskopisch und histologisch gesichert wurde, bisweilen mehrmals. Unsere Ergebnisse seien anhand von Tabellen dargestellt:

Tabelle 1. Hepatitis: Wir erkennen bei den Patienten 1, 3 und 4 ein allmähliches Ansteigen der C 17-Werte, entsprechend der klinischen Ausheilung. Die Patientin 6 zeigte nach $4^1/_2$ Wochen keine weitere Besserung bzw. sogar wieder eine

Tabelle 1: *17-Ketosteroidwerte in mg/Tag bei akuter Hepatitis.*

			1.	2.	3.	4.	5.	6.	7. Woche
1. Schäf.	m	25 J.	7,4	4,8	10,5	14,3	16,2		
2. Hil.	m	50 ,,	10,4	8,3	8,1	10,5	11,4		
3. Huffz.	w	42 ,,	10,3	8,3	7,9	7,4	18,3	10,7	
4. Kn.	w	26 ,,	4,1	3,9	5,1	9,3	10,1	Grav.	M. V.
5. Jaw.	m	25 ,,	10,4	4,8	5,0	6,8	13,0	15,0	12,0
6. Weck.	w	30 ,,	4,8	3,0	6,6	11,0	6,2	3,8	Rezid.
7. Süss.	w	50 ,,	3,6	4,1	3,4	5,6	8,4	10,7	
8. Mül.	m	31 ,,	13,4	13,6	12,5	10,6	12,8	subak.	Verl.
9. Wohlf.	w	46 ,,	7,7	7,1	6,9	8,2	10,5	12,7	
Chron. Hepatitis m. Übergang in Cirrhose:									
10. Reinh.	m	25 J.	8,7	9,6	7,6	5,6	7,7	7,1	
11. Lindek.	m	50 ,,	7,9	9,7	8,2	5,3	Exitus	let.	

Verschlechterung des Befindens, verließ aber nach 6 Wochen gegen unseren Rat das Krankenhaus, obwohl sie sich noch sehr matt und abgeschlagen fühlte.

Bei dem Patienten 10 handelt es sich um eine seit $1^1/_2$ Jahren bestehende Hepatitis mit Übergang in Cirrhose. Trotz klinischer Besserung und Schwinden des Ascites unter Proheparbehandlung stiegen die Werte nicht an. Bei Patient 3 lag nur ein leichter Hepatitisschub mit Rheumatoid vor, entsprechend lagen die Hormonwerte nur etwas unter der Norm. Fall 5 und 6 seien in Abb. 1 nochmals anschaulich dargestellt.

Tabelle 2. Cirrhosen: Bei allen 12 Fällen von Lebercirrhosen sind niedrige C 17-KS-Werte festzustellen, wobei die Erniedrigung an sich kein Maßstab für die Schwere der Erkrankung zu sein scheint. Immerhin handelte es sich bei den Patienten 6, 10 und 12 um Endstadien mit besonders niedrigen Hormonwerten. Die angegebenen C 17-Mengen liegen 30—70% unter den zu erwartenden Werten von Gesunden.

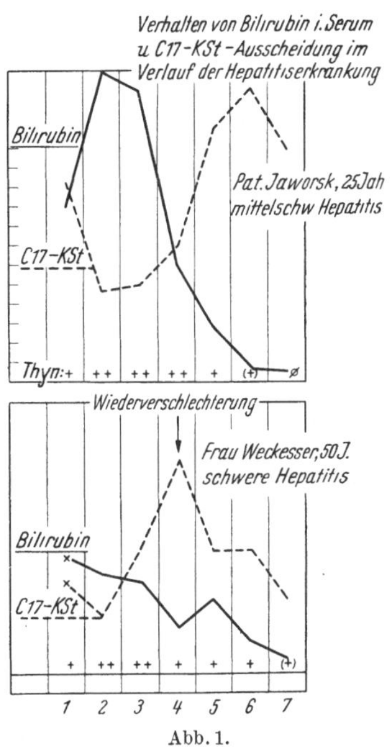

Abb. 1.

Tabelle 2: *17-KS-Werte in mg/24 h bei Lebercirrhosen.*

1. Bohnst.	m	63 J.	3,9	5,3	5,8	4,7		
2. Saalb.	m	55 „	6,5	6,3	7,1			
3. Kötz.	w	62 „	3,05	4,9	6,4	6,8		
4. Kot.	m	51 „	4,6	2,3	2,6	3,1	2,8	
5. Golz	w	46 „	2,4	1,1	4,7	5,4		
6. Doberst.	m	46 „	5,2	7,9	7,2	6,5		
7. Soh.	m	72 .,	3,6	5,4	1,2	4,3	5,2	
8. Lachn.	m	53 „	1,99	4,6	3,1	2,9	Exit.	
9. Szesn.	w	48 „	3,3	5,0	4,1	5,6	3,8	2,9
10. Gehrk.	m	57 „	2,3	1,9	2,6	2,3	Exit.	Leber-koma

In den Jahren 1951 und 1953 wurde nun durch Prof. BAUER, München, z. T. zusammen mit seinem Mitarbeiter KARL, eine chromatographische Methode angegeben, welche den Vorzug haben soll, einen wesentlich genaueren Einblick in die Zusammensetzung der C 17-KS zu gestatten. Die Masse der neutralen C 17-KS wird dabei an eine Aluminiumoxydsäule von bestimmter Dicke und Länge adsorbiert und dann zunächst mit Tetrachlorkohlenstoff, weiter mit steigenden Ätherzusätzen, schließlich mit reinem Äther und zum Schluß mit Alkohol extrahiert. BAUER gewinnt so 25 Fraktionen, in welchen er die übliche ZIMMERMANNsche Reaktion durchführt. Wir haben uns aus praktischen Gesichtspunkten heraus mit der Gewinnung von 5 Fraktionen begnügt, um möglichst täglich Untersuchungen laufen lassen zu können. Bei der Prüfung von Normalwerten bei Männern und Frauen in verschiedenen Lebensaltern fanden wir die überraschende Tatsache, daß sich die Ausscheidungskurven bei beiden Geschlechtern im Alter von 20—70 Jahren nur wenig unterscheiden. Für das Kindesalter liegen uns noch nicht genügend Untersuchungen vor.

Tabelle 3 und 4 geben einen Überblick über diese Ergebnisse. Die technischen Einzelheiten, Fehlermöglichkeiten und Versuchsbedingungen müssen den Originalarbeiten von Bauer entnommen werden.

In Fortsetzung unserer Untersuchungen über die C 17-KS-Ausscheidung bei Hepatitis und Cirrhosen führten wir auch bei diesen Erkrankungen Chromatogramme durch. Es zeigte sich die Tatsache, daß bei beiden Leberkrankheiten anscheinend für diese typische Abweichungen und Veränderungen der einzelnen Fraktionen auftreten, und zwar findet sich eine Verschiebung der Ketosteroide zur 5. Fraktion hin, wobei entweder eine Abflachung der gesamten Kurven oder eine Treppenform entsteht.

Abb. 2. Hepatitis: Die gezeigten 3 Chromatogramme weisen vor allem eine erstaunliche Verminderung der sonst höchsten Fraktion 4 auf, verbunden mit einer Vermehrung der 5. Alkoholfraktion, z. T. auch mit Verschiebungen zu den ersten 3 Fraktionen hin. Über das Verhalten der einzelnen Fraktionen im Verlauf der Ausheilung einer Hepatitis können wir bisher nur sehr vorsichtige Aussagen machen, weil das Zahlenmaterial noch zu klein ist. Es kommt die Schwierigkeit hinzu, daß bei der Hepatitis von Tag zu Tag gewisse Schwankungen innerhalb der einzelnen Fraktionen auftreten können, welche dazu zwingen, möglichst über längere Zeit täglich oder

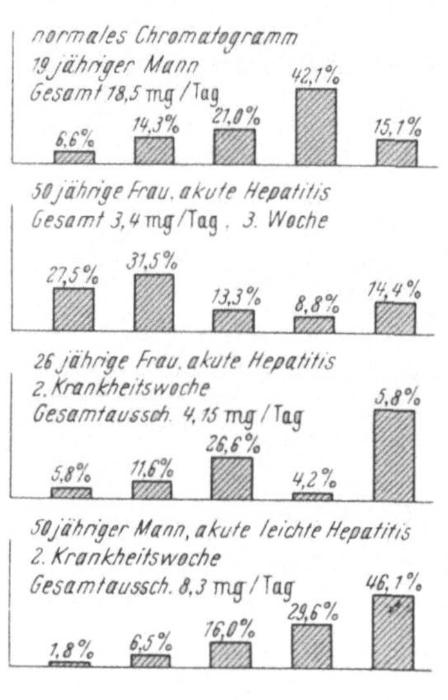

Abb. 2.

zumindest alle 2—3 Tage zu untersuchen. Bei Gesunden betragen die täglichen Differenzen bei genauer Technik kaum mehr als 5—10%.

Abb. 3. Die Betrachtung der Ausscheidungsdiagramme der Patientin W., welche eine sehr verzögerte bzw. ausbleibende Heilung zeigte, läßt z. Z. der höchsten Gesamtausscheidung und klinischen Besserung ein Ansteigen der Fraktion 4 erkennen und eine Annäherung an normale Verhältnisse, um sich dann wieder fortlaufend zu verschlechtern, was sich chromatographisch im Anstieg der Fraktion 5 ausdrückt.

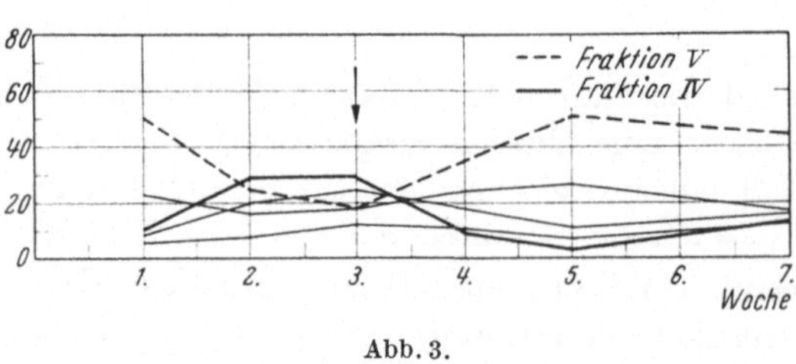

Abb. 3.

Die Diagramme der untersuchten Cirrhosefälle sprechen für sich selbst. Die Verschiebungen zur Fraktion 5 hin und Abflachung aller übrigen Anteile ist sehr gleichmäßig ausgeprägt und wurde von uns bisher nur bei Leberparenchymerkrankungen gefunden. Damit soll nicht ausgeschlossen werden, daß ähnliche Veränderungen evtl. auch einmal bei anderen schweren Stoffwechselstörungen auftreten können. Dies bleibt weiteren Untersuchungen vorbehalten.

Eine Erklärung für die aufgezeigten Befunde fällt weiterhin sehr schwer. Durch die Untersuchungen von DOBRINER und LIEBERMANN sind wir darüber unterrichtet, welche Steroidverbindungen uns in den einzelnen Extraktionsphasen begegnen. Bei Leberparenchymschäden erleidet die sonst sehr konstante und geordnete C 17-KS-Ausscheidung auf uns unbekannte Art und Weise Störungen. Es liegt nahe, die Ursache hierfür in der erkrankten Leberzelle selbst zu suchen, obwohl auch eine primäre Schädigung der hormonproduzierenden Organe, insbesondere der Nebennierenrinde, nicht ausgeschlossen werden kann. Gegen die letztere Vermutung sprechen die mehrfach festgestellten normalen oder sogar erhöhten Corticoidwerte. Diese theoretischen Fragen bleiben also vorerst noch offen.

Literatur.

BAUER, J.,: Verh. Ges. inn. Med. **1951**, 41.
— — Med. Klin. **1952**, 925—929.
— — Verh. Ges. inn. Med. **1952**, 412—416.
— u. J. KARL: Dtsch. med. Wschr. **1951**, 1528—1530.
— — Z. exper. Med. **1952**, 425.
— — Ärztl. Forsch. **1952** I, 379.
BJOERNEBOE, HAMBURGER u. JERSILD: Acta med. scand. (Stockh.) **136**, 287 (1950).
DOBRINER, LIEBERMANN: J. of Biol. Chem. **1948**, 241.
EYMER, P., u. H. MOLL: Dtsch. med. Wschr. **1953**, 1376.
WELLER, O.: Z. inn. Med. **1951**, 641.
— Klin. Wschr. **1952**, 165.

Diskussion.

ZIMMERMANN:

Ich möchte nur zur Technik kurz etwas sagen. Die Chromatographie der 17-Ketosteroide hat eigentlich nur dann Sinn, wenn man wenigstens die 3 Gruppen der β-Steroide, die Gruppe der α-Steroide und die Gruppe der 11-Oxy- und 11-Ketosteroide unterscheiden kann. Nur dann kann man über die Verschiebung der Einzelfraktionen und die Herkunft der im Harn gefundenen Steroide etwas sagen. Ich glaube, daß die geschilderte Methodik doch etwas allzu abgekürzt war, um wirklich bindende Schlüsse zu ziehen. Man kann zwar vermuten, daß in der Fraktion 5 überwiegend die 11-Oxy-11-Ketoverbindungen erschienen sind, aber die Trennung in Fraktion 4 und 5 dürfte doch nicht exakt gewesen sein. Ich glaube, daß man mit einer ausführlichen Methodik mehr hätte aussagen können.

VOIGT:

Ich möchte unterstreichen, was Herr ZIMMERMANN gesagt hat, daß man also mit der Chromatographie eine grobe Orientierung und Festlegung der Steroide erreichen sollte. Darüber hinaus ist in letzter Zeit von SCHEDEL — und auch wir haben es elektrophoretisch gemacht — solche Untersuchung gestartet worden, und SCHEDEL hat dabei verglichen die Cortine, dann die erscheinenden Ketosteroide nach der ZIMMERMANNschen Methode und die Absorption bei 240 mμ. Es hat sich vor allen Dingen bei der Lebercirrhose ergeben, daß hierbei eine signifikante Zunahme der Δ^4-ungesättigten Steroide auftritt. Eine Tatsache, die ja theoretisch von höchstem Interesse ist, weil man sich überlegen muß, ob die normalerweise aktiv mit einer Δ^4-Konfiguration ausgerüsteten Steroide nicht mehr normal abgebaut werden, d. h. also, daß ein Abbau der Δ^4-Konfiguration in diesem Falle in der Leber erfolgen müßte.

17-Ketosteroidausscheidung
nach Testosteronoenanthat-Injektionen.

Von

J. A. SCHNEIDER.

Mit 5 Textabbildungen.

In den letzten 3 Jahren hatte ich Gelegenheit, etwa 10 Kranke, die an primärem oder sekundärem Eunuchoidismus litten, mit Testosteronoenanthat-
Einspritzungen zu behandeln. Als Wirkungs-
dauer einer Injektion von 250 mg T-oenanthat
in öliger Lösung konnte im Sinne der Erhaltungsdosis die Zeit von 3—5 Wochen ermittelt
werden. Zur Abrundung dieser Beobachtungen
habe ich bei 4 Kranken und einer gesunden
Versuchsperson die 17-Ketosteroidausschei-
dung nach T-oenanthat überprüft. Die Ana-

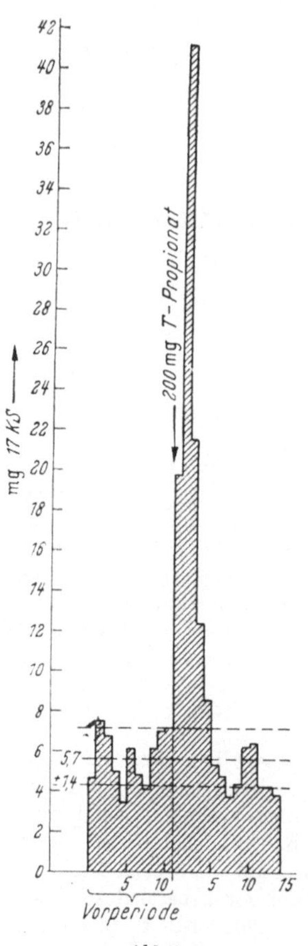

Abb. 1

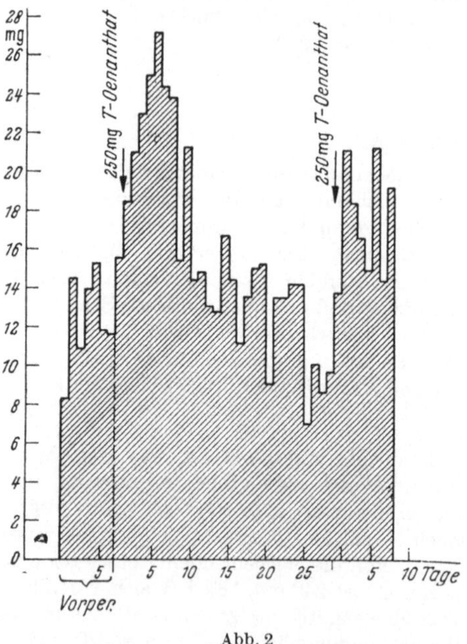

Abb. 2

lysen wurden von meinem Mitarbeiter SCHUCHTER durchgeführt. Es wurde die
ZIMMERMANNsche Reaktion in einer von LANGECKER nach DREKTER ausgearbeiteten

Modifikation benutzt. Da es sich in diesem Kreise erübrigt, auf methodische Einzelheiten der Analysen und auf das Wesen der 17-Ketosteroide einzugehen, möchte ich gleich mit der Projektion der Ergebnisse beginnen.

Zu Abb. 1. Zunächst eine steile und schmale Ausscheidungskurve nach einer einmaligen Gabe von 250 mg T-propionat. Der 71jährige Mann zeigt niedrige Ausgangswerte. Die Ausscheidung erfolgt in 5 Tagen und beträgt 45%. (Bei den Berechnungen ist berücksichtigt, daß T-propionat zu 83%, T-oenanthat zu 72% reines Testosteron enthält.)

Zu Abb. 2. Es handelt sich um einen 28 Jahre alten Mann, der in der Kindheit eine stumpfe Gewalteinwirkung in der Scrotalgegend erlitt. Es entwickelte sich nach einer Schwellung eine Atrophie beider Hoden. Der Körperbau entsprach dem eunuchoiden Fettwuchs. Ich behandle den Kranken seit 4 Jahren, er ist zuletzt auf 250 mg T-oenanthat/4 Wochen eingestellt. Vor dem Versuch erhielt er 7 Wochen keine Hormone, worauf sich nach der 4. Woche deutliche Ausfallserscheinungen eingestellt hatten.

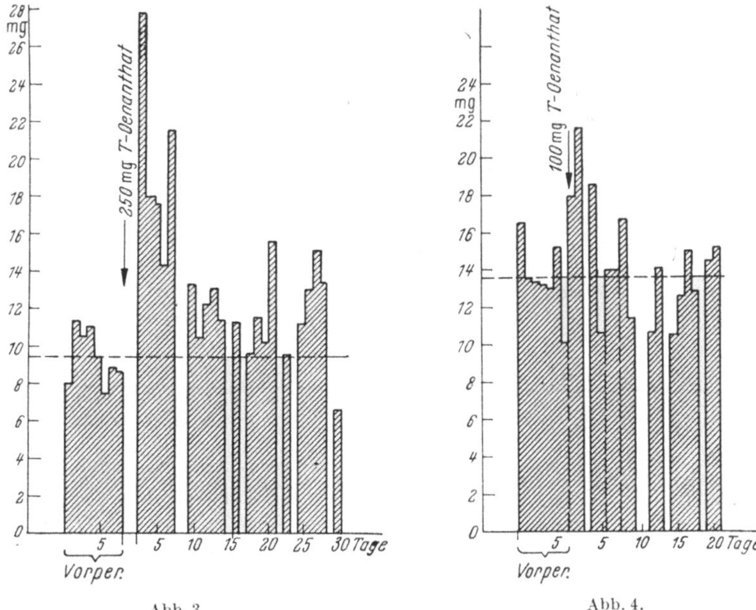

Ich möchte auf die erheblichen Schwankungen in der Vorperiode hinweisen. Die vermehrte 17-KS-Ausscheidung ist in den ersten 10 Tagen p. i. deutlich, bis zum 20. Tag angedeutet. Ausgeschieden wurden etwa 62% der Einspritzung.

Zu Abb. 3. Bei dem z. Z. der Untersuchung 28 Jahre alten Mann sind im Alter von 21 und 22 Jahren die Hoden wegen einer Tuberkulose entfernt worden. Er ist auf 250 mg T-oenanthat pro 6 Wochen eingestellt, wobei sich aber während der beiden letzten Wochen Ausfallserscheinungen zeigen. Letzte Hormongabe 10 Wochen vor dem Versuch.

Die 17-KS-Ausscheidung war bis zum 16. Tag deutlich vermehrt, danach bei starken Tagesschwankungen erneuter geringer Anstieg zwischen 25.—28. Tag. Ausgeschiedene Menge etwa 56%.

Zu Abb. 4. Bei dem 41jährigen Mann waren die Hoden wegen Tbc mit 30 und 33 Jahren entfernt worden. Er war vor dem Versuch unregelmäßig und unsystematisch mit Hormonen behandelt worden. Letzte Hormongabe 10 Wochen vor dem Versuch.

Er erhielt 100 mg T-oenanthat, die klinisch etwa 12 Tage wirksam waren. Nachweis vermehrter 17-KS-Ausscheidung 4 Tage.

Zu den Ausscheidungskurven sind einige Bemerkungen erforderlich:

Die normalen Tagesschwankungen der 17-KS sind so groß, daß eine genaue Trennung des endogenen und exogenen Anteils mit erheblichen Schwierigkeiten verbunden ist. Die

Überschneidung beider Kurven ist bei relativ niedrigen Dosen größer als bei hohen Dosen. Außerdem heben sich flachverlaufende Ausscheidungskurven, wie man sie bei Depot-Präparaten auf physikalischer oder chemischer Grundlage findet, in geringerem Maße von der physiologischen Ausscheidung ab. Eine weitere Fehlerquelle ergibt sich aus der Tatsache, daß die exogene Zufuhr von Androgenpräparaten über den Hypophysenvorderlappen die Bildung der Androgene im Organismus hemmt und dadurch auch die Ausscheidung der endogenen 17-KS drosselt. In Wirklichkeit dürfte die exogene Ausscheidung etwas höher sein, als die Ausscheidungskurven angeben.

Eine Vergleichbarkeit der Ausscheidungsverhältnisse verschiedener Präparate besteht nur für gleich hohe Dosen und bei der gleichen Applikationsart. Zur Beurteilung der Ausscheidungsverhältnisse des T-oenanthats in öliger Lösung sind die des T-cyclopentylpropionats interessant, für das McCullagh bei einer einmaligen Dosis von 300 mg eine Ausscheidungsdauer von 10—12 Tagen angibt. Hamburger konnte von 300 mg T-valerat in 9 Tagen 38% nachweisen.

Wie schon erwähnt, sind die Ausscheidungsverhältnisse eines schnell resorbierbaren Testosteronesters am besten zu übersehen. In Übereinstimmung mit dem Schrifttum haben wir beim T-propionat etwa die Hälfte des Steroidanteils in Form von 17-KS wiederfinden können. Der Rest der zusätzlich zugeführten Steroids wird durch die Leber ausgeschieden oder verläßt in Form von Verbindungen, die mit der Zimmermannschen Reaktion nicht nachweisbar sind, den Organismus. In diesem Zusammenhang kann erwähnt werden, daß das Methyltestosteron überhaupt nicht als 17-KS ausgeschieden wird. Segaloff fand eine Erhöhung der Pregnandiolausscheidung nach Methyltestosterongaben.

Zum Abschluß möchte ich die Kurve der Ejaculatmengen bei einem 46 jährigen Mann mit primärem Eunuchoidismus bei T-oenanthat-Behandlung zeigen, die ich Herrn Prof. Junkmann verdanke.

Zu Abb. 5. Die Ejaculatmenge als Maß der Potenz und der Androgenwirkung ist von amerikanischen Autoren angegeben worden. Da das Ejaculat zum größten Teil aus dem Sekret der Samenblasen besteht und diese ein Erfolgsorgan der Androgene sind, liegen diese Zusammenhänge nahe.

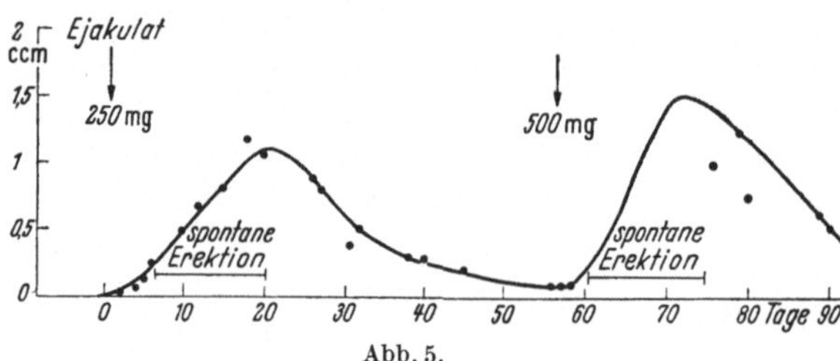

Abb. 5.

Bemerkenswert ist der zeitliche Verlauf der Kurve, besonders bei gleichzeitigem Vergleich mit der Kurve der 17-KS-Ausscheidung: Die klinische Wirkung des T-oenanthats setzt erst nach etwa 3 Tagen ein, während die 17-KS gerade in diesen Tagen in relativ großen Mengen ausgeschieden werden. Der Höhepunkt der Ejaculatmengenkurve wird in 3 Wochen erreicht, zu einem Zeitpunkt also, wo eine vermehrte 17-KS-Ausscheidung kaum mehr nachweisbar ist. Schließlich hält die an der Ejaculatmenge erfaßbare Wirkung des T-oenanthats etwa 5^1/$_2$ Wochen an, übertrifft die Zeitdauer der 17-KS-Ausscheidung um etwa 2 Wochen. Die klinische Wirksamkeit, die wir aus den Angaben unserer Kranken folgern können, deckt sich recht genau mit der Kurve der Ejaculatmengen. Die Ausscheidungskurven der 17-KS stellen lediglich gewisse Analogien zu der Wirkungsdauer eines Präparates dar.

Zusammenfassend kann festgestellt werden, daß nach intramuskulärer Injektion von 250 mg T-oenanthat etwa 20 Tage lang eine vermehrte 17-KS-Ausscheidung nachweisbar ist. Die Ausscheidungsquote beträgt etwa 56—62%.

Diskussion.

Suchowsky:

Gemeinsam mit Herrn Dr. Wied, der sich z. Z. in Amerika aufhält, haben wir an Frauen ähnliche Untersuchungen durchgeführt. Es handelte sich um Patientinnen im Senium, die in unserer Klinik wegen Mamma-Carcinomen in Behandlung standen. Erfahrungsgemäß spielt bei der Therapie die Wirkungsdauer der Hormonwirkung eine große Rolle. Wir haben uns zur Aufgabe gemacht, die Wirkungsdauer verschiedener Depot-Testosterone zu untersuchen. —

Wir haben bei unseren Untersuchungen auf die eine Seite die Cytologie und auf die andere Seite die Bestimmung der 17 Ketosteroid-Ausscheidung gestellt. Wir haben den Oberflächenzellindex bestimmt, darunter verstehen wir das abgeschilferte Epithel der C 5- und C 4-Lage im Verhältnis zu den tieferen Zellschichten. Wir haben als Beweisstandard den Propionsäureester genommen, d. h. das Testosteronpropionat, und haben diesem Propionsäureester dann Depot-Ester zum Vergleich gestellt. Als Depotpräparate verwendeten wir das Testosteronoenanthat, das Testosteroncyclopenthylpropionat, das Testosteronisobutyrat in wäßriger Lösung und das Testosteronphenylpropionat. Wir konnten feststellen, daß bei der Dosis von 12,5 mg nur bei 25% der Frauen die Dosis als unterschwellig zu bezeichnen war, man konnte hier eine deutliche Verlängerung der Proliferation sehen. Die nächste Kurve zeigt die Wirkung von 50 mg Testosteronester. Wir konnten feststellen, daß die Wirkungen des Esters der Oenanthsäure und des Cyclopenthylpropionats etwa gleich waren. Etwas geringere Wirkung zeigte sich beim Phenylpropionatester und noch geringer bei dem Ester der Isobuttersäure.

Die nächste Kurve zeigt die Wirkung von 250 mg. Hier sehen wir den Unterschied noch signifikanter, auch die deutliche Verbreiterung der Wirkungsdauer, die sich etwa auf 3 Wochen erstreckt. Wie schon Herr SCHNEIDER mit seinen Untersuchungen zeigen konnte, zeigt der Ester der Oenanthsäure die längste Wirkungsdauer. Das letzte Diagramm demonstriert die Ketosteroidausscheidung. In der 1. Rubrik die Ausscheidungen nach Testosteronpropionat. Sie sehen hier eine sehr steil ansteigende und schmale Wirkungsdauer, daneben der Ester der Oenanthsäure mit deutlich protrahierter Wirkungsdauer, ebenfalls beim Cyclopenthylpropionat, eine etwas kürzere bei dem Ester der Isobuttersäure und eine wieder etwas längere bei dem Ester der Phenylpropionsäure.

Wir glauben mit unseren Untersuchungen einen weiteren Weg zum Nachweis der Wirkungsdauer eines Depottestosterons gezeigt zu haben.

WÜRTERLE:

An einigen Diapositiven sei die Ausscheidung der 17 KS nach Injektion von Testosteronpropionat (Tp)-Präparaten verschiedener Firmen demonstriert, die wir in zahlreichen Einzeluntersuchungen bei Frauen

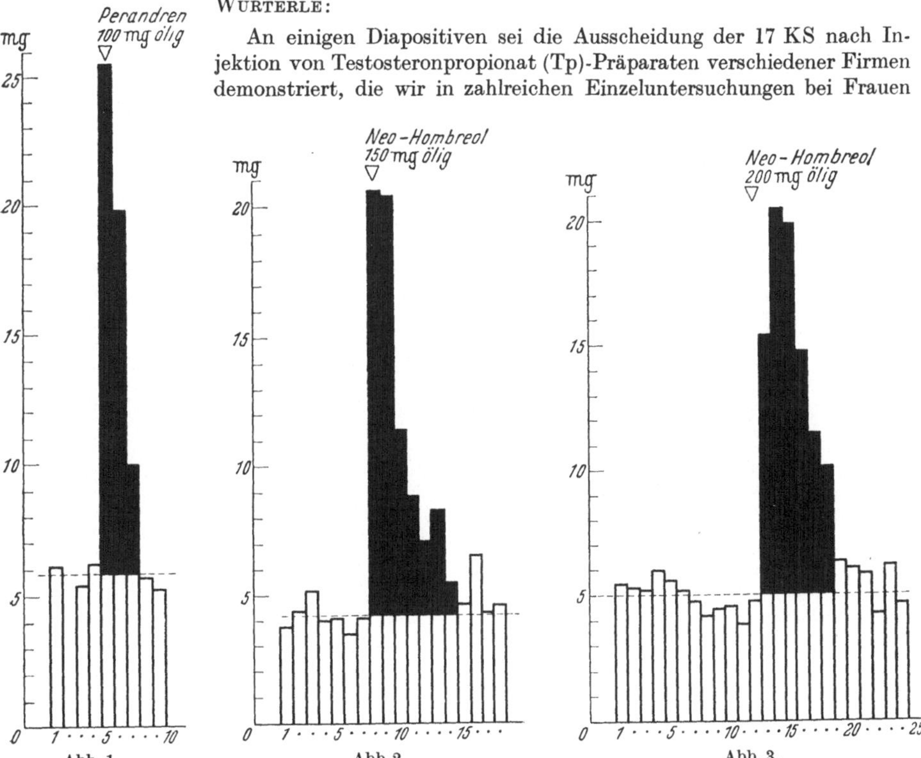

Abb. 1. Abb. 2 Abb. 3.

mit Genitalcarcinomen in gutem Allgemeinzustand untersucht haben. Es geht daraus hervor, daß die Ausscheidung der 17 KS von Dosis und Art des Testosteronpräparates abhängig ist. Nach Injektion des Präparates in öliger Lösung ist die Ausscheidung der 17 KS wohl etwas höher, aber dafür beträchtlich kürzer als bei gleicher Dosis als Kristallsuspension verabreicht (Abb. 1—6).

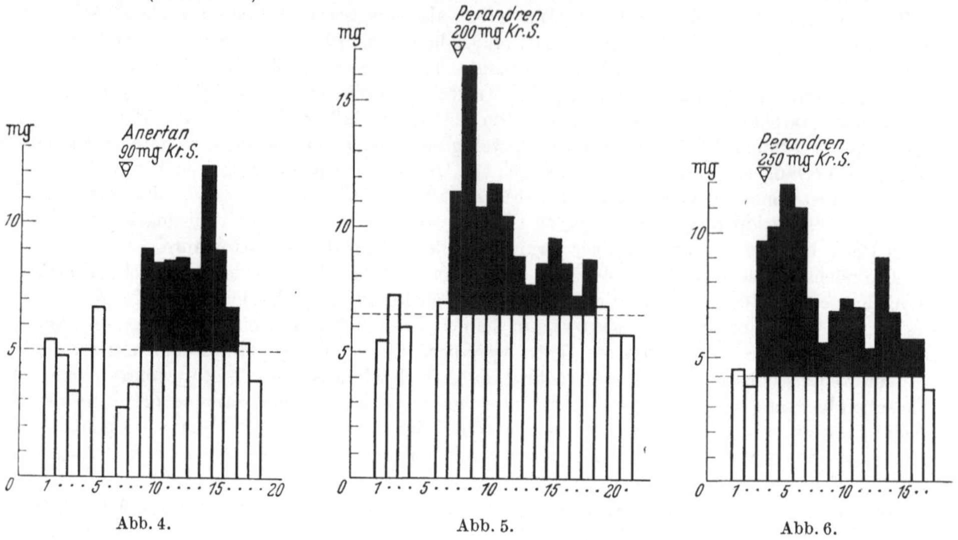

Abb. 4.   Abb. 5.   Abb. 6.

Schirren:

Ich möchte nur kurz Stellung nehmen zu dem Problem der Zunahme des Ejaculatvolumens und der Oenanthatbehandlung. Ich möchte den Vortragenden fragen, ob ihm bekannt ist, daß man ja die Zunahme des Ejaculatvolumens allein schon erreichen kann durch die Einhaltung einer gewissen Karenz. Mir ist nicht bekannt, wieweit das in Ihren Fällen vorliegt.

Schneider:

Um gleich auf die letzte Frage einzugehen: es ging aus der Kurve hervor, daß die Ejaculatmengen in den ersten Tagen nach der Injektion sehr deutlich zugenommen haben.

Daß nach einer Karenz die Menge zunimmt, ist klar, aber wohl nicht bei unbehandeltem Eunuchoidismus. Und diese Methode wurde besonders von McCullagh mehrfach in Arbeiten angewendet und gilt als bewährt.

Aus dem Pathologisch-anatomischen Institut der Universität Mailand (Italien).

Einfluß des Glukagons auf das Wachstum des Hühnerembryos.

Von

CESARE CAVALLERO.

Manche Verfasser haben kürzlich die Hypothese aufgestellt, daß Glukagon, ein pankreatischer Faktor, der wahrscheinlich hormonaler Natur ist und in den A-Zellen der LANGERHANSschen Inseln erzeugt wird, am Körperwachstum teilnehme. Es wurde morphologisch bewiesen, daß das hypophysäre Wachstumshormon die A-Zellen der LANGERHANSschen Inseln stimuliert (CAVALLERO und MOSCA, 1953); physiologisch konnte man feststellen, daß das Wachstumshormon eine hyperglykämisierende glykogenolytische Substanz, die möglicherweise das Glukagon ist, aus den Inseln freisetzt (BORNSTEIN, REID und YOUNG, 1951).

Aus weiteren Versuchen geht hervor, daß bei der hypophysektomierten Ratte Glukagon einige dem Wachstumshormon gleichwertige Effekte erzielt (ELRICK, 1953), doch konnte man ähnliche Resultate mit Insulin (SALTER und BEST, 1953) und mit gleichzeitiger Verabreichung von Insulin und Glukagon (YOUNG, 1953) erreichen. Man kann diesbezüglich die Frage noch nicht als gelöst betrachten, insbesondere, wenn man an das negative Resultat der Kontrollversuche, die von GESCHWIND und STAUB (1953) sowohl mit Insulin als mit Glukagon unternommen wurden, denkt.

Wir haben die Wirksamkeit des Glukagons auf das Wachstum von Hühnerembryonen studiert. Die hier beschriebenen Versuche wurden mit einem amorphen Glukagonpräparat (N. 208-108 B 234), das nur 0,005 iE Insulin pro mg enthielt und das wir Dr. W. R. KIRTLEY der Lilly Research Laboratories, Indianapolis, USA, verdanken, unternommen. Auf Grund unserer Versuche hatte dieses Präparat intravenös beim Kaninchen eine auffallende hyperglykämisierende Wirkung und in vitro eine glykogenolytische Aktion auf Leberschnitte. Wir verwendeten dazu befruchtete Eier der weißen Leghornrasse, die am 9. Entwicklungstag injiziert und gruppenweise am 13., 16. und 18. Entwicklungstag geöffnet wurden. Die Eier wurden bei einer Temperatur zwischen 37,5° und 38,5° C und einem Feuchtigkeitsgehalt von 70% bebrütet. In allen Serien wurden die Präparate, in einer 0,1 cm³ Tyrode-Lösung, in die chorion-allantoische Membran injiziert.

Tabelle 1. *Mortalität der Embryonen der verschiedenen Serien.*

Serie	Mortalitäts- prozentsatz
Kontrolle	38,0
Insulin $1,25 \times 10^{-4}$ iE . .	41,9
Glukagon 5 γ	37,1
Glukagon 25 γ	32,5
Glukagon 50 γ	54,2

Folgende Serien wurden studiert: 1. Eier, die mit je 0,1 cm³ Tyrode-Lösung injiziert wurden (als Kontrolle); 2. Eier, die mit je $1,25 \times 10^{-4}$ iE Novo Insulin (frei von Glukagon) injiziert wurden (zweite Kontrolle); diese Dose Insulin entspricht der Kontamination von 25 γ des Präparats; 3. Eier, die mit je 5, 25 und 50 γ Glukagon in einer 0,1 cm³ Tyrode-Lösung injiziert wurden.

In der Tab. 1 kann man den Mortalitätsprozentsatz der verschiedenen Gruppen ersehen. Es folgt daraus, daß die Mortalität fast in allen Gruppen gleichwertig war, mit Ausnahme der mit 50 γ Glukagon behandelten Serie; daher wurde die obengenannte Dose im weiteren Verlauf des Experimentes nicht mehr verwendet.

Tabelle 2. *Mittelgewichte (in Gramm) der Embryonen der verschiedenen Gruppen in progressiven Entwicklungsstadien.*

Zahl der Embryonen	Inkubationstag	Kontrolle	Insulin	Glukagon	
				5 γ	25 γ
40	13	6,3335	5,7323	7,0663	7,1185
40	16	11,7213	10,9018	14,2544	14,4624
40	18	16,3643	15,9238	19,5051	18,9632

In der Tab. 2 werden die Mittelgewichte der frischen Embryonen der verschiedenen Serien wiedergegeben. Es geht aus dieser Tabelle hervor, daß Glukagon in den zwei experimentellen Dosen das Embryonalgewicht steigert und daß dieser Effekt bereits am 13. Entwicklungstag, d. h. 4 Tage nach der Glukagoninjektion bemerkbar ist. Dagegen konnten wir keine Gewichtszunahme der Embryonen, die nur mit einem Insulinquantum injiziert wurden, das der Kontamination unseres Glukagonpräparats entspricht, bemerken.

Die hier aufgeführten ersten Ergebnisse genügen einstweilen, um die Ansicht einer Teilnahme des Glukagons an den Wachstumserscheinungen zu bekräftigen.

Dr. B. Malandra, Dr. R. Fior und Dr. A. Necco bin ich für ihre Mitarbeit zu Dank verpflichtet.

Literatur.

Bornstein, J., E. Reid u. F. G. Young: Nature (London) **168**, 903 (1951).
Cavallero, C., u. L. Mosca: J. of Path. **66**, 147 (1953).
Elrick, H.: Proc. Soc. Exper. Biol. a. Med. **82**, 76 (1953).
Geschwind, I. I., u. A. Staub: Proc. Soc. Exper. Biol. a. Med. 84, 76 (1953).
Salter, J., u. C. H. Best: Federat. Proc. **12**, 122 (1953).
Young, F. G.: Abstr. XIX. Internat. Physiol. Congress, Montreal 1953, 18.

Diskussion.

Ferner:

Die interessanten Ergebnisse von Prof. Cavallero gewinnen dadurch eine besondere Bedeutung, daß er selbst unter den ersten Forschern war, welche sich mit dem zweiten hormonellen Prinzip der Inseln, dem Glukagon, beschäftigten und insbesondere deswegen, weil ja bisher nur morphologische Kriterien darauf hinweisen, daß das A-Zellensystem mit dem Wachstum in enger Beziehung steht: In der Embryonalzeit und in der Kindheit, also in den Phasen des intensivsten Wachstums, ist das A-Zellensystem als Quelle des Glukagons besonders mächtig entwickelt und erfährt später eine relative Involution. Nach Hypophysektomie verfallen vom Inselapparat primär nur die A-Zellen der Atrophie und verschwinden. Hier wurde beim Hühnchen gezeigt, daß das Glukagon auch allein und von sich aus einen Wachstumseffekt erzeugen kann, der bei gleicher Applikation durch Insulin allein nicht zu erzielen war.

BIERICH:

Meine Damen und Herren! Gestatten Sie mir, zu diesem Problem eine klinische Beobachtung beizutragen. Vor einiger Zeit diagnostizierten wir bei einem Kinde einen Hyperinsulinismus, bei welchem sich später pathologisch-anatomisch eine A-Zellenhypoplasie herausstellte. McQUARRIE hat 1950 zum ersten Male über dies Krankheitsbild berichtet; in Europa ist unsere Beobachtung wohl die erste. — Das Kind wog bei der Geburt nur 2000 g, obwohl es termingerecht geboren war. Die ersten Zähne kamen erst mit 14 Monaten. Später war ein Wachstumsdefizit nicht mehr deutlich. Mit 4 Jahren starb das Kind, nachdem es häufig hypoglykämische Schocks mit Krämpfen durchgemacht hatte. Die Abbildung zeigt Ihnen das nach GROS-SCHULTZE gefärbte Präparat des Pankreas, dessen Beurteilung wir Prof. SCRIBA und Prof. FERNER verdanken. Sie sehen, daß die A-Zellen gegenüber den insulinproduzierenden B-Zellen ganz zurücktreten. Bei Durchmusterung von 2000 Zellen fanden wir eine Relation der A-Zellen zu den B-Zellen von etwa 1:8, während die normale Relation in diesem Alter 1:3—1:4 beträgt. Gleichzeitig fand sich im Hypophysenvorderlappen eine Vermehrung der acidophilen Zellen, in der vermutlich eine kompensatorische Maßnahme zu erblicken ist.

SCHENNETTEN:

Herr CAVALLERO erwähnte die Wirkung des Cortisons auf die Plasmazellen und den Ribosenucleinsäurestoffwechsel in dem Sinne, daß es unter Cortison zu einer Verminderung der Plasmazellen kommen soll. Wir haben, wie ich schon erwähnte, auch die Stilbene unter diesem Gesichtspunkt untersucht und eine positive Wirkung auf dieses Krankheitsbild feststellen können, auch hinsichtlich der Blutsenkungsgeschwindigkeit, die manchmal ganz erheblich abfiel.

Aus dem Tuberkulose-Forschungsinstitut Borstel, Institut für experimentelle Biologie und Medizin (Direktor: Professor Dr. Dr. FREERKSEN).

Wirkung von Wachstumshormon und Cortison auf die Morphokinese des Inselapparates.

Von

JOACHIM KRACHT.

Mit 4 Textabbildungen.

An der endokrinen Regulation des Kohlenhydratstoffwechsels sind neben den beiden Inselzellhormonen Insulin und Glukagon vor allem das Wachstumshormon (STH), das ACTH, die Glucocorticoide vom Cortisontyp sowie das Adrenalin als glykogenolytischer Faktor beteiligt. Ihre Wechselwirkungen sind teils synergistischer, teils antagonistischer Art und lösen jeweils schnelle Gegenregulationen aus. Die Beurteilung morphokinetischer Strukturveränderungen am Inselsystem wird auch dadurch erschwert, daß dies im Gegensatz zu den glandotrop gesteuerten Drüsen offenbar keinem direkt wirkenden Vorderlappenhormon unterliegt.

Von FERNER wurde die Ansicht vertreten, daß die Glukagonsekretion durch einen α-cytotropen Faktor des Hypophysenvorderlappens (HVL) stimuliert wird, der möglicherweise mit dem STH identisch ist. Diese Auffassung wurde vor allem durch die Parabioseversuche von FOA und Mitarbeitern und die Beobachtungen von BORNSTEIN und Mitarbeitern bestätigt, die den HG-Faktor vermehrt im Blut der V. pancreatico-duodenalis STH-behandelter Katzen und Hunde fanden. Dafür spricht auch, daß sich nach SONENBERG markiertes STH in erster Linie im Pankreas anreichert. Weniger überzeugend sind die bisher vorliegenden morphologischen Befunde über eine A-Zellstimulierung durch STH. HAM und HAIST sahen beim Hund nach Zufuhr diabetogener Vorderlappenextrakte zunächst eine Aktivierung und in späteren Stadien degenerative Veränderungen an den B-Zellen, während die A-Zellen keine eindeutigen und regelmäßigen Abweichungen von der Norm erkennen ließen. Eine Involution dieses Zelltyps wurde von FERNER und TONUTTI bei hypophysektomierten Ratten und Meerschweinchen beobachtet, bei denen sich das Zellbild allerdings in einzelnen Fällen einige Monate nach dem Eingriff ohne ersichtlichen Grund zur Norm restituiert hatte. CAVALLERO versuchte die α-cytotrope Wirkung des STH bei der Ratte durch Mitosezählung nach der Colchicintechnik zu beweisen. Er erzielte mit STH außerdem eine Hypertrophie des Inselapparates bei Zwergmäusen, bei denen bekanntlich eine recessiv vererbbare Hypoplasie des Vorderlappens mit besonderer Verminderung der eosinophilen Zellelemente vorliegt. THIEMER sowie ABRAMS und Mitarbeiter konnten dagegen weder Stimulierung noch Hyperplasie der A-Zellen unter STH bei der Ratte feststellen. Aus weiteren Untersuchungen an normalen und hypophysektomierten alloxandiabetischen Ratten folgerte daher THIEMER, daß das A-Zellsystem nicht unter dem direkten Einfluß eines tropen Faktors stehe.

Eigene Untersuchungen hatten das Ziel, die morphokinetische Wirkung von STH, ACTH und Cortison auf den Inselapparat der Ratte zu analysieren und besonders die Frage zu klären, ob das STH direkt oder indirekt das A-Zellsystem beeinflussen kann. Methodisch benutzten wir die vergleichende Karyometrie beider Zelltypen, die die zahlenmäßige A-B-Zellrelation in quantitativer Hinsicht ergänzt. Sie ist der Colchicintechnik insofern überlegen, als durch Colchicin eine zusätzliche

Stress-Situation geschaffen wird, die das Hypophysen-NNR-System aktiviert und damit auch den Inselapparat beeinflußt.

Die Kerndurchmesser der A-Zellen des Normaltieres sind durchweg kleiner als die der B-Zellen (Abb. 1). STH in täglichen Gaben von 2×2 mg bedingt weder im kurzfristigen noch im länger währenden Versuch eine Änderung der Kerndurchmesser der A-Zellen beim Normaltier. Unterschiede zwischen einem Präparat der Armour-Laboratories und einem hochgereinigten von Li waren nicht festzustellen[1]. Ein Anhaltspunkt für eine A-Zellvermehrung bzw. für eine Abnahme ihres Granu-

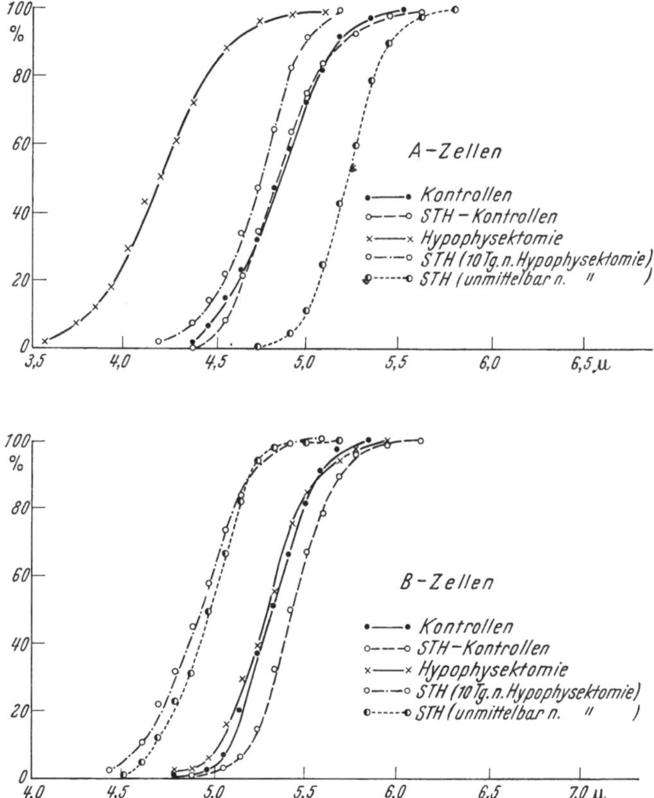

Abb. 1. Kerndurchmesser von A- und B-Zellen des Rattenpankreas nach Hypophysektomie und Zufuhr von STH.

lierungsgrades konnte nicht gewonnen werden. Anders verhielt sich das hypophysektomierte Tier. Bereits 10—14 Tage nach dem Eingriff finden sich in der Regel kleine dunkle phyknotische A-Zellkerne, deren Durchmesser unter der Norm liegen. Dies kommt in einer Linksverschiebung der Kurvenwerte gegenüber der Ausgangslage zum Ausdruck. Das bedeutet, daß die A-Zellen direkt oder indirekt vom HVL beeinflußt werden. Verabfolgt man in dieser Phase STH, so resultiert eine deutliche Größenzunahme der Kerne; die Kurve nähert sich der unbehandelter Tiere. Dieser Befund wurde in einer anderen Versuchsanordnung

[1] Herrn Dr. I. Bunding, Armour Laboratories, Chicago, und Herrn Prof. Li, Berkeley, danken wir für die Überlassung von Wachstumshormon.

bestätigt. Setzt die STH-Zufuhr unmittelbar nach der Hypophysektomie ein, so wird damit nicht nur die Involution der A-Zellen verhindert, sondern sogar eine Stimulierung erreicht, die sich kurvenmäßig als Rechtsverschiebung ausdrückt und prozentual etwa das gleiche Ausmaß besitzt wie nach bereits erfolgter A-Zellinvolution und anschließender STH-Substituierung. Die A-Zellen des normalen und des hypophysektomierten Tieres reagieren demnach auf STH unterschiedlich. Wir vermuteten zunächst, daß beim Normaltier das Ausbleiben einer A-Zellstimulierung entweder darauf beruht, daß dieser Zelltyp bereits normalerweise optimal entfaltet ist und damit auch eine geringere Reservekapazität für stimulierende Reize besitzt — wie dies von Tonutti für die Zwischenzellen des Hodens angenommen wird — oder aber, daß es Ausdruck einer Gegenregulation durch ein anderes glandotropes Hormon darstellt. Beide Faktoren dürften aber letztlich von untergeordneter Bedeutung sein, weil die α-cytotrope Wirkung von STH am hypophysektomierten Tier unspezifischer Art zu sein scheint. Die Involution dieses Zelltyps nach Hypophysektomie wird nämlich auch durch Thyreotropin, Adrenalin oder Cortison verhindert, wenn hierbei auch keine zusätzliche Stimulierung wie im Falle des unmittelbar nach Hypophysektomie angewandten STH erzielt wurde.

Im ganzen widersprachen diese Befunde den Erwartungen, wofür wahrscheinlich weder Methodik noch Versuchstier verantwortlich zu machen sind. Bekanntlich wirkt STH bei der Ratte nicht diabetogen. Young erklärt dies Faktum damit, daß bei dieser Tierart das Wachstum praktisch nicht zum Stillstand kommt, die Entstehung einer diabetogenen Stoffwechselstörung aber erst nach Fortfall der somatotropen Impulse möglich wird. Hiermit steht in Einklang, daß junge Hunde oder Katzen im Gegensatz zu ausgewachsenen Tieren unter STH nicht diabetisch werden. Außerdem aber ist die diabetogene oder nichtdiabetogene Wirkung des STH weitgehend von der Anpassungsfähigkeit der Insulinproduzenten abhängig. Die Kerne der B-Zellen weisen unter STH eine geringfügige Vergrößerung gegenüber der Norm auf. Ihr Protoplasma enthält eher mehr basophile Granula als dies normalerweise der Fall ist. Anderson und Long beobachteten am isolierten Rattenpankreas eine Hemmung der Insulinsekretion bei Perfusion mit STH; Marks und Young fanden, daß STH-haltige Vorderlappenextrakte den Insulingehalt des Rattenpankreas steigern. Hieraus ergäbe sich bei der Ratte unter STH eher eine Hemmung als eine Stimulierung der Insulinsekretion. Zu der Hypothese von Young, daß eine vermehrte Insulinproduktion für das Zustandekommen von Wachstumsimpulsen unerläßlich sei, erlauben unsere Befunde keine sicheren Aussagen. Abrams und Mitarbeiter konnten an Ratten keine Strukturveränderungen der B-Zellen unter STH feststellen entgegen Haist und Mitarbeiter, die über eine erhebliche Zunahme des Inselgesamtvolumens unter STH ohne Strukturveränderungen der Einzelteile berichten. Das hypophysenlose Tier zeigt der Norm entsprechende B-Zellkerne, d. h. daß dieser Zelltyp keinem direkt wirksamen insulinotropen Vorderlappenhormon unterliegt. Im Gegensatz zu seiner Wirkung auf die A-Zellen bedingt STH sowohl unmittelbar nach Hypophysektomie wie nach länger zurückliegendem Eingriff eine Verkleinerung der B-Zellkerne, was als weiterer Hinweis für eine verminderte Insulinsekretion gelten kann. Eine ähnliche Involution der B-Zellen konnte auch nach beidseitiger Adrenalektomie beobachtet werden. Dieser Befund deutet die Beziehungen zwischen Hypophysen-NNR-System und Inselapparat an.

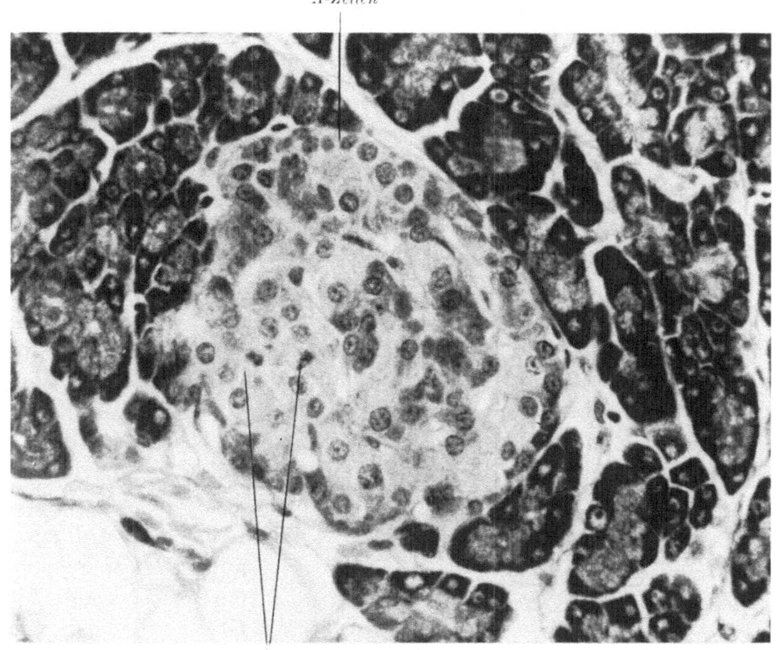

Abb. 2. Pankreasinsel nach 11 tägiger Cortisonbehandlung (27,5 mg). B-Zellstimulierung: Degranulierung, Kernschwellung, Mitosen.

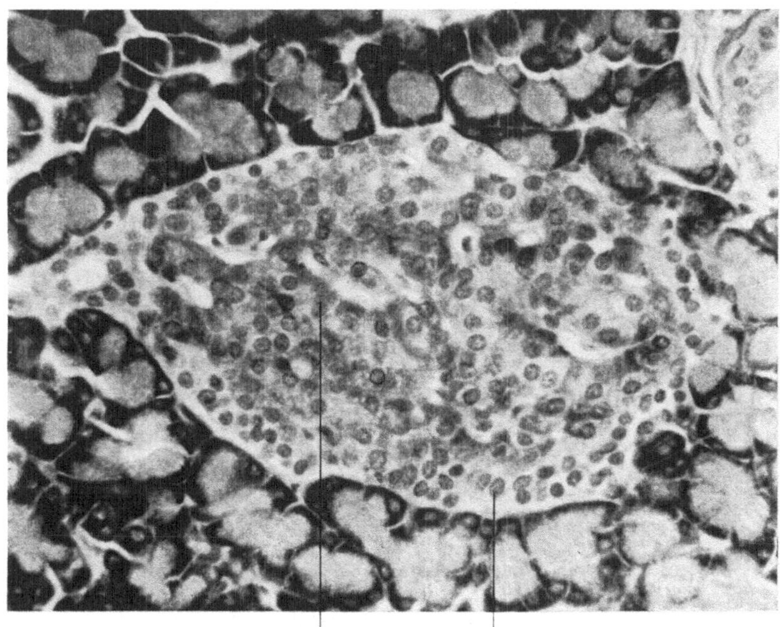

Abb. 3. Pankreasinsel eines Kontrolltieres.

10*

Die Glucocorticoide fördern die Zuckerneubildung aus Eiweiß, verringern die
Kohlenhydrattoleranz, hemmen den Umsatz der Kohlenhydrate in der Peripherie
und bewirken Insulinresistenz. Ihre blutzuckersteigernde Wirkung kommt in der
Verschlechterung einer diabetischen Stoffwechselstörung bei Mensch und Tier und
im sog. Steroiddiabetes (Ingle) zum Ausdruck. Hinsichtlich der Höhe des Blutzuckerspiegels besteht also ein Antagonismus zwischen Glucocorticoid- und
Insulinwirkung. Bei der Ratte sind die durch Cortison zu erzielende Hyperglykämie und Glykosurie meist nur transitorischer Art. Histologisch findet sich
nach ACTH (5 mg täglich, 9 Tage lang) und noch deutlicher nach Cortisonzufuhr
(2,5 mg täglich, 8—19 Tage lang) eine Hypertrophie und Hyperplasie des Insel-
systems zugunsten der B-Zellen sowie Inselneubildungen aus dem Gangapparat
und dem exkretorischen Parenchym. Die B-Zellen weisen dabei verschiedene
Kriterien der Überfunktion auf: Degranulierung des Protoplasmas, Kernquellung
und vermehrte Mitosenzahl (Abb. 2). Der strukturelle Unterschied zur Insel eines
Kontrolltieres (Abb. 3) ist eindeutig. Diese B-Zellaktivierung deutet auf eine
Insulinmehrsekretion hin, s. a. Franckson und Mitarbeiter; der Glykogengehalt

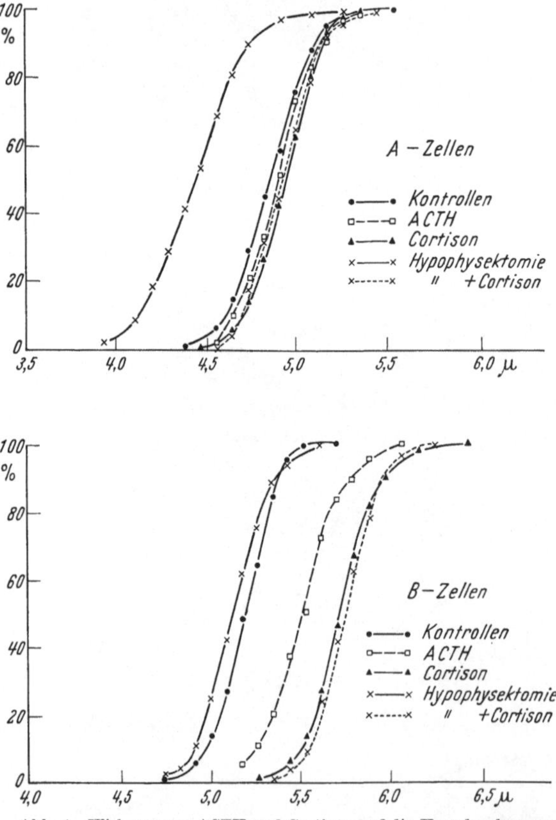

Abb. 4. Wirkung von ACTH und Cortison auf die Kerndurchmesser
der Pankreasinseln (Ratte).

der Leber ist entsprechend
vermehrt. In dieser Beziehung liegt also ein Zusam-
menwirken von Insulin und
Glucocorticoiden vor. Se-
kundäre degenerative Ver-
änderungen an den B-Zellen
wurden nicht beobachtet.
Die A-Zellen weisen unter
Cortison keine regelmäßigen
Strukturveränderungen auf
und bleiben meist normal.
Nur gelegentlich war eine
gewisse Degranulierung und
Kernvergrößerung von Ein-
zelzellen festzustellen. Beim
Normaltier werden die
Kerndurchmesser der A-
Zellen durch ACTH oder
Cortison nicht beeinflußt,
die Kurvenwerte sind mit
den Kontrollen praktisch
identisch (Abb. 4). Die
Funktionssteigerung der B-
Zellen dagegen kommt in
einer deutlichen Rechtsver-
schiebung der Kurve zum
Ausdruck und ist nach Cor-
tison stärker als nach

ACTH. Die Involution der A-Zellen nach Hypophysektomie wird durch Cortison,
das in diesem Falle unmittelbar nach dem Eingriff für die Dauer von 10 Tagen

verabfolgt wurde — ähnlich wie unter STH vermindert. Im Unterschied zum STH wurde darüber hinaus aber keine Aktivitätssteigerung erzielt. Die B-Zellen des hypophysektomierten Tieres weisen unter Cortison die gleichen histologischen Veränderungen auf wie die cortisonbehandelter Normaltiere; auch die Kurven der Kerndurchmesser beider Gruppen sind miteinander identisch.

Zur Deutung der B-Zellhyperplasie unter ACTH und Cortison müssen aus dem Komplex der Stoffwechselveränderungen 2 Faktoren besonders berücksichtigt werden: 1. der Eiweißkatabolismus und 2. die Hemmung des Kohlenhydrat-umsatzes in der Peripherie. Beide ermöglichen Glykoneogenie, die wahrscheinlich über die Erhöhung des Blutzuckers eine kompensatorische Insulinmehrsekretion auslöst. Die B-Zellstimulierung wäre damit Ausdruck einer Anpassungshyper-plasie, um der Überzuckerung des Organismus wirkungsvoll zu begegnen, zumal sie den Steroiddiabetes zu normalisieren vermag.

Zusammenfassung.

An der Ratte konnte weder histologisch noch karyometrisch ein Anhalt für eine direkte α-cytotrope Wirkung des STH gewonnen werden. Es besteht aber kein Zweifel, daß das A-Zellsystem hypophysären Einflüssen unterliegt, wie aus der Involution dieses Zelltyps nach Hypophysektomie hervorgeht. Untersuchungen, vor allem bei anderen Species mit größerer Reaktionsbreite des A-Zellsystems, werden notwendig sein, um die biochemisch und pharmakologisch gesicherte Glukagonmobilisierung durch STH auch morphologisch zu erfassen. Cortison — und in geringerem Maße auch ACTH — bewirken als Gegenregulation auf die Glykoneogenie eine Stimulierung der insulinproduzierenden Zellen; die A-Zellen werden hierbei nicht eindeutig verändert.

Literatur.

ABRAMS, G. D., B. L. BAKER, D. J. INGLE and C. H. LI: Endocrinology (Springfield, Ill.) **53**, 252 (1953).
ANDERSON, A., and J. A. LONG: Endocrinology (Springfield, Ill.) **40**, 98 (1947).
BORNSTEIN, J., E. REID and F. G. YOUNG: Nature (London) **168**, 903 (1951).
CAVALLERO, C.: Lancet **1953**, 1265.
— and L. MOSCA: J. of Path. **66**, 147 (1953).
— u. E. DOVA: Acta path. scand. (Copenh.) **34**, 1 (1954).
FERNER, H.: Virchows Arch. **309**, 87 (1942).
— u. E. TONUTTI: Z. Zellforsch. **38**, 267 (1953).
FOA, P. P., E. B. MAGID, M. D. GLASSMANN and H. R. WEINSTEIN: Proc. Soc. Exper. Biol. a. Med. **83**, 758 (1953).
— Chicago Med. School Quart. **14**, 145 (1953).
FRANCKSON, J. R. M., W. GEPTS, P. A. BASTENIE, V. CONARD, N. CORDIER u. L. KOVACS: Acta endocrinol. **14**, 153 (1953).
HAM, A. W., and R. E. HAIST: Amer. J. Path. (Copenh.) **17**, 787 (1941).
HAIST, R. E., M. EVANS, B. KINASH, F. E. BRYANS and M. A. ASHWORTH: Proc. Amer. Diab. Assoc. **9**, 51 (1949).
INGLE, D. J.: Endocrinology (Springfield, Ill.) **29**, 649 (1941); **31**, 419 (1942).
— J. Clin. Endocrin. **10**, 1312 (1950).
MARKS, H. P., and F. G. YOUNG: Lancet **1940**, 493.
SONENBERG, M.: J. Clin. Endocrin. **12**, 938 (1952).
THIEMER, K.: Endokrinologie **30**, 176 (1953).
TONUTTI, E.: Med. Klin. **1954**, 281.
YOUNG, F. G.: J. Clin. Endocrin. **11**, 531 (1951).
— Recent Progr. in Hormone Res. **8**, 471 (1953).

Diskussion.

Cavallero:

Mit Bezug auf die Mitteilung von Dr. Kracht, möchte ich einige vorläufige Resultate bekanntgeben, die wir in unserem Laboratorium bei hypophysektomierten Ratten, die mit Wachstumshormon behandelt wurden, beobachtet haben. Die Tiere wurden in 2 Gruppen verteilt: die eine mit Diät „ad libitum" und die andere mit einem Diätquantum, das dem Verbrauch der hypophysektomierten, mit Hormon nicht behandelten Kontrolltiere entsprach. Bei den Tieren der ersten Gruppe konnte man nach STH-Behandlung eindeutige hypertrophische Veränderungen sowohl der A- als auch der B-Zellen der pankreatischen Inseln und gleichzeitig Degranulationserscheinungen des Zelleibes feststellen. In der zweiten Gruppe dagegen (Tiere mit gleichgestellter Diät) hat die Behandlung die Inselcytologie nur schwach beeinflußt. Es scheint daher, als ob der Ernährungsfaktor eine wichtige Rolle in der Hervorbringung der STH-bedingten Inselveränderungen spiele: dieses Hormon steigert beträchtlich den Appetit der hypophysektomierten Tiere, und der aspezifische Ernährungsfaktor könnte daher von sich selbst die Inselaktivierungserscheinungen nach STH bedingen. Ich möchte daher von Dr. Kracht erfahren, ob er in seinen Versuchen die Tiere, sowohl die mit Hormon behandelten, als auch die Kontrolltiere, im gleichen Ernährungszustand, sowohl vom quantitativen als vom qualitativen Standpunkt gehalten hat.

Kracht:

Zur Frage von Herrn Prof. Cavallero ist zu sagen, daß sämtliche Versuchsgruppen die gleiche Standarddiät bekamen. Es wurde nicht untersucht, ob die Nahrungsaufnahme der hypophysektomierten und mit STH behandelten Tiere größer war als die bei unbehandelten Kontrollen. —

Die Ausführungen von Herrn Rossi werden dahingehend unterstrichen, daß autolytische Veränderungen die Meßergebnisse wesentlich beeinträchtigen. In den eigenen karyometrischen Untersuchungen wurden deshalb spontan gestorbene wie auch prämoribunde Tiere grundsätzlich nicht verwertet.

Die Beziehungen der Leptomeninx
und des Subarachnoidalraumes
zur intrasellären Hypophyse beim Menschen.

Von

HELMUT FERNER.

Mit 4 Textabbildungen.

Die intraselläre Hypophyse ist beim Menschen bekanntlich durch ein transversales Durablatt, das Diaphragma sellae, vom übrigen Schädelraum abgetrennt. Allerdings ist diese Scheidung keine vollständige, da der Hypophysenstiel durch ein kleineres oder größeres Loch in der Mitte des Diaphragma durchgesteckt und nicht etwa mit der Umrandung des Loches verwachsen ist. Die rundliche oder ovale Öffnung ist sehr verschieden groß. Das eine Mal — meist bei jüngeren Menschen — umschließen seine Ränder den Hypophysenstiel verhältnismäßig eng, das andere Mal — meist bei älteren Menschen — ist das Diaphragma bis auf einen schmalen Randsaum reduziert, das Loch linsengroß und noch größer, so daß nahezu die ganze obere Fläche der Hypophyse zutage liegt und das subarachnoidale Gewebe mit ihr in breiter Berührung steht (Abb. 3).

Bei unseren Versuchen, die extracerebralen Liquorräume beim Menschen vom großen Hinterhauptsloch aus mit WOODschem Metall oder mit Harzmassen auszugießen, um genauere Vorstellungen über Form und Zusammenhänge der äußeren Liquorräume des Gehirnes zu erhalten, zeigte es sich, daß regelmäßig Teile des Spaltraumes zwischen der Hypophysenoberfläche und der bindegewebigen Wandauskleidung der Sella gefüllt waren. Es sei ausdrücklich betont, daß die Füllung durch Eingießen ohne Anwendung von Druck und weit vom Orte erfolgte. Das vermutete Übergreifen der Leptomeninx und des Liquorraumes auf die intraselläre Hypophyse beim Menschen konnte nur durch mikroskopisch-anatomische Untersuchungen erwiesen werden, wobei uns frühere Erfahrungen über die Histologie der Leptomeninx zustatten kamen (FERNER, 1940). Die konkrete Beantwortung dieser Frage hat nicht nur theoretisches Interesse, sondern könnte auch praktisch z. B. im Hinblick auf das Problem der Sellaausweitung bei Fällen von erhöhtem intrakraniellem Druck von Bedeutung sein.

Das Studium der nicht sehr reichhaltigen Literatur ergibt uneinheitliche, geradezu kontradiktorische Aussagen. Wir glauben hierfür in dem verschiedenen Verhalten bei Säugern und menschlichen Embryonen einerseits und beim erwachsenen Menschen andererseits eine teilweise Erklärung sehen zu können (vgl. B. ROMEIS, 1940).

Von klinischen Beobachtungen wie etwa bei der Luftfüllung ist kaum eine Entscheidung zu erwarten, da es sich um sehr schmale Räume handelt, welche die Bedingungen für eine Luftfüllung nicht zu bieten brauchen und, auch wenn eine solche erfolgte, sich der Sichtbarkeit entziehen würden.

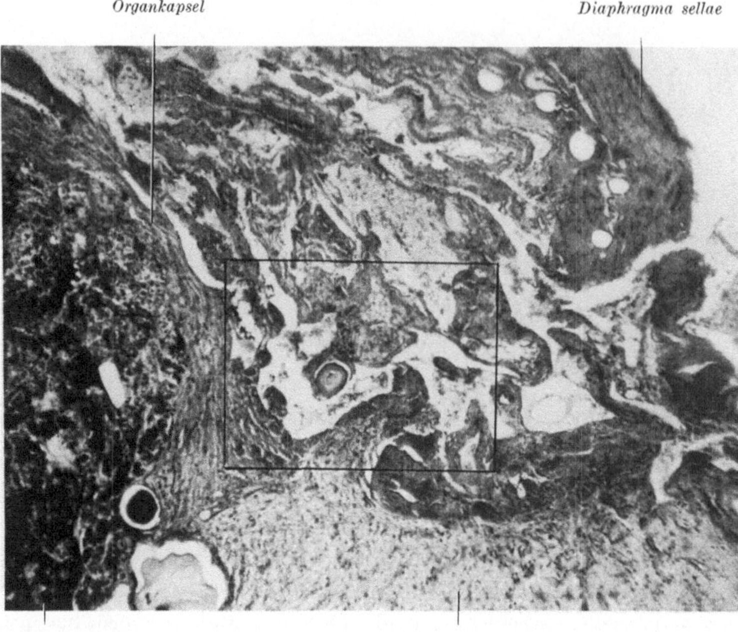

Abb. 1. Obere Fläche der Hypophyse vom erwachsenen Menschen mit leptomeningealem Gewebe, welches mit der Organkapsel und der Unterseite des Diaphragma in Verbindung steht. Schwache Vergrößerung. Die umrahmte Region ist in Abb. 2 stärker vergrößert.

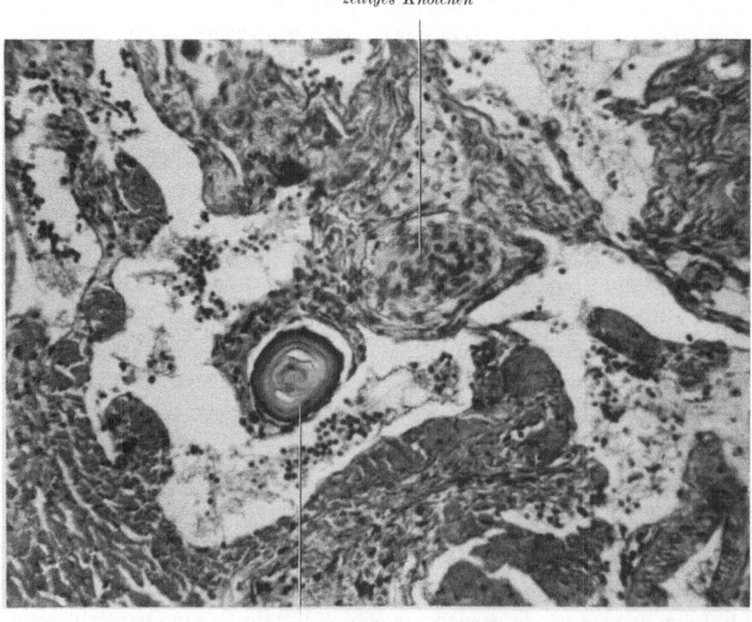

Abb. 2. Stärkere Vergrößerung der in Abb. 1 umrahmten Region mit zelligem Knötchen und Kalkkugel. (Panphot, Ok. 10mal, Obj. 10mal.)

ROMEIS (1940) lehnt eine totale leptomeningeale Umhüllung der Hypophyse auch beim Menschen entschieden ab, räumt allerdings ein, daß die obere Fläche der Hypophyse häufig von Leptomeninx bedeckt wird. Er unterscheidet als Hypophysenumhüllungen erstens eine bindegewebige Organkapsel (Stratum fibrosum), zweitens nach außen anschließend eine lockere Mittelschicht, welche von sehr dünnwandigen Venen durchzogen wird (Stratum vasculare) und drittens ganz außen das Periost der Sella (Stratum periostale). Während HUGHSON (1922), BAILEY (1932) und BUCY (1932) die Ansicht vertreten, daß diese 3 Schichten beim Menschen den Hirnhäuten entsprechen, betonen die Autoren, welche die Verhältnisse an Säugetieren untersuchten, daß Leptomeninx und Liquorraum auf den supradiaphragmalen Anteil der Hypophyse, also den Hypophysenstiel, beschränkt seien.

Die mikroskopische Untersuchung von Frontal- und Sagittalschnitten durch die gesamte Hypophysenregion des erwachsenen Menschen zeigt, daß sich der Subarachnoidalraum entlang des Hypophysenstieles durch die Diaphragmaöffnung hindurch auf die obere Fläche der Hypophyse fortsetzt (Abb. 3 und 4). Es könnte von einer infradiaphragmalen Hypophysenzisterne gesprochen werden. In dieser Region unter dem Diaphragma finden sich alle morphologischen Derivate der Leptomeninx, wie Liquorkammern, Arachnoidalzotten, zellige Knötchen und Kalkkugeln (Abb. 1 und 2). Ebenso charakteristisch sind die dünnwandigen Venen. Die beschriebene infradiaphragmale Ausstülpung der Cisterna chiasmatis bzw. der Leptomeninx entlang des Hypophysenstiels auf die obere Fläche der Hypophyse scheint eine Besonderheit des erwachsenen Menschen und den Säugern nicht eigen zu sein.

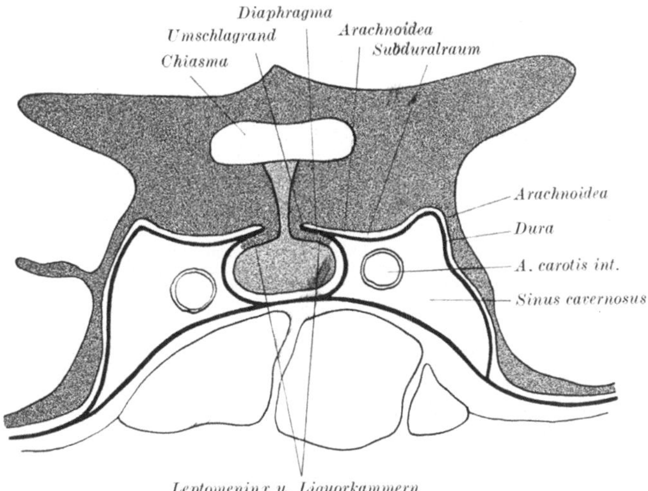

Abb. 3. Halbschema über das Verhalten der Dura, der Arachnoidalmembran und des Subarachnoidalraumes im Bereiche der Hypophyse beim Menschen.

An den mikroskopischen Schnitten läßt sich weiter zeigen, daß sich die Dura am freien Rande des Diaphragmaloches in die Arachnoidea umschlägt und in diese übergeht (Abb. 4). An dieser Stelle ist also der Subduralraum unterbrochen, ähnliche Verhältnisse liegen teilweise am freien Rande der Falx vor. Durch das so entstandene Loch, welches sowohl Dura als auch Arachnoidalmembran betrifft, erscheint der Subarachnoidalraum hernien- oder prolapsartig in den infradiaphragmalen Raum hinein ausgestülpt. Das leptomeningeale Bindegewebe geht in die Organkapsel der Hypophyse und das Bindegewebe der Unterseite des Diaphragma über. Infradiaphragmal ist also kein Subduralspalt vorhanden. *Räumlich gesehen bedeckt der Subarachnoidalraum kappenartig die Oberseite der Hypophyse als eine Haube, welche seitlich und hinten individuell verschieden weit herabreicht.*

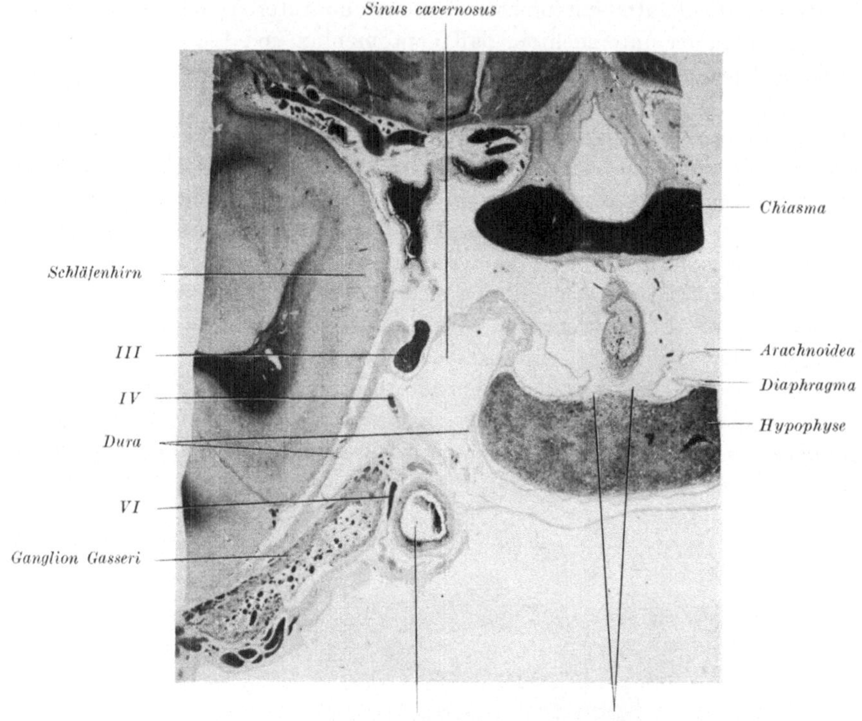

Abb. 4. Frontalschnitt durch die ganze Hypophysenregion des erwachsenen Menschen mit Sinus cavernosus. Lupenvergrößerung. Beachte den direkten Übergang der Dura am Diaphragmaloch in die Arachnoidalmembran und den Prolaps des Subarachnoidalraumes.

Das Diaphragmaloch kann man beim Menschen als Bruchpforte einer physiologischen Hernie des Subarachnoidalraumes auffassen, welche besonders im späteren Leben offenbar die Tendenz hat, sich zu vergrößern und zunehmend auch seitliche, hintere und vordere Teile der Hypophysenoberfläche mit einzubeziehen. Die Ausbreitung erfolgt im Stratum vasculare der Hypophysenhüllen, jener Mittelschicht also, welche sich zwischen der eigentlichen bindegewebigen Organkapsel der Hypophyse und der duralen Außenschicht ausbreitet. Um ein einfaches Periost kann es sich im Gegensatz zu der Auffassung von Romeis schon deswegen nicht handeln, weil die Seitenwandungen der Hypophysenhöhle gegen den Sinus cavernosus hin gar nicht von Knochen unterlagert werden, vielmehr von Dura gebildet sind. Der Eindruck einer rein periostalen Schicht konnte nur an Sagittalschnitten entstehen. Es erscheint beim Menschen durchaus nicht abwegig, die

3 Hüllen der Hypophyse den 3 Hirnhäuten an die Seite zu stellen, obwohl sie diesen in der Feinstruktur nicht völlig identisch sind. Die ganzen Verhältnisse zeigen weitgehende Analogien zu den Verhältnissen der Hirnhäute am GASSERschen Ganglion des Menschen (FERNER, 1948).

Die Sellaausweitung, welche bei Fällen von Steigerung des Hirndruckes beobachtet wird, könnte mit den beschriebenen Verhältnissen in Zusammenhang stehen. Sie könnte insbesondere dann in Erscheinung treten, wenn ein stark reduziertes Diaphragma mit großer Öffnung die Bedingungen für eine breite Kommunikation zwischen Cisterna chiasmatis und Cisterna hypophyseos geschaffen hat.

Zusammenfassung.

Leptomeninx und Liquorraum erstrecken sich beim Menschen durch das Diaphragmaloch hindurch regelmäßig auf die obere Fläche der Hypophyse (physiologischer Prolaps). Die Leptomeninx umgreift in individuell variablem Ausmaß Teile der seitlichen, hinteren und vorderen Hypophysen-Oberfläche, wie dies die Ausgußergebnisse schon vermuten ließen.

Literatur.

BAILEY, P.: The structure of Hypophysis cerebri of man and of common laboratory mammals In Special Cytology, Edit. b. Cowdry, Vol. II, 771—786, 1932.

BUCY, P. C.: Zit. nach B. ROMEIS, 1940.

FERNER, H.: Untersuchungen über die „zelligen Knötchen" und die Kalkkugeln in den Hirnhäuten des Menschen. Z. mikrosk.-anat. Forsch. 48, 592—606 (1940).

— Zur Anatomie der intrakranialen Abschnitte des Nervus trigeminus. Z. Anat. 114, 108—122 (1948).

HUGHSON, W.: Meningeal relations of the hypophysis cerebri. Proc. Amer. Assoc. Anat., Anat. Rec. 23, 21 (1922); Bull. Johns Hopkins Hosp. 35, 232 (1924).

ROMEIS, B.: Hypophyse in: v. Möllendorffs Handbuch der mikroskopischen Anatomie des Menschen. Band VI/II, Springer-Verlag 1940.

Diskussion.

STANGE:

Ich kann das eben geschilderte Verhalten der Leptomeninx bei *jüngeren* Feten anhand einiger Präparate bestätigen. Bei *älteren* Feten habe ich allerdings diese Verhältnisse nicht mit Regelmäßigkeit vorgefunden.

BUSCHBECK:

Diese morphologischen Untersuchungen geben vielleicht eine Erklärung für weit zurückliegende Befunde funktioneller Art, die ich 1932 am Material der neurochirurgischen Abteilung in Würzburg erheben konnte, die unter der Leitung von Prof. TÖNNIS stand. Wir haben damals im Anschluß an Hirnoperationen, die fern von der Hypophyse und vom 3. Ventrikel vorgenommen worden waren, während des postoperativen Hirndruckanstiegs, der meist sehr akut erfolgt, im Harn das Positivwerden der ASCHHEIM-ZONDEKschen Schwangerschaftsreaktion feststellen können, und zwar auch bei Männern [Mschr. Geburtsh. 95, 342 (1933)]. Ich habe das systematisch weiter verfolgt und festgestellt, daß die sog. HVR II sogar sehr häufig gefunden werden konnte, aber immer nur dann, wenn *akute* Hirndrucksteigerungen auftraten; beim chronischen Hirndruck blieb die Reaktion immer negativ, der Druck mochte noch so hoch sein. Nach den FERNERschen Untersuchungen kann man sich unsere merkwürdige Beobachtung wohl so erklären, daß es sich offenbar um eine Irritation der Hypophyse selbst handelt, die auf dem Wege über die von Herrn FERNER demonstrierten Aussackungen zustande kommt.

Aus dem Institut für experimentelle Endokrinologie an der Charité, Berlin.
(Direktor: Professor Dr. WALTER HOHLWEG.)

Die Adaptation des Hypophysen-Zwischenhirnsystems an Keimdrüsenhormone bei langdauernder Zufuhr.

Von

W. HOHLWEG.

Mit 15 Textabbildungen.

Es ist als bekannt vorauszusetzen, daß nicht nur die Funktion der peripheren Hormondrüsen, wie Keimdrüsen, Schilddrüse und Nebenniere von bestimmten Hypophysenvorderlappenhormonen gesteuert wird, sondern, daß auch die übergeordneten glandotropen Funktionen des Vorderlappens von den peripheren Hormonen abhängig sind. Im allgemeinen besteht ein Gleichgewichtsverhältnis zwischen einer spezifischen Vorderlappenfunktion und der zugeordneten peripheren Hormondrüse. Ein Absinken des peripheren Hormons im Blut führt zu einer verstärkten — ein Ansteigen zu einer verminderten Produktion des übergeordneten Vorderlappenhormons.

Zwischenhirnzentren sind in diesen Regulationsmechanismus eingeschaltet. Das Wirkungs-Dreieck: Sexualzentrum — gonadotrope Hypophysenvorderlappenfunktion — Keimdrüsenfunktion wurde von JUNKMANN und mir 1932 aufgestellt und später durch zahlreiche Forscher, ich nenne nur WESTMAN, SPATZ,

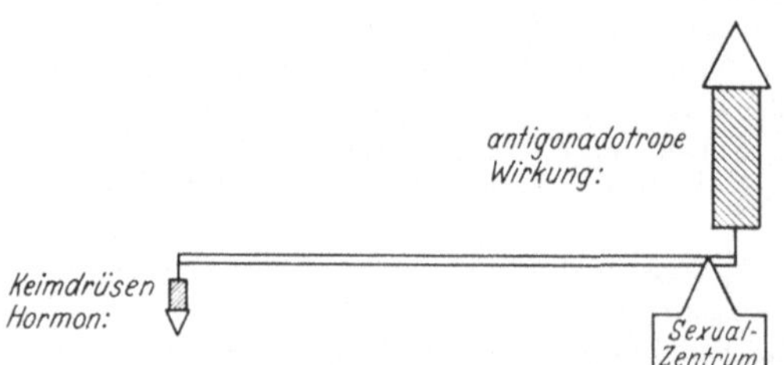

Abb. 1. Bei infantiler Einstellung des Sexualzentrums im Zwischenhirn haben kleine Mengen an Keimdrüsenhormon eine starke antigonadotrope Wirkung. Die Hormonproduktion des Hypophysenvorderlappens und damit auch die der Keimdrüsen ist infolgedessen niedrig.

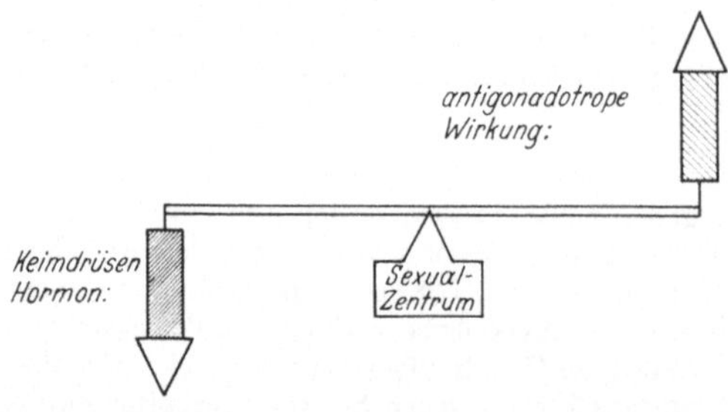

Abb. 2. Beim geschlechtsreifen Organismus hat sich die Einstellung des Sexualzentrums verändert. Größere Mengen an Keimdrüsenhormon haben eine weit geringere antigonadotrope Wirkung, was eine erhöhte Funktion des Hypophysenvorderlappens und damit der Keimdrüsen ermöglicht.

HARRIS bestätigt. Nach den neuesten Untersuchungen von HARRIS ist anzunehmen, daß von einem Zwischenhirnzentrum aus die gonadotrope Tätigkeit des Hypophysenvorderlappens nicht nervös, sondern humoral gesteuert wird.

Für die Hormonproduktion des Hypophysenvorderlappens und damit auch der Keimdrüsen ist die Empfindlichkeit oder Einstellung des Sexualzentrums entscheidend. Schon beim infantilen Tier sind Hypophysenvorderlappen und Keimdrüsen an sich fähig, große Mengen an Hormon zu produzieren. Führt man infantilen Tieren gonadotropes Hormon zu, kommen die Keimdrüsen zur Funktion, während Kastration zu einer solchen Steigerung der Funktion des Vorderlappens führt, daß derselbe mehr gonadotropes Hormon als der eines geschlechtsreifen Tieres erzeugt.

In den folgenden Zeichnungen sind die Beziehungen zwischen Sexualzentrum, Hypophysenvorderlappen und Keimdrüsen schematisch dargestellt. Beim infantilen Tier (Abb. 1) hat schon eine kleine Menge an Keimdrüsenhormon eine starke antigonadotrope Wirkung, so daß die Hypophyse nur geringe Mengen an Hormon produzieren kann. Der Hebelpunkt des Regulators ist in Richtung zum Sexualzentrum verschoben. Im Verlauf der Pubertät tritt eine Änderung dieses Hebelpunktes ein (Abb. 2) und mit einer durch die geringere antigonadotrope Wirkung möglichen erhöhten Produktion an gonadotropem Hormon steht eine höhere Keimdrüsenhormonproduktion im Gleichgewicht. Würde der Hebelpunkt noch weiter nach links zu den Keimdrüsen hin verschoben (Abb. 3), dann ergebe sich das Bild der Überfunktion der Keimdrüsen, da selbst große Mengen an Keimdrüsenhormon nur eine geringe antigonadotrope Wirkung aufweisen. Führt man von außen entsprechende Mengen an Keimdrüsenhormon zu (Abb. 4), dann kann man durch die starke anti-

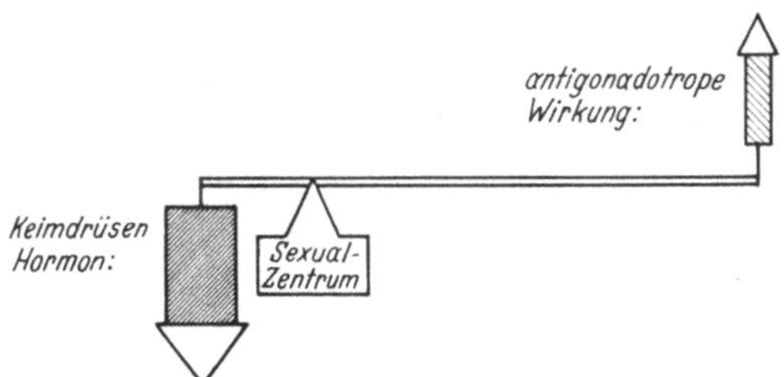

Abb. 3. Eine zu geringe Empfindlichkeit des Sexualzentrums führt zu einer Hyperfunktion des Hypophysenvorderlappens und der Keimdrüsen.

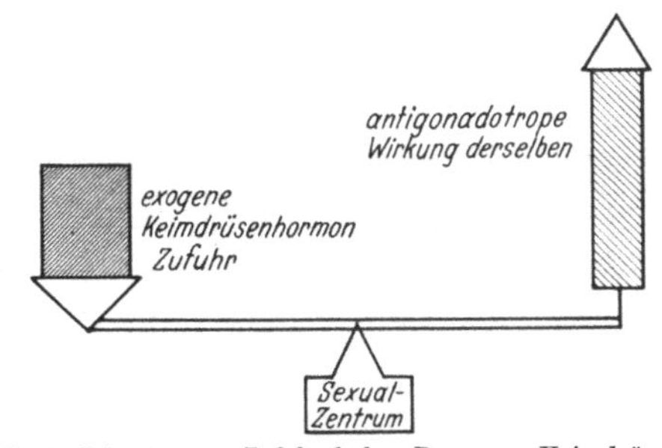

Abb. 4. Die exogene Zufuhr hoher Dosen an Keimdrüsenhormon führt zu einer Stillegung der gonadotropen Funktion des Hypophysenvorderlappens und damit der Hormonproduktion der Keimdrüsen.

gonadotrope Wirkung die Hormonproduktion der Keimdrüsen völlig stillegen. Da das Hypophysen-Zwischenhirnsystem weitgehend geschlechtsunspezifisch reagiert, führt beim Weibchen die Zufuhr von männlichem, beim Männchen die von weiblichem Hormon zur Einstellung der Keimdrüsenfunktion. Dies ist das Prinzip der hormonalen Kastration.

Auf Grund dieser Tatsachen ist vor der klinischen Anwendung der Keimdrüsenhormone bei Unterfunktion der Keimdrüsen gewarnt worden. Durch die Hemmung der Hypophysen-Funktion wird ja die ohnehin zu geringe Keimdrüsenfunktion noch weiter gebremst. Das gilt jedoch nur solange, solange die Zufuhr andauert bzw. im Körper ein erhöhter Keimdrüsenhormonspiegel vorhanden ist. Wenn die Zufuhr von außen aufhört bzw. das Hormon verbraucht ist, setzt die Tätigkeit des Hypophysenvorderlappens wieder ein und da zunächst die Gegenregulation durch die stillgelegte Keimdrüsenhormonproduktion fehlt, sogar in verstärktem Maße.

Durch eine längere Keimdrüsenhormonzufuhr erreicht man jedoch noch einen weiteren Effekt, nämlich eine Desensibilisierung des Hypophysen-Zwischenhirnsystems gegenüber der antigonadotropen Wirkung. In den folgenden Kurven (Abb. 5) sehen Sie den Verlauf des Hodengewichts von Rattenmännchen, die wöchentlich 2mal 5 γ bzw. 500 γ Oestradiolbenzoat s.c. erhalten haben, und den von unbehandelten Kontrollen. Nach 33, 60, 100, 150 und 210 Tagen hatten wir jeweils eine Anzahl der Tiere getötet und Hoden und Samenblasen gewogen. Die Hypophysen der Versuchstiere wurden teils histologisch untersucht, teils biologisch auf ihre gonadotrope Wirksamkeit getestet. 60 Tage nach Beginn der Hormonzufuhr war die Atrophie der Hoden bei der 5 γ-Dosis am stärksten ausgeprägt. Von da an erholen sich die Hoden trotz gleichbleibender Zufuhr des Follikelhormons und nach 7 Monaten sind sie in Größe und Aussehen nicht von denen normaler Kontrollen zu unterscheiden. Bei der 100fachen Dosis bleiben die Hoden atrophisch. Die Abb. 6 und 7 zeigen Schnitte durch den Hoden eines Versuchstieres nach

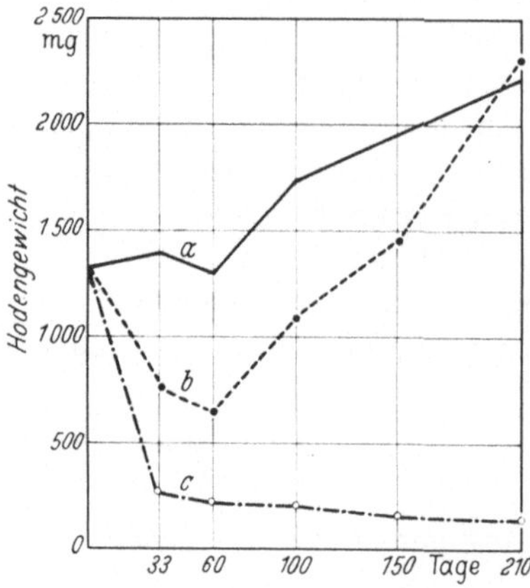

Abb. 5. Die Beeinflussung des Hodengewichts geschlechtsreifer Rattenmännchen durch Dauerzufuhr von Follikelhormon. Eine Dosis von 2 mal 5 γ Oestradiolbenzoat pro Woche führt zu einer temporären Atrophie der Hoden, die nach 2 Monaten ihren Höhepunkt erreicht, aber nach 7 Monaten nicht mehr nachweisbar ist.

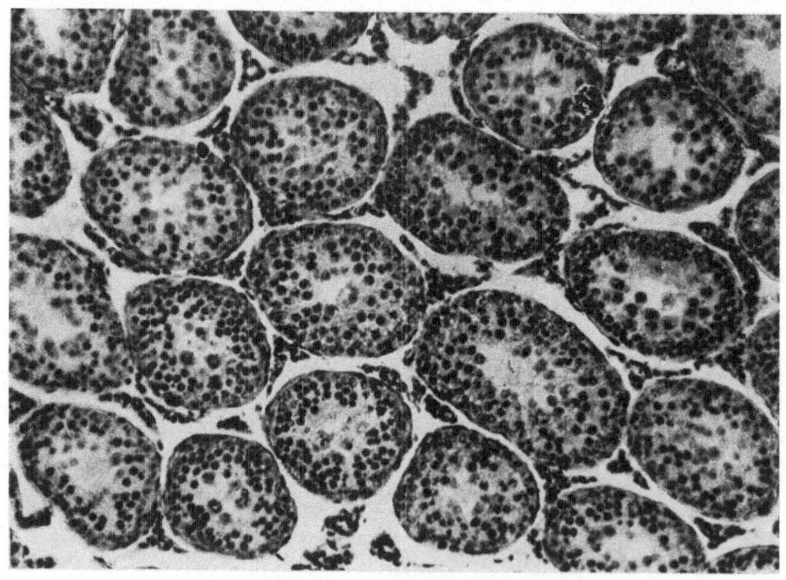

Abb. 6. Schnitt durch den Hoden eines geschlechtsreifen Rattenmännchens zwei Monate nach wöchentlich zweimaliger s.c. Injektion von 5 γ Oestradiolbenzoat. Starke Hodenatrophie!

zweimonatiger und nach siebenmonatiger Behandlung mit der kleinen Dosis. Die Hypophysen der Versuchstiere dieser Gruppe verhielten sich ihrer

histologischen und biologischen Wirkung nach sinngemäß zu den Hodenver-
änderungen.

Im Verlauf von 7 Monaten ist ein neuer Gleichgewichtszustand eingetreten.
Die antigonadotrope Wirkung des von den Hoden gebildeten männlichen Hormons
plus dem von außen zugeführten Oestradiolbenzoat ist nicht größer als die antigonadotrope Wirkung des Hodenhormons allein am Beginn des Versuches. Hört
nun die Zufuhr von außen auf, dann muß es zu einer verstärkten gonadotropen
Funktion kommen, da das neue Gleichgewicht gestört ist.

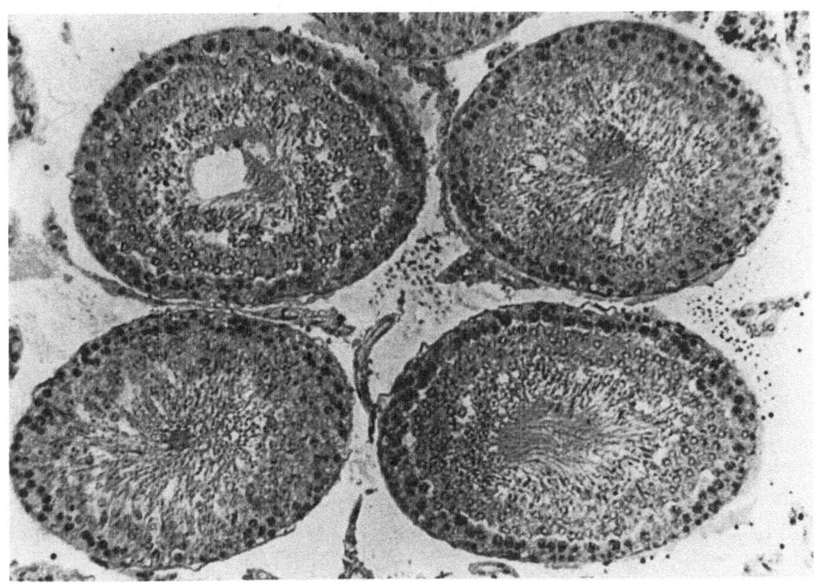

Abb. 7. Schnitt durch den Hoden eines geschlechtsreifen Rattenmännchens 7 Monate nach wöchentlich
zweimaliger s.c. Injektion von 5 γ Oestradiolbenzoat. Normale Hodenstruktur und -funktion.

Wir haben mit Testosteronpropionat beim Weibchen analoge Versuchsresultate
erhalten. Wöchentlich 2 mal 500 γ Testosteronpropionat führen schon nach kurzer
Zeit, etwa ab der 3. Injektion, zum Verschwinden des Oestruscyclus. Trotz gleichbleibender Zufuhr setzt derselbe nach einigen Wochen wieder ein. Abb. 8 zeigt
das Ovar eines Rattenweibchens, welches insgesamt 31 Injektionen zu 0,5 mg
Testosteronpropionat innerhalb von 6 Wochen erhalten hat. Obwohl nach
9 Wochen Pause in der 10.—16. Woche wieder 3 Cyclen aufgetreten waren, was an
den Vaginalabstrichen abgelesen werden konnte, weisen die Ovarien weder alte
noch neue Corpora lutea auf. Es sind nur vergrößerte Follikel vorhanden. Die
3 Cyclen sind also anovulatorische Cyclen gewesen. Von 10 Versuchstieren müssen
auf Grund des histologischen Befundes der Ovarien 5 anovulatorische Cyclen
gehabt haben, bei den restlichen 5 Tieren fanden wir schon Corpora lutea. Abb. 9
zeigt das Ovar eines solchen Tieres, bei dem nach der Hemmphase (5 Wochen)
5 Cyclen in der 6. bis zur 16. Woche der Testosteronzufuhr beobachtet wurden.

Abb. 10 zeigt das vollkommen atrophische Ovar eines Rattenweibchens,
welches 31 Injektionen zu 5 mg Testosteronpropionat innerhalb von 16 Wochen

erhalten hat, und die Abb. 11 das Ovar eines Tieres bei dem diese Behandlung nach 11 Wochen abgebrochen worden war. Schon 3 Wochen später setzte der erste

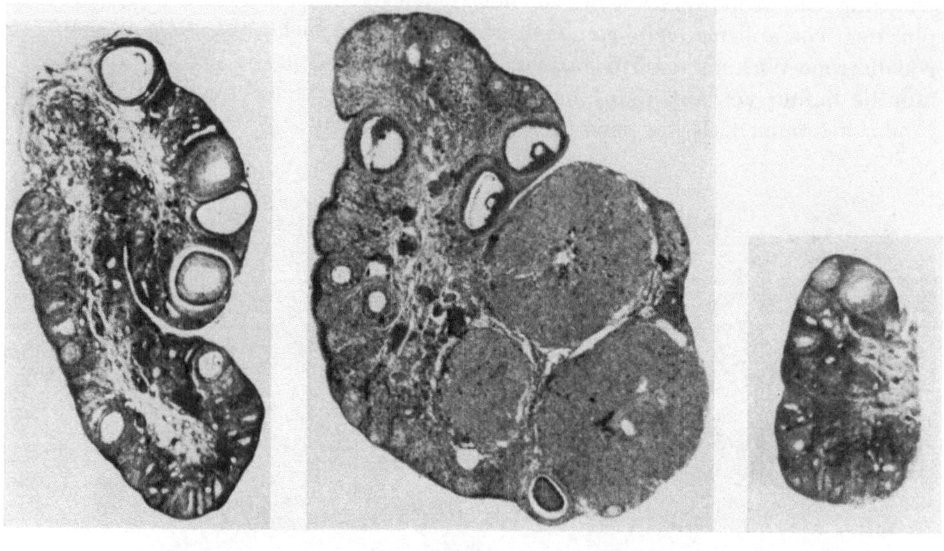

Abb. 8.　　　　　　　　　Abb. 9.　　　　　　　　　Abb. 10.

Abb. 8. Ovar eines geschlechtsreifen Rattenweibchens 16 Wochen nach 2mal wochentlicher Injektion von 0,5 mg Testosteronpropionat. Vergrößerte Follikel, keine Corpora lutea, trotzdem in der 10.—16. Woche drei Cyclen beobachtet wurden.

Abb. 9. Ovar eines geschlechtsreifen Rattenweibchens 16 Wochen nach 2mal wöchentlicher Injektion von 50 mg, Testosteronpropionat. Es sind auch wieder frische Corpora lutea feststellbar.

Abb. 10. Atrophisches Ovar eines geschlechtsreifen Rattenweibchens 16 Wochen nach 2mal wöchentlicher Injektion von 5 mg Testosteronpropionat.

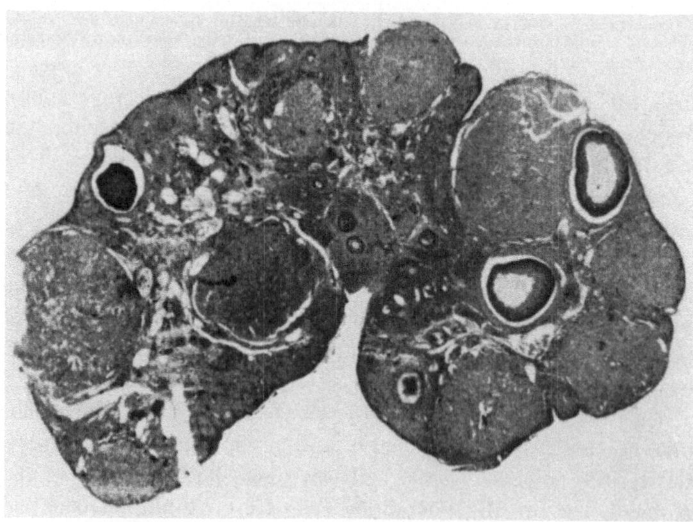

Abb. 11. Ovar eines geschlechtsreifen Rattenweibchens, bei dem die Zufuhr von 2mal 5 mg Testosteronpropionat pro Woche nach 11 Wochen abgebrochen worden war; 5 Wochen später zahlreiche Corpora lutea und Follikel.

Cyclus ein und bis zur Tötung, 5 Wochen nach Abbruch der Hormonzufuhr, wurden 3 Cyclen beobachtet. Die Ovarien der Tiere dieser Gruppen waren im Durchschnitt größer als die der Kontrollen und zeigen zahlreiche Corpora lutea.

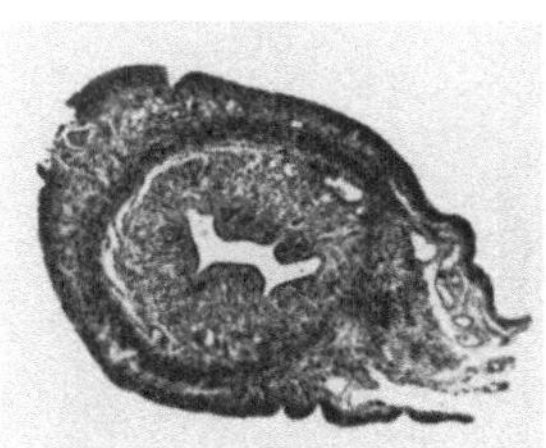

Abb. 12. Schnitt durch den Uterus eines kastrierten Rattenweibchens.

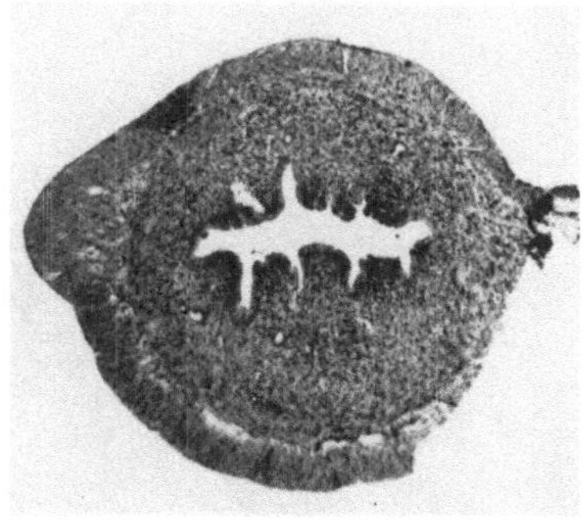

Abb. 13. Schnitt durch den Uterus eines kastrierten Rattenweibchens 1 Monat nach 2mal wöchentlicher Zufuhr von 1 γ Oestradiolbenzoat.

Wie Sie aus meinen Versuchen an Männchen und Weibchen ersehen können, führt selbst die Zufuhr von großen Hormonmengen über längere Zeit nicht zu einer dauernden Schädigung der Keimdrüsen. Bei kleineren Dosen kommt es nach längerer Zufuhr zu einer Adaptation, also einer Gewöhnung des Hypophysen-Zwischenhirnsystems an den erhöhten Hormonspiegel, und die Keimdrüsenfunktion kommt wieder in Gang. Nach Abbruch einer längeren Hormonzufuhr ist eine erhöhte gonadotrope Aktivität des Hypophysenvorderlappens und damit der Keimdrüsen festzustellen. Meine ersten Beobachtungen über den Desensibilisierungseffekt habe ich schon 1934 veröffentlicht. Erst in den letzten Jahren jedoch hat der „rebound-effect" Aufsehen erregt, der auf nichts anderem als auf

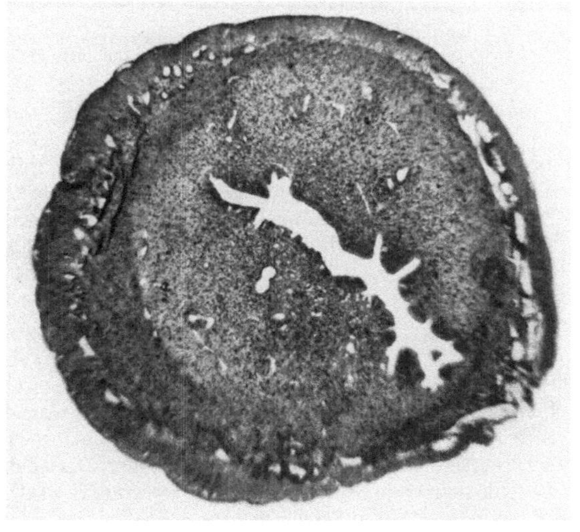

Abb. 14. Schnitt durch den Uterus eines kastrierten Rattenweibchens 2 Monate nach 2mal wöchentlicher Zufuhr von 1 γ Oestradiolbenzoat.

einer Desensibilisierung des Hypophysen-Zwischenhirnsystems gegenüber der antigonadotropen Wirkung der Keimdrüsenhormone beruht.

Ich glaube, daß eine Gewöhnung an eine Hormonzufuhr nur dann in Erscheinung tritt, wenn die Hormonwirkung über nervöse Zentren zustande kommt. Bei

Dauerzufuhr von Oestradiolbenzoat (2mal wöchentlich 1 γ) konnten wir keine Abnahme der direkten Hormonwirkung auf den Uterus kastrierter Rattenweibchen im Verlauf von 4 Monaten feststellen, wie die Abb. 12—15 zeigen.

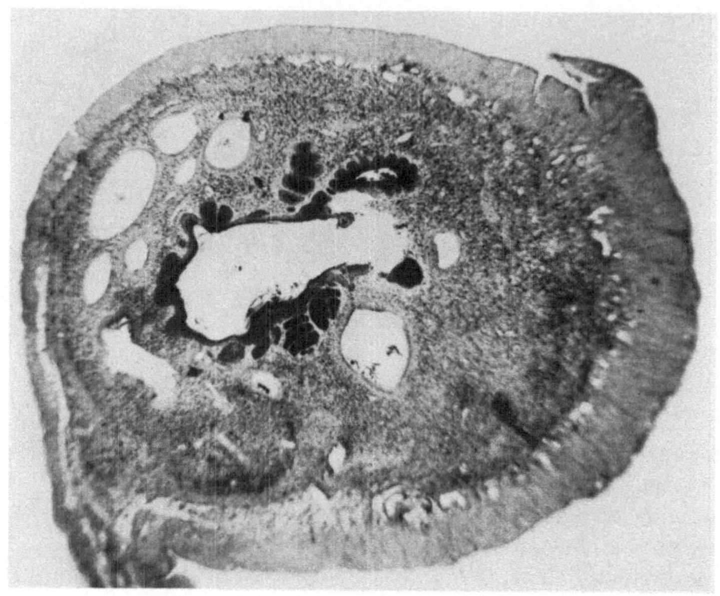

Abb. 15. Schnitt durch den Uterus eines kastrierten Rattenweibchens 4 Monate nach 2mal wöchentlicher Zufuhr von 1 γ Oestradiolbenzoat.

Literatur.

Hohlweg, W.: Die Hormone der Keimdrüsen; in Leitz, Hdb. d. Frauenheilkunde u. Geburtshilfe, Bd. I, Biologie u. Pathologie d. Weibes; Berlin: Urban und Schwarzenberg, 1953.
— Neurohormonale Zusammenhänge zwischen Sexualzentrum und Hypophysenvorderlappen; in Antoine, Klinische Fortschritte „Gynäkologie"; Wien: Urban und Schwarzenberg, 1954.

Diskussion.

Jores:

Bei infantilen Tieren steigt nach Kastration die Gonadotropinausscheidung stark an.

Es würde mich interessieren, einmal zu hören, bei was für Tieren das gemacht ist und evtl. Literaturstellen. Gegen die sehr eindrucksvollen Darlegungen von Herrn Hohlweg habe ich ein Bedenken anzumelden: daß immer subsummiert wird, daß der Weg Sexualzentrum, HVL und dann vom HVL auf das Ovar hormonaler Natur ist. Hier gibt es ja eine Reihe von Befunden, die ja auch für Spatz der Ausgangspunkt seiner Untersuchungen waren, die dafür sprechen, daß bei dem Weg HVL, Sexualzentrum zum Ovar, nervöse Verbindungen, zumindesten eine Rolle spielen. Der Hauptbefund sind ja die Fälle von Pubertas praecox zentraler Genese ohne Gonadotropinerhöhungen. Sogar bei niedrigen Gonadotropinwerten kommt es hier zu einer weitgehenden Stimulierung der Ovarien. Weiter scheint es mir überhaupt bemerkenswert, daß wir beim Menschen Fälle von Pubertas praecox, die auf einer Hypersekretion des HVL beruhen, nicht kennen. Es gibt die konstitutionelle Form der Pubertas praecox, und bei dieser finden wir die Verhältnisse wie beim Erwachsenen, nur verfrüht, man kann also einfach sagen, die Uhr geht hier vor.

Ein weiteres Phänomen beim Menschen, das mir immer sehr viel Kopfzerbrechen gemacht hat, ist das Klimakterium.

Im Klimakterium hört ja mit einem Male die Empfindlichkeit des Ovars für Gonadotropin auf bzw. ist herabgesetzt und die Gonadotropinausscheidung des HVL geht infolge dieser enthemmenden Wirkung sehr stark in die Höhe. Das heißt also mit anderen Worten: man muß noch etwas einführen und das ist die Empfindlichkeit der Gonaden für die Hormone. Ob nun diese Empfindlichkeit im Organ selber gelegen ist, ob sie von den Zentren herkommt, das weiß ich nicht.

Das scheint mir jedenfalls noch ein sehr wichtiger Faktor zu sein, daß eben die Empfindlichkeit der Gonaden für Gonadotropin sich im Lauf des Lebens ändert. Ich halte es für möglich, daß das zentrale Steuerung ist. Ich darf auf die Versuche von Herrn Nowakowski hinweisen, in denen er gezeigt hat, daß es von den Zentren her eine Stimulierung der Gonaden ganz zweifellos unter Ausscheidung des hormonalen Weges gibt.

Noch eine kurze Bemerkung zu den weiteren Darlegungen von Herrn Hohlweg, mit denen ich, namentlich mit dem, was er zuletzt sagte über Testosteronbehandlung, soweit durchaus übereinstimme; man kann hier ja einfach sagen, das was Herr Hohlweg hier aufgezeichnet hat, ist das Reglerprinzip. Die mittleren Dosen werden im Reglerprinzip aufgefangen, die hohen Dosen, die durchbrechen den Regler.

Buschbeck:

Ich darf Herrn Hohlweg vielleicht vorgreifen und Herrn Jores antworten. Wir stellen uns den Eintritt von Pubertät und Klimakterium am besten wohl so vor, daß die Pubertät durch eine Verschiebung der Reizschwelle, und zwar ein langsames Ansteigen der Reizschwelle im Zwischenhirn gegenüber den Bremswirkungen der Keimdrüsenhormone zu erklären ist. Eine andere Interpretation erscheint im Augenblick auf Grund der Tierexperimente nicht möglich. Im Klimakterium dagegen gleiten wahrscheinlich einzelne gonadotrope Hormone am Ovar gewissermaßen ab. Denn nur so können wir uns den Befund erklären, daß es zu der bekannten vermehrten Gonadotropinausscheidung während des Klimakteriums kommt und trotzdem die Ovarien nicht mehr auf Gonadotropine ansprechen. Das zeitlich Primäre ist dabei wohl eine Störung der Corpus-luteum-Bildung und der Ovulation; erst später kommt es auch zum Erliegen der Follikelreifung. Das sind offenbar peripher sich abspielende Prozesse, die wahrscheinlich nicht von der Hypophyse aus verursacht werden, sondern wohl ganz einfach als Alterungsprozesse am Ovar mit schrittweisem Verlust der Ansprechbarkeit aufzufassen sind. So viel ich weiß, haben demgemäß auch frühere Versuche, senile Ovarien mit gonadotropen Hormonen zu reaktivieren, wenigstens bei Menschen zu zweifelhaften Resultaten geführt. Ob darüber Untersuchungen am Tier vorliegen, die meine Auffassung widerlegen könnten, ist mir nicht bekannt.

Staemmler:

Zum Einfluß der Sexualsteroide auf die Hypophyse ein kurzer Beitrag: Uns interessierte die Frage der Nebennierenrindenfunktion bei Patienten mit sekundärer Amenorrhoe, genitaler Hypoplasie sowie Agenesie der Ovarien. Insgesamt untersuchten wir 23 Fälle und stellten fest, daß bei ihnen die Harncorticoide im Durchschnitt aller Analysen nur 70% der normalen Tagesausscheidung erreichen. Die Differenz ist signifikant. Belastet man diese Frauen mit Progesteron (10 oder 20 mg an 3 aufeinanderfolgenden Tagen), so zeigen weder die Harncorticoide noch die neutralen 17-Ketosteroide eine besondere Reaktion. Führt man dagegen Oestrogene in höherer Dosierung zu (Implantation eines Cyren-A-Kristalles von 25 mg und nachfolgende Stoßbelastung mit 20—30 mg Oestradiol, verteilt auf 3—6 Tage), so konnten wir damit einen durchschnittlichen, statistisch gesicherten Anstieg der Harncorticoide um $+118\%$ erzielen, während der Zuwachs der Ketosteroide nur $+46\%$ betrug, also im Bereich der biologischen Streuung lag. Diese Ergebnisse entsprechen den tierexperimentellen Erfahrungen von Selye, Gemzell, Greep, Loeser, Vogt, Golla und Reiss u. v. a., nach denen man die Nebennierenrinde mit hohen Follikelhormondosen bis zum Erschöpfungsstadium stimulieren kann. Ob dieser Effekt über den Shift-Mechanismus zu erklären ist (Selye, Tonutti usw.) oder ob man den Oestrogenen eine direkte ACTH-sekretionsfördernde Wirkung zusprechen kann, wie Gemzell postuliert, sei hier nicht diskutiert.

Es sei abschließend aber noch auf zwei biologische Experimente hingewiesen, bei denen eine länger anhaltende und starke Steigerung der Follikelhormonkonzentration im Blut vorliegt:

Der Granulosazelltumor und die Schwangerschaft. Während außer einer gewissen Kalkverarmung wesentliche Stoffwechselumstimmungen bei ersterem nicht bekannt sind, geht die Schwangerschaft bekanntlich mit erheblichen Veränderungen im gesamten biochemischen und -physikalischen Geschehen einher, die z. T. auf eine Leistungssteigerung der NNR zurückzuführen sind. Und hier wird man sich nun die Frage vorlegen müssen, wieweit der kontinuierliche und metabolisch unabhängig hohe Einstrom von placentarem Follikelhormon Anteil hat an der NNR-Stimulation während der Gravidität. Aus vergleichenden corticoidanalytischen Untersuchungen, die wir in den letzten Jahren durchgeführt haben, ergeben sich Anhaltspunkte, die auf eine derartige Stimulation der NNR durch placentare Oestrogene hinweisen.

TAMM:

Ich möchte den Herrn Vortragenden fragen, wie die Befunde von HELLER, NELSON und JUNGCK mit dem dargestellten Schema der Hormonrelationen in Einklang zu bringen sind. Bekanntlich fanden diese Autoren, daß sich weibliche Ratten, denen die Ovarien in die Milz implantiert wurden, nicht wie Kastraten verhielten, d. h. einen normalen Gonadotropingehalt der Hypophysen hatten, obwohl der größte Teil der von den Ovarien sezernierten Oestrogene in der Leber inaktiviert worden sein dürfte. Aus diesen Befunden wurde die sog. ,,Verbrauchertheorie'' abgeleitet, die besagt, daß die Gonadotropinsekretion nicht einfach durch die Höhe des Oestrogenspiegels reguliert wird, sondern daß im Ovarium ein Faktor dazwischengeschaltet sein muß, der eine Inaktivierung der Gonadotropine bewirkt. Auch die Gewichtszu- oder -abnahme der Ovarien scheint nur indirekt von den Gonadotropinen abzuhängen, direkt dagegen von der Höhe des Oestrogenspiegels. In den oben erwähnten Versuchen waren die Ovarien in der Milz hypertrophiert. Die Hypertrophie ging zurück nach Injektion von Oestrogenen. Diese Befunde wurden im Prinzip auch von holländischen Autoren wie GAARENSTROOM u. a. bestätigt.

STANGE:

Was die Wirkung der gonadotropen Hormone auf das infantile Ovar anbelangt, so besteht nach unseren (DRESCHER-STANGE) Untersuchungen eine quantitative Abhängigkeit vom Sexualhormonspiegel. Vergleichende Untersuchungen an infantilen weiblichen Mäusen nach Verabfolgung von 25 γ Oestradiolbenzoat bzw. 25 γ Progesteron zeigen (Tabelle), daß unter diesen Bedingungen eine Steigerung des Gonadotropineffektes resultiert. Dieses Ergebnis wird von uns als ,,periphere Sexualhormonwirkung'' innerhalb des Gonadotropinstoffwechselgeschehens gedeutet.

HOSEMANN:

Die Versuche von Herrn HOHLWEG und ihre Deutung sind sehr interessant und lassen die Hypothese von GRUMBRECHT zurücktreten, der eine *direkte* Gewöhnung der Versuchstiere an Oestrogene annahm. An eigenen Rattenversuchen, über die wir an anderer Stelle berichteten, konnten auch wir beobachten, daß bei täglicher Fütterung kastrierter Tiere mit Moor nach einigen Tagen Brunsterscheinungen eintraten, die bei weiterer Fütterung rückläufig wurden und sich erst nach einer längeren Pause mit oestrogenfreier Nahrung wiederholen ließen.

HOHLWEG:

Ich möchte zuerst 3 Fragen von Herrn JORES beantworten:

1. Wie wurde nachgewiesen, daß bei infantilen Tieren nach der Kastration eine erhöhte gonadotrope Funktion des HVL eintritt? EVANS [Amer. J. Physiol. 89, 371 (1929)] hat in Implantationsversuchen eine erhöhte gonadotrope Wirksamkeit der Kastrationshypophyse infantiler und erwachsener Ratten festgestellt und nimmt als Grund dafür eine Speicherung des gonadotropen Hormons, da die Keimdrüsen als Verbraucher fehlen, an. Gegen eine Speicherung und für eine erhöhte Produktion sprechen die Parabioseversuche von KALLAS und MARTINS [Endokrinologie 6, 188 (1930), und C. r. Soc. Biol. (Paris) 103, 1341 (1930)] und die Implantationsversuche von LIPSCHÜTZ (Steroid Hormones and Tumors. Baltimore 1950). Weiterhin auch die von mir festgestellte Tatsache, daß bei erwachsenen und infantilen Tieren durch Zufuhr von weiblichem oder männlichem Keimdrüsenhormon die histologischen Veränderungen und die erhöhte Aktivität der Hypophyse nach der Kastration verhindert werden kann.

Einen sehr eindeutigen Versuch habe ich 1931 [Wien. Arch. inn. Med. 21, 337 (1931)] veröffentlicht. Man kann durch Implantation eines infantilen Ovars in ein infantiles Tier unter bestimmten Bedingungen sexuelle Frühreife auslösen: Implantiert man einem infantilen Rattenweibchen ein reifes oder ein infantiles Ovar sofort nach der Kastration, dann passiert nichts.

Läßt man jedoch zwischen Kastration und Implantation mindestens 14 Tage verstreichen, dann löst schon die Implantation eines infantilen Ovars eine vorübergehende sexuelle Frühreife aus. Vaginalabstriche zeigen einige Tage nach der Implantation Oestrus an. Untersucht man die in die Nieren implantierten Ovarien, dann findet man große Follikel und Corpora lutea. Es tritt jedoch zunächst nur einmal Oestrus auf, denn die Einstellung des infantilen Sexualzentrums hat sich ja nicht geändert und die Rückwirkung der vom implantierten Ovar erzeugten Hormone hemmt sofort die gonadotrope Aktivität des HVL. Erst z. Z. der normalen Pubertät, in unseren Versuchen war das etwa nach 3 Monaten der Fall, kam der Oestrus richtig in Gang.

2. Auf die Frage der Hypersekretion des HVL im Zusammenhang mit Fällen von Pubertas praecox beim Menschen, möchte ich folgendes erwidern: Auch beim Menschen tritt nach Kastration eine erhöhte Funktion des HVL ein, worauf auch die vermehrte Ausscheidung von gonadotropem Hormon im Harn von Kastraten deutet. PHILIPP weist darauf hin, daß bei Fällen von Infantilismus, verbunden mit Zwergwuchs, die Bestimmung des gonadotropen Hormons im Harn darüber Auskunft gibt, ob es sich um eine hypophysäre Störung oder um eine Anovarie handelt, nur im letzteren Fall ist die Ausscheidung des gonadotropen Hormons im Harn vermehrt.

3. Zur Frage der Reaktivierung seniler Ovarien:

Im Tierexperiment gelingt über den "rebound-effect" wie man jetzt sagen würde, eine weitgehende Reaktivierung von senilen Ovarien. STEINACH, KUN und HOHLWEG haben senile Rattenweibchen, die keinen Oestruscyclus mehr aufwiesen und alle Zeichen der Senilität zeigten — Kahlheit, verkrümmte Haltung, Anämie — monatelang rhythmisch mit Follikelhormon behandelt. Es konnte eine deutliche Reaktivierung der Tiere und nach Abbruch der Hormonzufuhr das Auftreten von autogenen Cyclen beobachtet werden. Die Weibchen wurden sogar trächtig, überstanden aber nicht den „Stress" der Geburt.

Herr TAMM fragt an, wie die Befunde von HELLER und anderen Autoren über das Verhalten von in die Milz implantierten Ovarien mit meinem Schema der Hormonrelationen in Einklang zu bringen sind. LIPSCHÜTZ konnte nachweisen, daß nach Ovarimplantation in die Milz Kastrationshypophysen beobachtet werden können, obwohl die Ovarien in voller Funktion sind. Das kommt daher, daß der größte Teil des Follikelhormons in der Leber inaktiviert wird. Wenn die von TAMM zitierten Autoren normale Hypophysen fanden, so ist das meiner Meinung nach nur davon abhängig, wann die Hypophysen untersucht wurden. Die Leber hat ja auch nur ein begrenztes Inaktivierungsvermögen! Daß die normale Relation, wie ich sie geschildert habe, weiter besteht, geht daraus hervor, daß die Hypertrophie der Ovarien zurückgeht, wenn Oestrogene injiziert werden.

Zur Bemerkung von Herrn STANGE, daß er und DRESCHER eine Abhängigkeit der Reaktion des infantilen Ovars auf gonadotrope Hormone vom Sexualhormonspiegel festgestellt haben, ist zu sagen, daß diese Tatsache unter den Namen „HOHLWEG-Effekt" und „COLLIP-Effekt" bekannt ist. Ich habe nachgewiesen, daß bei Ratten die Injektion von Follikelhormon zu einer Ausschüttung von Luteinisierungshormon (Klin. Wschr. **1934**, 92) führt. MAGATH und ROSENFELD (Klin. Wschr. **1933**, 1282) und später COLLIP haben festgestellt, daß bei Kombination von Prolan mit Follikelhormon am Mäuseovar ein synergistischer gonadotroper Effekt zu beobachten ist.

Aus der Universitäts-Frauenklinik Kiel (Direktor: Prof. Dr. E. Philipp).

Experimentelle Untersuchungen über die Korrelation der Steroide zu den hypophysären Gonadotropinen.

Von

J. Drescher.

Mit 4 Textabbildungen.

Die Keimdrüsenhormone des Ovars bilden mit den gonadotropen Hormonen der Hypophyse eine funktionelle Einheit innerhalb des Stoffwechselgeschehens, wobei zwei verschiedene Gesichtspunkte berücksichtigt werden müssen. Einerseits greifen die Steroidverbindungen in den Ausschüttungs- bzw. Bildungsmechanismus dieser Proteohormone der Hypophyse durch ihre Wechselwirkung hemmend oder fördernd ein, andererseits aber beeinflußt der Follikel- oder Gelbkörperhormonspiegel im Serum bereits an die Peripherie abgegebene Gonadotropine im Sinne eines katalytischen Vorganges. Brown und Mitarbeiter fanden 1953 anhand von hormonanalytischen Untersuchungen bei Ratten, daß einmalige Oestrogendosen die Gonadotropinausscheidung bei intaktem Hypophysen-Zwischenhirnsystem zunächst bremsen, dann aber 7—10 Tage später einen erhöhten Proteohormonspiegel im Serum sowie eine vermehrte Ausscheidung im Harn bewirken.

Durch quantitative Glucoproteiduntersuchungen im Harn wurde die Hormonausscheidung beim Menschen nach einmaliger Zufuhr von 20 mg Progynon B *(Schering)* vor und nach der Belastung vergleichend untersucht. Zur Methode verweise ich auf meine vor einem Jahr auf dem 1. Symposion vorgetragenen chemischen Untersuchungen über den Glucoproteidgehalt von Placenten. Aus Zeitmangel sollen hier nur die wesentlichsten Gesichtspunkte des Arbeitsganges zusammengestellt werden.

Der Harn wird nach einer Hochdruckfiltration mit Trichloressigsäure, enteiweißt einer Mucinfällung durch 2% Essigsäure unterworfen, und anschließend erfolgt die Adsorption der Proteide an Kaolin, um eine Trennung im wäßrigen Milieu zu erreichen. Dann werden die Wirkstoffe in 1:10 Wasser Aceton gefällt und der Glucoseanteil quantitativ mittels Orcin colorimetrisch gemessen.

Es ist so ein Einblick in die Gonadotropinausschüttung der Hypophyse möglich, was anhand von 3 charakteristischen Kurven, die einem größeren Untersuchungsmaterial entnommen sind, demonstriert werden soll.

Es handelt sich um 2 Fälle von primärer und einen Fall von sekundärer Amenorrhoe, bei denen eine Laparotomie vorgenommen und ein Teil des Keimdrüsengewebes excidiert werden mußte, so daß eine histologische Beurteilung ermöglicht wurde. Bei den Patientinnen 1 und 2 zeigten die Gewebsschnitte nur

Ovarialstroma ohne jeglichen parenchymatösen Anteil, das typische Bild einer Agenesia ovarii, während die Präparate der sekundären Amenorrhoe doppelseitige Dermoide mit hochgradigem Schwund des Ovarialgewebes ergaben.

Von besonderem Interesse ist Fall 1 deshalb, weil der Nativurin dieser Patientin — in der vorliegenden Abbildung durch X gekennzeichnet — nach der Methode von Aschheim und Zondek eine positive

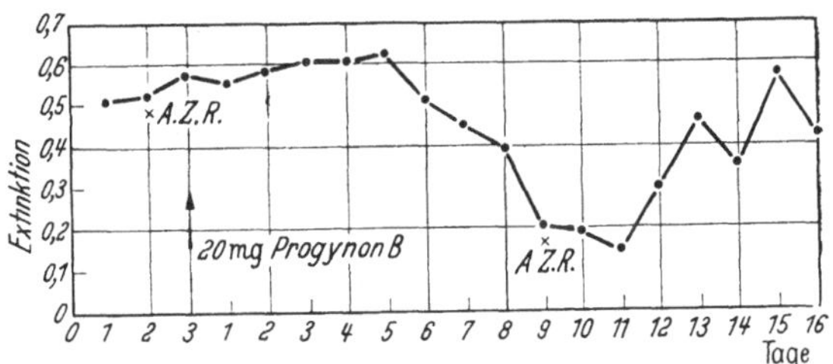

Abb. 1. Primäre Amenorrhoe (Agenesie der Ovarien) unbehandelt.

Schwangerschaftsreaktion auslöste, die nach der Progynonbelastung negativ wurde. Die Ordinate enthält die Extinktionswerte, während auf der Abszisse die einzelnen Untersuchungstage eingetragen sind. Täglich wurde nun eine aliquote Menge des 24stündigen Sammelurins auf Glucoproteide untersucht und die Ergebnisse in Form einer Kurve zusammengestellt. Mangels fehlender hormoneller Gegenregulation durch den Ausfall der Ovarien ist hier die Hypophyse im Zustand einer Überproduktion angetroffen, die dann durch 20 mg Follikelhormon gebremst wurde. Nach Abklingen der Steroidwirkung steigt allmählich der Proteohormonspiegel im Harn wieder an.

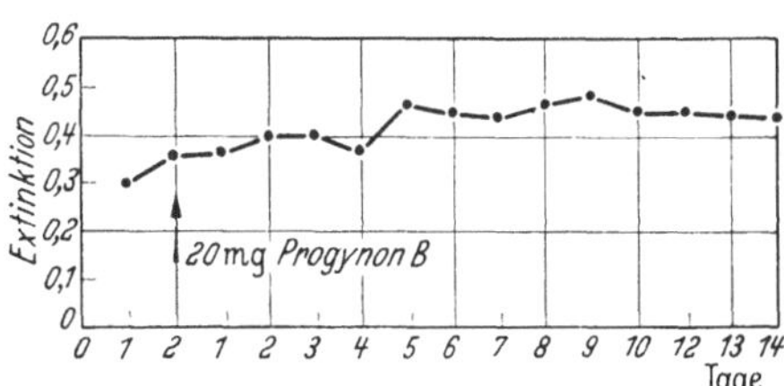

Abb. 2. Primäre Amenorrhoe (Agenesie der Ovarien) Hormonbehandlung.

Die Abb. 2 zeigt die Hormonanalysen des Harnes einer 27 jährigen Patientin mit primärer Amenorrhoe (Agenesie), die über längere Zeit mit Cyren B und Follikelhormon behandelt wurde. Vermutlich ist durch den unphysiologisch hohen Steroidspiegel eine Abstumpfung im Gonadotropinstoffwechsel erfolgt, oder aber es liegt eine primäre Insuffizienz seitens der Hypophyse vor, charakterisiert durch die Kontinuität in der Ausscheidung.

Auf Abb. 3 sind die

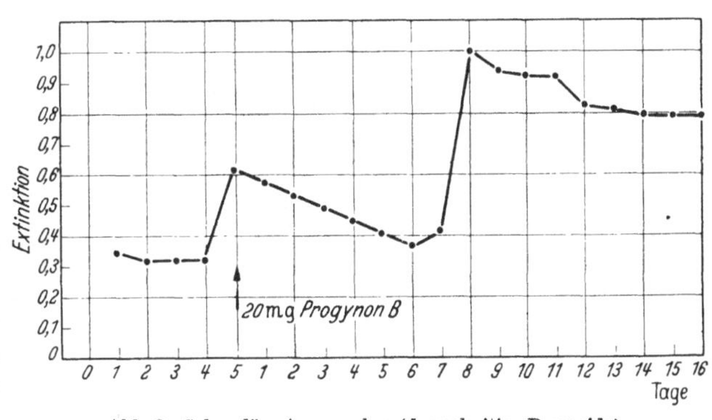

Abb. 3. Sekundäre Amenorrhoe (doppelseitige Dermoide).

Harnuntersuchungen der Patientin mit einer sekundären Amenorrhoe wiedergegeben. Durch Progynonbelastung sinkt hier der Gonadotropinspiegel geringgradig ab, um am 9. Tag erheblich anzusteigen.

Mit diesen 3 verschiedenen Kurven wollte ich einmal das Bild der Überproduktion, das der hormonell abgestumpften oder vielleicht insuffizienten Drüse —

was erst durch längere Beobachtungsdauer zu klären wäre — sowie das einer physiologisch reagierenden Hypophyse demonstrieren.

Die Abhängigkeit der Gonadotropinwirkung vom Steroidpiegel bei dem Einfluß auf das Ovar wurde durch Tierversuche an der infantilen Maus zusammen mit

Tabelle 1.

	Versuchsanordnung				Auswertung				Summe	
Nr.	Oestra-diol-benzoat	Pro-gesteron in γ	Sesamöl in cm³	Preloban Rf. E.	unbeein-flußt	FSH	LH	BP	HVR I	HVR II/III
I	—	—	—	—	10	—	—	—	—	—
	—	—	0,5	—	10	—	—	—	—	—
	—	25	—	—	10	—	—	—	—	—
	25	—	—	—	10	—	—	—	—	—
II	—	—	—	5	8	2	—	—	2	—
	—	25	—	5	7	3	—	—	3	—
	25	—	—	5	—	1	6	3	1	9
III	—	—	—	10	6	4	—	—	4	—
	—	25	—	10	—	6	4	—	6	4
	25	—	—	10	—	1	8	1	1	9
IV	—	—	—	20	—	6	3	1	6	4
	—	25	—	20	—	6	4	—	6	4
	25	—	—	20	—	2	8	—	2	8
V	—	—	—	30	—	2	6	2	2	8
	—	25	—	30	—	—	6	4	—	10
	25	—	—	30	—	—	8	2	—	10
VI	—	—	—	50	—	1	8	1	1	9
	—	25	—	50	—	—	7	3	—	10
	25	—	—	50	—	—	7	3	—	10
VII	—	—	—	65	—	—	7	3	—	10
	—	25	—	65	—	—	5	5	—	10
	25	—	—	65	—	—	8	2	—	10
VIII	—	—	—	80	—	—	7	3	—	10
	—	25	—	80	—	—	5	5	—	10
	25	—	—	80	—	—	6	4	—	10
IX	—	—	—	90	—	—	5	5	—	10
	—	25	—	90	—	—	6	4	—	10
	25	—	—	90	—	—	6	4	—	10
X	—	—	—	100	—	—	5	5	—	10
	—	25	—	100	—	—	5	5	—	10
	25	—	—	100	—	—	7	3	—	10
XI	—	—	—	120	—	—	7	3	—	10
	—	25	—	120	—	—	7	3	—	10
	25	—	—	120	—	—	6	4	—	10

Abkürzungen: BP = Blutpunkte, LH = Luteinisierung, FSH = Bläschenfollikel.

STANGE untersucht. Nach intramuskulärer Injektion von 25 γ Oestradiolbenzoat oder Progesteron wurde den Tieren 24 Std. später hypophysäres Gonadotropin (Preloban, *Hoechst*) in aufsteigender Konzentration von 5—120 Reifungseinheiten (Rf.E.) subcutan gespritzt.

In Tab. 1, Spalte I, sind die Kontrolltiere zusammengestellt, denen ausschließlich Oestradiolbenzoat, Progesteron oder Sesamöl — Lösungsmittel der

Steroidverbindungen — appliziert wurde. Die Ovarien dieser Tiere zeigten keinerlei Veränderungen im Sinne einer H.V.R. I—III. Ganz anders aber ist das Verhalten der mit Oestradiolbenzoat sensibilisierten Mäuse bei zusätzlicher Verabfolgung von 5 Rf.E. hypophysärer Gonadotropine. — Es tritt eine starke Stimulierung durch Follikelhormon, eine schwächere durch Progesteron ein, während die Ovarien der nicht vorbehandelten Tiere unbeeinflußt blieben. (Als COLLIP- oder HOHLWEG-Effekt für Follikelhormone bekannt.)

Eine weitere Abbildung (Abb. 4) gibt in graphischer Darstellung die erhobenen Befunde wieder, bezogen auf Blutpunkt- und Gelbkörperbildung. Auf die Ordinate ist die Zahl der Ovarien aufgetragen, während auf der Abszisse die abgestufte „Preloban"-Dosierung eingezeichnet wurde.

Wie WESTMAN bereits auf dem Kongreß der Deutschen Gesellschaft für Gynäkologie in München (1952) auf Grund seiner Erfahrungen bei

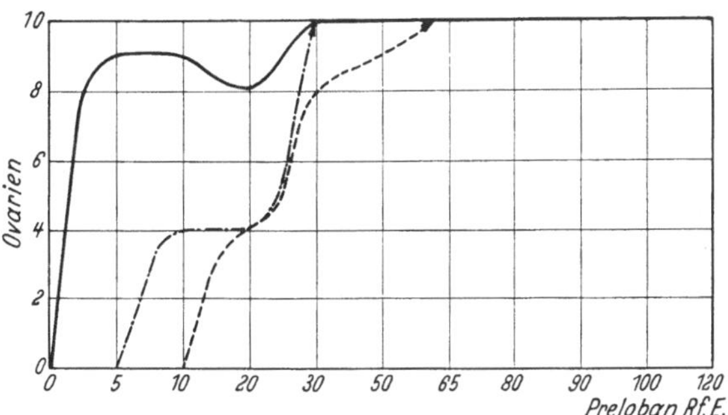

Abb. 4. Periphere Steroidwirkung auf den Gonatropineffekt.

der Behandlung von Amenorrhoen betonte, wirken die Oestrogene nicht nur als Substituens, sondern auch als Stimulans.

Darf ich am Schluß noch einmal kurz zusammenfassen: In dem funktionellen Zusammenspiel der Gonadotropine mit den Steroidverbindungen — hier Oestradiolbenzoat und Progesteron — müssen zwei Gesichtspunkte voneinander unterschieden werden; einmal ihre Wirkung auf die Produktionsstätte der gonadotropen Hormone, und das andere Mal auf das Erfolgsorgan. Zur Unterscheidung möchte ich von einer „zentralen" im Gegensatz zur „peripheren" Wirkung sprechen. Vom klinischen Gesichtspunkt ist es für den Erfolg der Therapie mit Gonadotropinen nicht gleichgültig, ob und in welcher Zusammensetzung ein Steroidspiegel vorliegt. Funktionell gesehen ergibt sich wahrscheinlich durch die Steroidbeeinflussung die Möglichkeit einer Funktionsprüfung der Hypophyse.

Literatur.

DRESCHER, J., u. H. H. STANGE: Arch. Gynäk. **185**, 44 (1954).
WESTMAN, AXEL: Arch. Gynäk. **183**, 131 (1953).
WILLIS E. BROWN, JAMES T. BRADBURY and EDWIN C. JUNGCK: Amer. J. Obstetr. **65**, 733 (1953).

Aus dem Max-Planck-Institut für Hirnforschung, Abteilung für Tumorforschung und exper. Pathologien Köln (Leiter: Prof. Dr. W. Tönnis).

Zur Klassifizierung der Hypophysentumoren*.

Von

W. Müller.

Das histologische Bild der Hypophysenadenome weist eine Mannigfaltigkeit auf, die teils durch den Aufbau des Tumors an sich, also primärer Natur, teils durch sekundäre Veränderungen, meist degenerativer Art, bedingt wird. Hinzu kommen Veränderungen an der submikroskopischen Struktur, die durch die jeweilige Fixierung hervorgerufen werden und neben Formunterschieden im mikroskopischen Bereich die Färbbarkeit der spezifischen Zellgranulationen beeinflussen können. Unser Material wurde sofort nach der Operation in Susa, Zenkerschem oder Bouinschem Gemisch fixiert und z. T. in Serienschnitte zerlegt, z. T. in verschiedenen Ebenen geschnitten.

Unter den sekundären Veränderungen spielen neben cystisch degenerativen Einschmelzungen, die scharf von Cysten unterschieden werden müssen, welche Formbestandteile des Adenomgewebes sind und auf die noch einzugehen sein wird, vor allen Dingen Blutungen eine bedeutende Rolle. Über die Klinik dieses Ereignisses und seine Ätiologie wurde andernorts berichtet (1). Hier soll nochmals auf eine Sonderform der Verkalkung hingewiesen werden, als deren Folge Blutungen auftreten können (2). Einzelne Zellelemente nämlich und deren Kolloid verfallen aus noch unbekannten Gründen der Verkalkung. Außerdem treten Kalkmäntel um Gefäße auf, die außerhalb der eigentlichen Gefäßwand liegen. Wahrscheinlich handelt es sich hierbei um angeschopptes Kolloid, das ebenfalls verkalkt ist.

Über die Tumoren der Hypophyse vom Mischtyp liegen bereits einige Mitteilungen vor (3, 4, 5). Im Vordergrund steht hier die Tatsache, daß die Zusammensetzung des Adenomgewebes die verschiedenen Zellen des Vorderlappens in wechselndem Mengenverhältnis zueinander und oft abnormer cytologischer Ausbildung wiederholt. Hinzu kommt eine meist gute Capillarisierung des Gewebes. Neben Mitose und Amitose wird sehr häufig die Endocytogenese als Typus der Zellvermehrung angetroffen. Hierbei entwickelt sich innerhalb einer Zelle eine neue. Die Mutterzelle umgibt dann schalenartig das neue Zellindividuum. Die Bedeutung dieser Vermehrungsform liegt in der nicht unterbrochenen Arbeitsfähigkeit der Mutterzelle. Die Postulierung der Hypophysentumoren vom Mischtyp schließt die Übereinstimmung mit klinischen Befunden und quantitativen Nebennierenrinden-hormon-Bestimmungen in sich ein. In einigen Adenomen wurden Cysten gefunden, deren Aufbau denen entspricht, wie sie normalanatomisch in der Zwischenzone der menschlichen Hypophyse beschrieben werden (6). Das Vorkommen von Flimmerepithel erinnert an die Auskleidung der Rathkeschen Cyste. Andere wiederum

---

* Der Vortrag wurde durch Farblichtbilder illustriert.

lassen sich mit den sog. Drüsencysten der Zwischenzone vergleichen. Die Verteilung der Cysten schließt die Möglichkeit aus, daß es sich etwa um Anschnitte der durch den Tumor verlagerten Zwischenzone handeln könnte. Diese Befunde unterstreichen die Auffassung anderer Autoren, daß der Zwischenzone eine besondere morphogenetische Stellung zukomme. Es erscheint nicht ausgeschlossen, daß dieser Hypophysenbezirk bei der Genese mancher Adenome eine Rolle spielen kann. Auf einen weiteren merkwürdigen Befund sei noch hingewiesen. In einem Tumor, dessen histologisches Aussehen in weiten Bezirken am ehesten für ein chromophobes Adenom sprach, fanden sich einige von diesem Bau stark abweichende Stellen. Hier liegen zwischen den chromophoben Zellen Kolloidtröpfchen sehr unterschiedlicher Größe, die sich bei der Azanfärbung blau- und rotgefärbt darstellen. Mitunter läßt sich zwischen dem Kolloid noch ein Zellkern erkennen, der jedoch häufig pyknotisch erscheint. Die Kolloidtröpfchen erstrecken sich fortsatzartig zwischen die Interstitien der chromophoben Zellen. Die unterschiedlich farbaffinen Granula erinnern an die auch in der Hypophyse des Menschen beschriebenen amphophilen Drüsenzellen. Das Verhalten der Kerne läßt an den Typus der holokrinen Sekretion denken. Über die Bedeutung dieser Bilder kann vorerst noch nichts ausgesagt werden. Endlich sei noch der Fall eines Adenoms vom Mischtyp vorgestellt, in dessen Parenchym Ganglienzellen und marklose Nervenfasern gefunden wurden (7). Mit Hilfe der Silberimprägnation konnten in den Ganglienzellen Neurofibrillen dargestellt werden. Die marklosen Fasern liegen zwischen den Tumorzellen. Manche Fasern enden mit einer knopfförmigen Anschwellung am oder im Cytoplasma von Tumorzellen. Da jede Deutung dieses Befundes reine Spekulation wäre, muß dieser Fall vorerst ein Kuriosum bleiben.

Die kleine Auswahl von morphologischen Phänomenen zeigt, einmal daß die übliche Unterteilung der Hypophysenadenome in chromophobe, eosino- und basophile der Praxis nicht gerecht wird und daß zweitens nur eine Anschnittfläche des Materials zur Diagnosestellung oft nicht ausreicht. Außerdem blieb bisher die Aufteilung der basophilen Zellen in β- und δ-Zellen, wie sie bereits 1940 von ROMEIS angegeben und inzwischen durch zahlreiche neue Untersuchungen bestätigt wurde, in dem System unberücksichtigt. Es ist anzunehmen, daß die Berücksichtigung morphologischer Einzelheiten im Zusammenhang mit der Klinik und Hormonbestimmungen Aufschlüsse über die Genese der Hypophysenadenome geben kann und sicherlich für einen Teil der Tumoren richtungsweisend für deren Therapie sein wird.

Literatur.

1. MÜLLER, W., u. H. W. PIA: Dtsch. Z. Nervenheilk. **170**, 326 (1953)
2. MÜLLER, W., u. G. UDVARHELYI: Endokrinologie **32**, 129 (1955)
3. TÖNNIS, W., W. MÜLLER u. H. BRILMAYER: Acta endocrinol. (Copenh.) **13**, 227 (1953)
4. MÜLLER, W., u. W. WALTER: Acta Neurovegetativa (Wien) **8**, 446 (1954)
5. MÜLLER, W.: Acta Neurovegetativa (Wien) **8**, 451 (1954)
6. MÜLLER, W., u. F. OSWALD: Zbl. Neurochir. **14**, 272 (1954)
7. MÜLLER, W., u. F. MARCOS: Virchows Arch. **325**, 733 (1954)

Über zwei Fälle von Adenoma parathyreoideum ohne Knochenveränderungen.

Von

L. Rossi.

Mit 3 Textabbildungen.

Schon vor längerer Zeit haben Albright und Mitarbeiter die Bedeutung der Nierenschädigungen bei primären Hyperparathyreoidismus hervorgehoben; sie haben eine Serie von Fällen beschrieben, dessen Krankheitsbild hauptsächlich von einer schweren Nephrocalcinosis und Nephrolithiasis charakterisiert war, während osteodistrophische Veränderungen leicht oder gar abwesend waren. Es wurde daher vorgeschlagen, die klassische Nosographie, die das Adenom der Epithel-körperchen mit der Knochenkrankheit von Recklinghausen identifizierte, zu ändern, indem man eine Knochen- und eine Nierenform des primären Hyper-parathyreoidismus unterschieden hat.

In den letzten Jahren wurde besonders von Rutishauser und Mitarbeiter beobachtet, daß auch beim sekundären Hyperparathyreoidismus (renalen Ursprungs) Knochenveränderungen entweder fehlen, oder, wenn vorhanden, nicht charakteristisch sein können.

Es wurden 28 Fälle von primären Hyperparathyreoidismus beschrieben, die größere Nieren- und leichtere Knochenschädigungen aufwiesen (Albright und Reifenstein, 1948); 1 Fall mit klarem sekundärem Hyperparathyreoidismus renalen Ursprungs mit starker Hyperplasie der Parathyreoidea ohne Knochen-veränderungen (Rutishauser, 1951); 26 Fälle (Wernly und Berdjis-Chamsi, 1946) mit Hyperplasie der Nebenschilddrüsen verschiedenen Grades (ebenfalls renalen Ursprungs), wobei leichte Knochenschädigungen vorhanden waren, die aber in keinem entsprechenden Verhältnis zu den Veränderungen der Parathyreoidea standen.

Die Trennung des anatomisch-klinischen Begriffes des Hyperparathyreoidismus von dem der Knochendystrophie fällt gerade mit einer neuen Theorie über die Funktion der Parathyreoidea zusammen, die sich bereits auf aufschließende experimentelle Grundlagen stützt (Albright und Mitarbeitern, 1940—1948; Fanconi, 1953). Die Theorie weist auf den physiologischen Einfluß des Parat-hormons auf die Niere hin (Phosphatausscheidung im Harn), die der Wirkung auf die Knochen vorausgeht. Dies geschieht durch einen direkten Einfluß auf die Phosphorämie (Hypophosphatämie), bevor als auf die Calcämie (Hypercalcämie); damit erfährt die traditionelle Anschauung der Parathyreoidea-Funktion eine wesentliche Veränderung.

Dem Hyperparathyreoidismus ohne Knochenschädigungen kommt also eine ganz besondere Bedeutung für das Studium der Endokrinologie der Epithelkörperchen

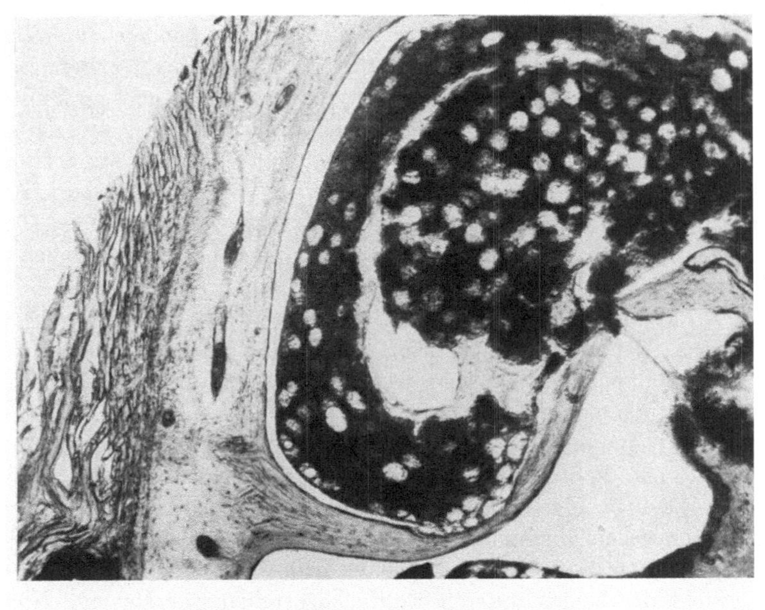

Abb. 2. Fall I: Corticalis, Trabekel und Knochenmark der Rippen; keine Zeichen einer Fibro-Osteoclasie (Vergr. 60 mal).

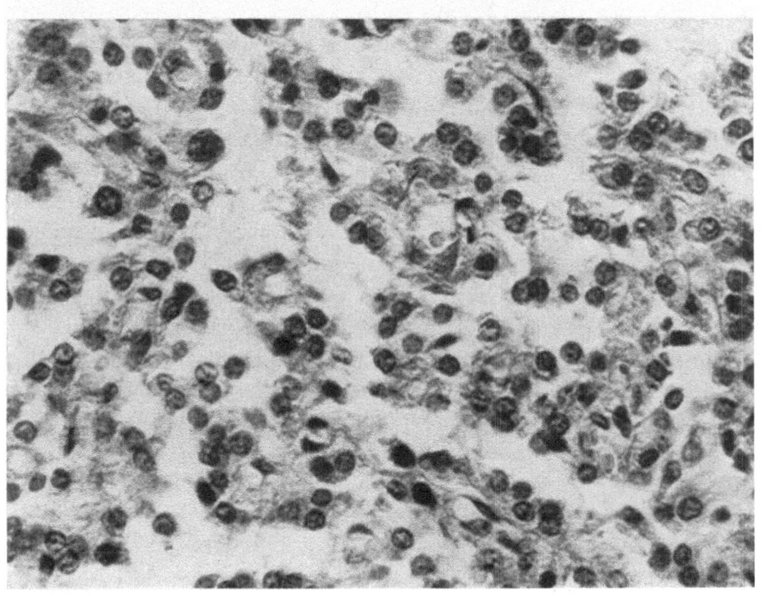

Abb. 1. Fall I: Adenoma parathyreoideum; kordonale Struktur der Hauptzellen (Vergr. 590 mal).

zu. Untersuchungen nach dieser Richtung stoßen leider auf viele Hinder-
nisse, die durch die Seltenheit der Erkrankung und die Schwierigkeit der Diagnose bei Abwesenheit von leicht erkennbaren Knochenveränderungen (die
allgemein als pathognomonisch gelten) gegeben sind. Dies ist der Grund, daß viele
Fälle entweder verkannt, oder kaum klinisch studiert werden können. Interessant
ist daher das Vorhandensein bestimmter pathologisch-anatomischer Befunde in
diesen Fällen. Da der sekundäre Hyperparathyreoidismus nur geringe klinische
Kennzeichen einer Hyperaktivität der Nebenschilddrüsen aufweist, stützen sich
unsere Kenntnisse darüber auf anatomische Befunde und besonders auf der funktionellen Histologie der Parathyreoidea (Ohntrup, 1941; Wernly und Berdjis-
Chamsi, 1946; Cavallero, 1949; Cavallero und Rossi, 1950; Hanssler, 1954).

In diesem Zusammenhang erlaube ich mir über zwei Fälle von Adenomen der
Parathyreoidea ohne Knochenschädigungen zu berichten.

Fall I: L. E., 52 jähriger Mann. In der Anamnese nichts besonderes bis vor
3 Jahren, als eine „Nephritis" diagnostiziert wurde. Der Patient wurde mit der
Diagnose „Bronchopneumonie mit schwerem toxisch-infektiösem Zustand" ins
Krankenhaus aufgenommen.
Blutdruck: 120/75; Azotämie (Yvon) 0,30 g-$^0/_{00}$; Glykämie 0,96 g-$^0/_{00}$;
Urinmenge 1,5—3 l in 24 Std.; konstante Pyuria. Knochen des Thorax: radio-
logisch normal. Nach 13 Tagen Exitus durch Herzinsuffizenz.

Bei der anatomischen Untersuchung fand man an Stelle der oberen linken
Nebenschilddrüse einen weichen eingekapselten gelb-roten Knoten, der 980 mg
wog; das Gewicht der beiden unteren Epithelkörperchen war 150 mg. Nieren
stark vergrößert, in der Tiefe Konkremente tastbar. Kapsel gut abnehmbar;
Nierenoberfläche glatt; Parenchym unregelmäßig reduziert. Im Nierenbecken
große Kalkkonglomerate, die die Form des Beckens angenommen hatten; in den
Nierenkanälen war eitriger Harn. Fragilität der Knochen nicht besonders ausgesprochen. Gewicht der Nierensteine 430 g; die chemische Untersuchung ergab
folgendes: bei 110° C Verminderung um 13,5% des Gewichtes (wahrscheinlich H_2O);
Verlust bei der Calcination (organische Substanzen) um 10,3%; Calciumphosphat
(meist Tricalciumphosphat) 76,2%; in der calcinierten Asche Spuren von Alkali.

Die histologische Untersuchung des Knotens ergab ein Adenom der Nebenschilddrüse, das von Elementen gebildet war, die den dunklen Hauptzellen glichen,
mit Zeichen einer cytoplasmatischen Aufhellung mit asymmetrischen Kernen. Die
zwei unteren Epithelkörperchen hatten eine normale Trabekularstruktur mit
normaler Anzahl der dunklen und oxyphilen Zellen. Die Nieren wiesen meist gut
erhaltene Glomeruli auf. In den Interstitien der Tubuli collectori, die manchmal
erweitert waren, waren einige Entzündungsherde zu sehen (Bild einer aufsteigen-
den Pyelonephritis). Viele Kalkablagerungen im distalen Teil der Tubuli contorti.
Die Knochen (Rippen) zeigten normales Periost, normal geformte Lamellen mit
einer dünnen Corticalis; normale Trabekeln. Keine Zeichen einer vermehrten
osteoclastischen Aktivität oder einer Fibrose des Knochenmarkes.

Fall II: C. A., 42 jährige Frau; nichts besonderes in der Anamnese bis vor drei
Jahren, als eine „Poliarthritis" diagnostiziert wurde. Nach einer Schwangerschaft
Auftreten einer Schwellung der Schilddrüse mit Symptomen einer Kompression
der Luftröhre. Die Patientin wurde in der chirurgischen Abteilung mit der Diagnose „Struma Cisticum" zwecks Strumektomie gebracht.

Grundumsatzbestimmung: $+25\%$; Azotämie: 0,29 g-$^0/_{00}$; Glykämie: 0,89 g-$^0/_{00}$; normale Befunde im Harn; die röntgenologische Untersuchung des Skelets zeigt eine leichte diffuse Decalcifizierung des proximalen Endes der rechten Tibia und der distalen Ende der Humeri.

Zur histologischen Untersuchung kam ein kolloides makrofolliküläres Struma mit einem eingekapselten ockerfarbigen Knoten von 8,1 g Gewicht zusammen, der von dem hintern rechten Thyreoidea-Lappen ent-fernt wurde. Die mikrosko-pische Untersuchung ergab ein Adenom der Parathyre-oidea, das aus Wasserhell-zellen und aus verklärten Hauptzellen, mit Asymme-trie der Kerne und des Cyto-plasmas und zahlreichen Riesenkernen bestand. Die Calcämie, 4 Tage nach der Operation, war unter der Norm (6,5 mg-%; Met. KRAMER und TYSDALL).

Nach den pathologisch-anatomischen Befunden kann man wohl behaupten, daß in beiden Fällen das Adenom, das aus aktiven Zellen, die das spezifische Hormon erzeugten, zu-sammengesetzt war, zu einem Hyperparathyreoi-dismus führte. Darauf sind die Nephrolithiasis und Nephrocalcinosis im ersten Fall, und die niedrige post-operative Calcämie im

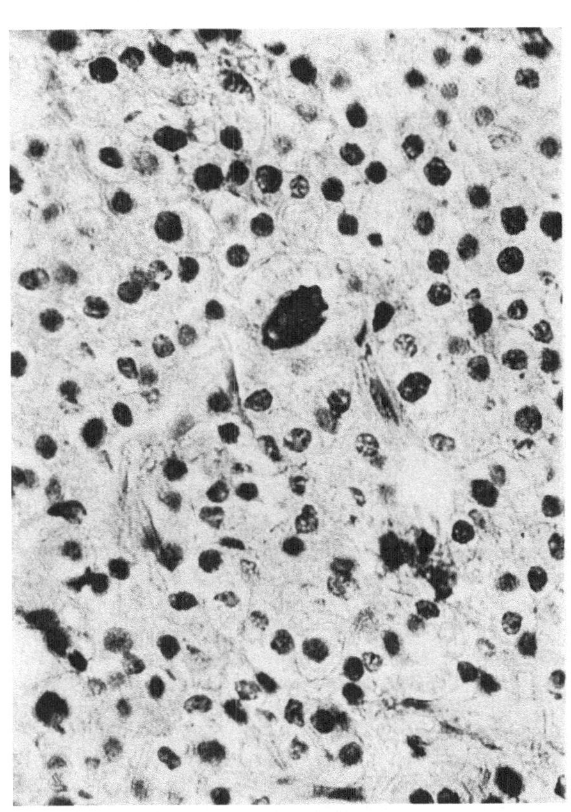

Abb. 3. Fall II: Adenoma parathyreoideum; atypische Wasserhellzellen mit einem Riesenkern (Vergr. 590 mal).

zweiten Fall zurückzuführen. Im ersten Fall ist es unsicher, ob es sich um eine „primäre" oder eine „sekundäre" renale Form handelte; die Tatsache, daß nur eine Parathyreoidea ein Adenom aufwies, und das Vorherrschen der Kalkablage-rungen bei der Nephropathie würden für eine „primäre" Form sprechen. Im zweiten Fall spricht das Vorhandensein eines besonders voluminösen Adenoms und die Abwesenheit einer klinisch erkennbaren Nierenerkrankung auch für eine primäre Form.

Beide Fälle sind also als „Adenoma parathyreoideum mit Zeichen einer Hyperaktivität ohne nennenswerte fibro-osteoclastische Schädigungen" aufzu-fassen.

Der biologische Mechanismus, der den beschriebenen Zustand — Unbe-troffensein des Knochensystems im Verlauf eines Hyperparathyreoidismus —

herbeiführt, wurde ausführlich von Albright und Reifenstein (1948) illustriert; er basiert sich auf der Meinung einer primären renalen Wirkung des Parathormons auf den Mechanismus der Phosphatausscheidung. Die Skeletveränderungen im Verlauf des Hyperparathyreoidismus würden nur dann auftreten, wenn die Calciumbilanz im Organismus negativ wird.

Die genannten Fälle bestätigen, daß es in der menschlichen Pathologie funktionierende Adenome der Parathyreoidea gibt, die von keiner Knochenerkrankung begleitet sind, und sich gut einordnen lassen in den neuen Theorien der Endokrinologie der Epithelkörperchen.

Literatur.

Albright, F., and E. C. Reifenstein: "The Parathyroid glands and metabolic bone diseases". Baltimore: Williams & Wilkins 1948.
Cavallero, C.: Biol. Latina 1, 2 (1948).
— e L. Rossi: „Iperparatiroidismo Renale". Milano: C. E. A. 1950.
Fanconi, G.: Dtsch. med. Wschr. 1953, 85.
Hanssler, H.: Klin. Wschr. 1954, 137.
Ohntrup, H.: Zieglers Beitr. 105, 489 (1941).
Rutishauser, E.: J. d'Urol. 57, 310 (1951).
Wernly, M., et C. Berdjis-Chamsi: „Les Parathyroides humaines". Basel: Benno Schwabe u. Co. 1946.

Diskussion.

zu den Vorträgen Drescher, Müller, Rossi.

Suchowsky:

Ich möchte zu den Ausführungen von Herrn Rossi noch kurz einen Beitrag geben, der sich mit der lokalen Wirkung von Parathyreoideatransplantaten auf den Knochen befaßt. Ein ähnlicher Fall, wie Herr Rossi uns beschrieben hat, konnte auch bei uns einmal zur Beobachtung kommen und das veranlaßte uns einmal eine Arbeit von Barnicott aus der amerikanischen Literatur zu überprüfen. Barnicott hat die Epithelkörperchen 10 Tage alter Ratten exstirpiert und sie mit einer schmalen Knochenleiste des gleichen Tieres einem gleichaltrigen Tier intracerebral implantiert und nun die lokale Resorption des implantierten Knochens untersucht. Wir haben den gleichen Versuchsweg beschritten und mit Ratten und mit 10 Tage alten Mäusen gearbeitet. Das Schwierige war die Technik der Entnahme und das Implantat möglichst lange am Leben zu halten. Wir konnten die Auffassung der Autoren, die in jedem Fall eine lokale Knochenresorption sahen, die mit einer Ansammlung von Osteoclasten an der dem Epithelkörperchen zugewandten Implantatseite und einer osteoblastischen Ansammlung an der gegenüberliegenden Seite einherging, nicht in jedem Fall bestätigen.

Moench:

Wir haben zur Frage der primären Wertung des Parathormons zum Epithelkörperchen Implantate bei der Ratten-Masugi-Nephritis gemacht. Die Implantate haben wir uns frisch vom Schlachthof verschafft und konnten in allen Fällen, wo wir nach der histologischen Untersuchung eindeutig Epithelkörperchen und keine Lymphdrüsen hatten, schwere Aggravierung der Masugi-Nephritis feststellen. Sie ging sogar so weit, wenn wir 3 oder 4 Epithelkörperchen vom Pferde nahmen, daß es zu Kalkablagerungen nach 10—12 Tagen kam, während umgekehrt nach der Herausnahme der Epithelkörperchen, was bei der Ratte verhältnismäßig leicht gelingt, wir den Eindruck hatten, daß die Masugi-Nephritis leichter verläuft, jedoch ist diese Beobachtung nicht so eindeutig.

Rossi:

There is a long discussion about the point of action of the parathyroidhormon. The School of Albright has from a long time emphasized that the action of the parathyroidhormone is primarily on the kidney, and the Fanconi-School in Europe has followed these theories.

Selye, in America, thinks that the action is primarily on the bones, according to the traditional point of view. By myself I have never done any physiological research about this point. I have researched only in human pathology and I have controlled that, actually, there are also primary hyperparathyreoidism and secondary renal hyperparathyreoidism without bone disease. The change is in the parathyreoid in the sense of hyperfunction and it is followed by any change in the bones.

So, my discourse was only for emphasize that, actually, in human pathology hyperparathyreoidism can not be considered as the constant basis of any bone-disease.

We shall record that such problems are very difficult to study in human pathology, for many reasons and mainly for the difficulties to have good stainings of a human pancreas after several hours of the death. Anyway, I have counted cells in the islands in one case of acromegaly and one case of cushingoid disease with adrenal adenoma. In the acromegalia A-cells were more than 30% over the normal range that Prof. Ferner fixed for normal A-cells in the insulae. In cushingoid diseases 17%. I think, that there are very few cases (probably the only one case) of acromegalia counted for A-cells in the literature concerning human beings. It would be a basis for further researches in that direction. It seems to be confirmed what Dr. Bierich has said, that actually the hyperfunction of acidophilic cells in the hypophysis might increase the number of A-cells in the islands of human beings.

Aus der Medizinischen Klinik der Freien ·Universität Berlin
(Direktor: Prof. Dr. Dr. h. c. Frhr. v. Kress)

Das Verhalten der Schilddrüse unter dem Hunger.

Von

HEINRICH GERHARTZ.

Mit 3 Textabbildungen.

Das äußere Bild des anhaltend hungerleidenden Menschen dürfte einem jeden von Ihnen aus eigener bitterer Erfahrung heraus hinreichend bekannt sein. Das blasse, pastöse Äußere mit dem gedunsenen mongoloiden Gesicht, der gelblich-bräunlichen, oft hauchdünnen, abschilfernden und mit Geschwüren oder Keratosen besetzten Haut, den so häufigen und eigenartig plastischen, das subcutane Gewebe wie die Körperhöhlen in gleicher Weise bevorzugenden Ödemen und dem spär-lichen und glanzlosen Haarwuchs, die allgemeine Schwäche, Ausdrucks- und Bewegungsarmut mit ihrer Adynamie, Bradykardie, Hypotonie, Hypothermie und Hyporeflexie, die Antriebsschwäche, der Affektmangel und die sexuelle Des-interessiertheit, die schlaffe Haltung, Apathie und Stumpfheit veranlaßten die Beschreiber immer wieder, auf ein weitgehendes Darniederliegen der gesamten inneren Sekretion hinzuweisen; der Schilddrüse als dem zentralen Stoffwechsel-organ wird hierbei besondere Bedeutung zuerkannt. Enge Verwandtschaft zum Myxödem scheint offensichtlich, obwohl wichtige Symptome wie die grobe und schwer bewegliche Zunge, die Oligurie und Hypercholesterinämie, eine Aus-schwemmung der Ödeme unter Bettruhe und Kochsalzentzug, wie im besonderen auch ein Ansprechen auf Schilddrüsenpräparate nicht nachweisbar sind. Auffällig ist eine Häufung des Myxödems unter dem Hunger mit mangelnder spontaner Rückbildung selbst nach Beseitigung der Unterernährung.

Die Einschränkung der gesamten oxydativen Abbauprozesse und des respira-torischen Stoffaustausches beim Hunger werden übereinstimmend einer Unter-funktion der Schilddrüse zur Last gelegt. Für eine solche spricht auch die erheb-liche Senkung des Stoffwechselgrundumsatzes. War von REIN bereits für die gesunde Bevölkerung der letzten Kriegsjahre allgemein eine Senkung des Grund-umsatzes als Ausdruck einer Drosselung der allgemeinen Verbrennungsvorgänge nachgewiesen worden, so ergibt das breite Untersuchungsgut der letzten Hunger-periode bei den Abgezehrten und Kriegsgefangenen eine durchschnittliche Minde-rung des Grundumsatzes von 20—25%, extrem bis zu 60%, bezogen auf das Ist-Gewicht bzw. von 30—35%, bezogen auf das Soll-Gewicht. Auch nach Aus-schwemmung der Ödeme bleiben diese Werte erniedrigt. Die Grundumsatzminde-rung geht im allgemeinen dem Gewichtsverlust parallel, jedoch nur bis zu einem Untergewicht von 20—24%. Größere Gewichtsverluste weisen dagegen zumeist wieder eine geringere Grundumsatzsenkung auf. Man wird dies als ein Versagen des Regulationsmechanismus infolge der weiter fortgeschrittenen Unterernährung deuten können.

Bei Einzelbeobachtungen erweist sich das Verhalten des Grundumsatzes aber durchaus nicht als einheitlich, insbesondere nicht beim trockenen Hunger; zumindest bei Beginn des Hungers zeigt sich eine Gebundenheit an die Konstitution: Die eine Gruppe von Menschen senkt den Grundumsatz und hält möglichst das Gewicht, eine andere jedoch hält möglichst ihren Grundumsatz und verliert dementsprechend an Gewicht. Auch ist ein unterschiedliches Verhalten der Geschlechter offensichtlich insofern, als Frauen anscheinend ihren Grundumsatz stärker zu senken vermögen als Männer. Die bereits im 1. Weltkriege von CHURSCHMANN und DENEKE beobachtete erhebliche Abnahme der Erkrankungsfälle an Hyperthyreose und Basedow konnten HEILMEYER und FREY statistisch untermauern. Das Bild der Hyperthyreose schien unter der Mangelernährung praktisch verschwunden, also offenbar ausgeheilt. Auch die Rückbildung thyreotoxischer Strumen wurde verschiedentlich beobachtet; so sah BASTENIE in Brüssel von 1930—1939 $0{,}77^0/_{00}$ toxische Strumen, von 1941—1944 hingegen nur $0{,}45^0/_{00}$. Dem entgegen wurden vereinzelt Kropfbildungen beobachtet, die sich durch den überreichen Genuß von Kohlgemüse (BRASSICA-Arten) erklären ließen. Die Reduzierung der Hormonproduktion der Schilddrüse scheint einerseits durch den Mangel an den für die Synthese ihrer Wirkstoffe notwendigen exogenen Grundsubstanzen und andererseits durch das Ausbleiben des physiologischen Anreizes durch die Fleischnahrung hinreichend erklärt. Diese Ansicht findet Unterstützung durch Beobachtungen am Tier: Die deutschen Thyreoidin-Präparate wiesen während des Weltkrieges infolge mangelhafter Fütterung des Viehbestandes eine wesentliche Verschlechterung auf.

Für das Vorliegen einer Schilddrüsenunterfunktion beim Hunger sprechen auch die Minderung und Verzögerung des Wachstums im Kindesalter („dystrophischer Infantilismus" STEFKOS) sowie die Zunahme der dysthyreoiden Fettsucht bei wachsenden Jugendlichen.

Es wäre jedoch abwegig, wollte man die Schilddrüsenunterfunktion dem klinischen Bilde der Dystrophie voransetzen, geht doch dem Auftreten des Ödems stets eine längere Phase der allgemeinen Atrophie mit den verschiedensten Organ- und Plasmaveränderungen und erheblichen Gewichtsverlusten voraus. Die Einschränkung der oxydativen Prozesse erreicht bereits am 4. oder 5. Hungertage 20%, während der Grundumsatz noch kaum verändert und eine sympathikotone Reaktionslage durch den Beginn des Hungerleidens verfolgbar ist. Es gelingt auch nicht, durch Tyrosin-Gaben beim Hunger eine Steigerung des Grundumsatzes zu erzielen. Die ganze Breite der Stoffwechselstörung beim chronischen Hunger ist durch die Unterfunktion der Schilddrüse allein sicherlich nicht erklärbar, sondern steht in enger Beziehung zur Insuffizienz des gesamten Systems der inneren und äußeren Sekretion wie auch zu den diencephal-hypophysären Regulationsphänomenen. Hieraus erklären sich die engen Beziehungen zur SIMMONDSschen Kachexie.

Das Darniederliegen der Gegenregulationen während des Hungerns verwischt die Wirkungsbereiche der einzelnen Organe. Nach Beseitigung des Nahrungsmangels kommt es in der Phase der Erholung zu tiefgreifenden hormonalen und zentral-nervösen Regulationsverschiebungen, in deren Gefolge zunächst lipophile Entgleisungen und später Störungen der vegetativen Funktionen noch über einen Zeitraum bis zu 2 Jahren zu beobachten sind. Die Unterfunktion der Schilddrüse wendet sich allmählich im Verlauf mehrerer Monate zu einer Überfunktion des Organs mit deutlicher Steigerung des Grundumsatzes, einem Anstieg des Blutdruckes und der Blutdruckamplitude, mit Tremor, Lidflattern und einer leichten Vergrößerung der Schilddrüse. Erst nach Verlauf eines Jahres können die Leistungen der Schilddrüse wieder als ausgeglichen gelten.

Obwohl der Einfluß der Ernährung auf die Morphologie der Schilddrüse beim Tier wohl bekannt ist, wurden die Veränderungen beim hungernden Menschen nur wenig beachtet. Ein Gewichtsverlust der Schilddrüse von der Hälfte des Normalen muß für den chronischen Hunger als gewöhnlich angesehen werden; extrem wurden Minderungen bis zu 70% gefunden. Organgewichte von 9—12 g sind häufig. Damit übertrifft der Gewichtsverlust der Schilddrüse häufig noch den aller übrigen Organe.

Die Hungerschilddrüse ist gewöhnlich verkleinert und von schmaler länglicher feinhöckriger, fast pankreasartiger Form, von zäher Konsistenz und bräunlicher Färbung. Der Isthmus läßt sich nur noch als eine dünne Parenchymlage nachweisen. Auf der Schnittfläche findet sich statt der üblichen Körnelung ein dichtes feines Fasernetzwerk, wobei das Organ häufig auffallend sulzig oder ödematös erscheint.

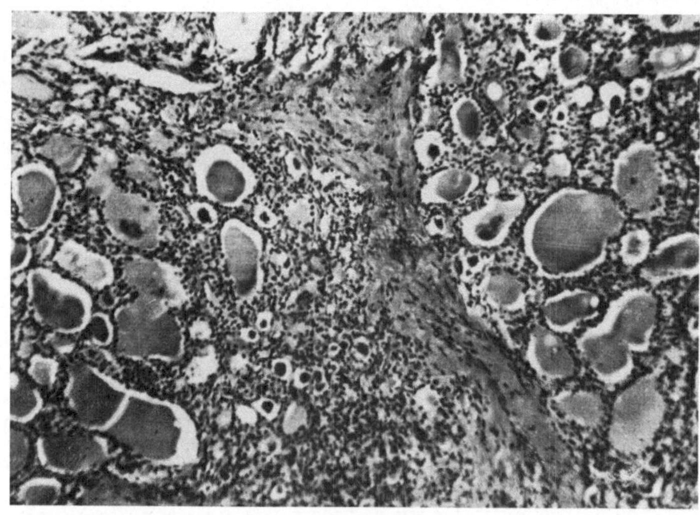

Abb. 1. Fleckförmige randständige Parenchymatrophie mit erheblicher Verkleinerung der Follikel. H. E. 77 jähriger Mann.

Das mikroskopische Bild der Schilddrüse ist in den Anfangsstadien der Unterernährung nicht einheitlich, da einerseits Kolloidknoten die Veränderungen beim Hunger kaum mitmachen und andererseits die mit dem Hunger einhergehenden Darminfekte oder Tuberkulosen im Rahmen der Abwehrfunktionen der Schilddrüse geringe Grade der Hypertrophie bedingen. Ebenso führen die anhaltenden Belastungen des Kohlenhydrat-Stoffwechsels sowie ein lokaler oder absoluter Mangel an Jod zu einer verstärkten Aktivität. Auch greift die Hypophyse anfangs noch durch eine vermehrte Ausschüttung von thyreotropem Hormon in die Produktion des Schilddrüsenhormons ein.

Im Beginn des Hungers steht das Bild der ruhenden Schilddrüse (Stapelschild-drüse) mit ihren großen kolloidreichen Follikeln und dem abgeflachten Epithel.

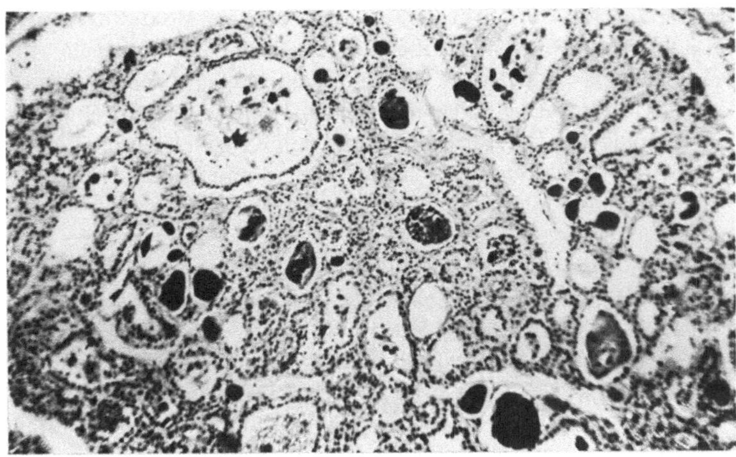

Abb. 2. Eindickung des Kolloids zu kleinen homogenen oder ringförmig geschichteten, kräftig gefärbten Kugeln. Fehlbildung von feinscholligem, kaum angefärbtem Kolloid. Azan. 72jähriger Mann.

Anhaltende Mangelnahrung führt zu einer zunehmend starken Eindickung des Kolloids, was sich färberisch zunächst als ringartige Schichtung und später unter

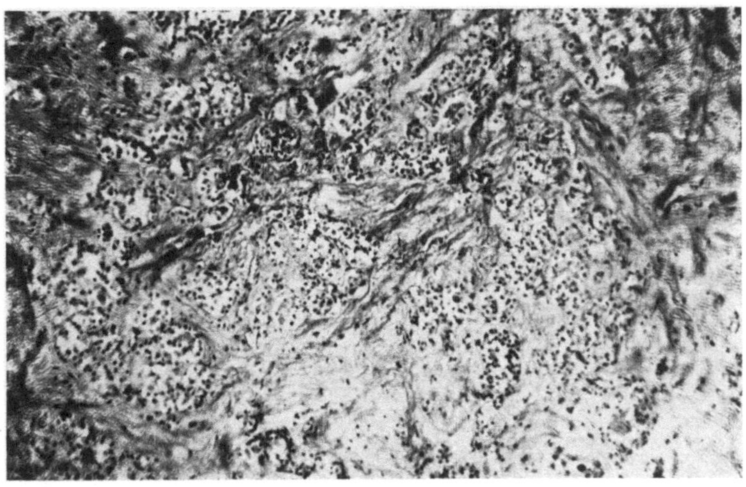

Abb. 3. Fortgeschrittene Sklerosierung der Schilddrüse mit spärlichen Parenchymresten und fast vollständigem Kolloidmangel. Azan. 75jährige Frau.

erheblicher Schrumpfung als homogene rundliche und scharf begrenzte Kugelbildung darstellt. Ex vacuo kollabieren die Follikel; ihr Epithel nimmt als Ausdruck einer völligen Inaktivität endotheloide Gestalt an. Zur Eindickung und Inaktivierung des Kolloids gesellt sich bald eine verminderte Neubildung. In vielen Follikeln gehen Epithelien zugrunde, so daß die Kolloidausstoßung nur noch von wenigen Zellen aus erfolgt. Das Kolloid erscheint dadurch zwischen großen randständigen Vacuolen spinnengewebsartig ausgespannt.

Aber allmählich verliert das Kolloid seine homogene Gestalt und seine Eosinophilie ganz. In den fleckförmigen Resten inkretorischer Produktionsstätten enthalten die stark verkleinerten Follikel nur noch ein aus multiplen rundlichen isomorphen Schollen bestehendes Kolloid, morphologischer Ausdruck einer physikalischen wie vermutlich auch chemischen Fehlbildung. Ihre zumeist kubischen, eng aneinanderliegenden Epithelien lassen häufig Erschöpfung und Degeneration erkennen und enthalten reichlich Fett, Lipoid und Abbaupigment. Relative Kernvergrößerung, Polymorphie und Überschichtung erinnern an das Bild einer chronischen Thyreoiditis. Neben einem nicht seltenen interstitiellen Ödem entwickelt sich mit zunehmender Dauer eine wabige, zuweilen extreme Sklerosierung und Atrophie des Organs mit nur noch spärlichen und isolierten Parenchymresten.

Dem klinischen Bilde einer erheblichen inkretorischen Insuffizienz der Schilddrüse bei chronischer Mangelernährung entsprechen somit tiefgreifende morphologische Veränderungen am Epithel und Interstitium wie insbesondere auch am Kolloid. Das Ausmaß dieses Geschehens ist bestimmt durch die Dauer und Intensität des Hungers.

Literatur.

Baldermann, M.: Münch. med. Wschr. **1951**, 62.
Bansi, H. W.: Das Hungerödem. Stuttgart: Ferdinand Enke 1949.
Berning, H.: Die Dystrophie. Stuttgart: Georg Thieme 1949.
Bittdorf, A.: Münch. med. Wschr. **1923**, 419.
Curschmann, H.: Münch. med. Wschr. **1923**, 1379, 1412.
v. Falkenhausen: Med. Klin. **1947**, 384.
Frey, J.: Med. Klin. **1947**, 408.
Gerhartz, H.: Verh. dtsch. Ges. Path., Dortmund 1948.
Goebel, P., F. Hartmann, u. O. Mertens: Dtsch. Arch. klin. Med. **196**, 607 (1950).
Grant, M. W.: Nature (London) **169**, 9 (1952).
Gülzow, N.: Dtsch. med. Rdsch. **3**, 189 (1949).
Heilmeyer, L.: Med. Klin. **1946**, 241.
Hottinger, A., O. Gsell u. E. Uehlinger: Hungerkrankheit. Basel: Benno Schwabe 1948.
Kalk, H.: Med. Klin. **1950**, 1310.
Lohmeyer, K.: Med. Klin. **1951**, 16.
Mährlein, W.: Beitr. path. Anat. **111**, 13 (1950).
Meyeringh, H.: Ärztl. Wschr. **1950**, 889.
Overzier, C.: Virchows Arch. **314**, 655 (1947).
Seel, H.: Ther. Gegenw. **1950**, 146.
Stefko, W.: Z. Konstit.lehre **9**, 312 (1924); **14**, 610 (1929).
Straussenberg, E.: Dtsch. Gesundh.wesen **1946**, 261.

Aus der II. Medizinischen Universitätsklinik und Poliklinik in Hamburg-Eppendorf
(Direktor: Prof. Dr. A. Jores)
und aus dem Max-Planck-Institut für Arbeitsphysiologie in Dortmund
(Direktor: Prof. Dr. G. Lehmann).

Wirkungen von Pharmaka auf die Nebennierenrinde und die Überlebenszeit nach Epinephrektomie.

Von

Rudolf Pirtkien.

Bei vergeblichen Versuchen, Ablagerungen von Thiosemicarbazonen in der Nebennierenrinde nachzuweisen, fiel im UV-Licht eine Verbreiterung der fluorescierenden Zone zum Mark hin auf. Diese Beobachtung führte zu Untersuchungen mit Herrn Steege an den Nebennieren von 25 Ratten und 48 Meerschweinchen, denen Thiosemicarbazone allein und zum geringen Teil kombiniert mit Vitamin C subcutan appliziert wurden. Gewichtsbestimmungen von Nebennieren und Hypophysen wurden vorgenommen sowie Färbungen der Nebennieren mit HE, Azan, Kernechtrot und Sudan III, die Doppelbrechung und Fluorescenz wurde untersucht und die Vitamin C-Reaktion nach Giroud und Leblond durchgeführt. Es ergaben sich morphologische Veränderungen, die Abhängigkeiten von der Applikationsdauer und der Dosierung zeigten. Mit den Herren Steege und Arzt wurden daraufhin auch die Wirkungen der übrigen Tuberkulostika — nämlich PAS, Isonicotinsäurehydrazid und Dihydrostreptomycin — auf die Nebennierenrinden von 19 Meerschweinchen und 6 Ratten untersucht. Es ergaben sich wiederum deutliche morphologische und histochemische Veränderungen, weitgehend übereinstimmend mit denen nach Thiosemicarbazongaben. Auch Untersuchungen an 20 Meerschweinchen mit subcutanen bzw. intramuskulären Gaben von Coramin, Irgapyrin und Vitamin E zeigten weitgehend die gleichen Veränderungen, die man, um eine bekannte Nomenklatur zu benutzen, als „progressive Transformation" bezeichnen könnte. Im einzelnen zeigten sich folgende Veränderungen nach einer Applikationsdauer von 10 Tagen:

1. Öffnung der Bindegewebsumscheidungen der Glomerulosazellballen zur Zona fasciculata hin mit Angleichung der Glomerulosa-Struktur an diejenige der Fasciculata,

2. Vermehrung der intracellulären, sudanophilen Tröpfchen mit Verschmälerung des fettfreien Innenstreifens unter „Lipoidaufsplitterung",

3. Vereinheitlichung der morphologischen Struktur im Sinne einer Umwandlung zur Fasciculata-Struktur auch im Bereich des inneren Transformationsfeldes,

4. vermehrt histochemisch nachweisbares Vitamin C in den Zellen des gesamten Rindenbereiches nach Gaben von Thiosemicarbazonen und Vitamin E, gering auch nach Isonicotinsäurehydrazid, vermindert nach Gaben von Streptomycin, Coramin und Irgapyrin,

5. vermehrte Ablagerung der Silbergranula in Kernnähe im Bereich der Zone des Golgi-Apparates,

6. Vermehrung der Fluorescenzerscheinung und

7. Vermehrung und Verfeinerung der doppelbrechenden Substanzen bei den untersuchten Präparaten außer Streptomycin.

Diese Veränderungen durch Stoffe verschiedener chemischer Konstitution erschienen unspezifischer Art, besonders da weitgehende Übereinstimmung mit nach ACTH-Anwendung auftretenden Befunden bestanden.

In der Literatur wurden dann etwa 50 Pharmaka gefunden, die mit den verschiedensten Methoden auf ihre Nebennierenrinden-Wirksamkeit bereits untersucht worden waren. Zusammengefaßt waren beschrieben worden (wenn man Hormone, Vitamine und einfache Salze mit Natrium- und Kaliumionen ausnimmt):

32mal Hypertrophien, 1mal Atrophien nach Methylthiouracil, 13mal Lipoidvermehrungen, 2mal Schwankungen des Lipoidgehaltes, 5mal Verminderungen. 6mal Vitamin C-Gehaltsvermehrungen, 9mal Senkungen, 4mal war der Hormongehalt gesteigert, 1mal gesenkt. Veränderungen, die im Sinne einer progressiven Transformation gedeutet werden können, wurden 12mal beschrieben und 18mal wurden die Veränderungen als unspezifisch aufgefaßt, als Stress gedeutet oder mit Veränderungen nach ACTH-Gaben oder Hypophysen-Vorderlappen-Extraktgaben verglichen.

Trotz der verschiedenen in der Literatur angegebenen Methoden, mit denen diese Befunde erhoben wurden, Methoden, die z. T. den Zeitfaktor gar nicht berücksichtigen, läßt sich folgendes aussagen:

Sowohl nach intravenöser als auch nach intramuskulärer und subcutaner Anwendung von Pharmaka treten Nebennierenrindenveränderungen auf. Sie konnten nach peroraler Darreichung nicht in allen Fällen beobachtet werden. Über die percutane Applikationsform liegen, abgesehen von Lost, keine Angaben vor. Lost führte hier auffälligerweise nicht zu einer Nebennierenrindenhypertrophie. Weiterhin bestehen Abhängigkeiten von der Zeitdauer der Anwendung der Pharmaka und schließlich auch Abhängigkeiten von der Dosierung. Auch nicht toxisch wirkende Mengen haben Nebennierenrindenveränderungen zur Folge.

Die Umbauvorgänge dürften wohl als Folge der Bemühung des Organismus aufzufassen sein, die „Homoiostase" aufrechtzuerhalten. Wenn man sich der Ansicht von Sayers anschließen will, daß die „Utilisation" der Nebennierenrindenhormone der Zellaktivität parallelgeht, so ist a priori zu erwarten, daß durch alle Pharmaka, die regulativ in pathologische Vorgänge eingreifen, die Anspannung der Nebennierenrinde erhöht ist. In die allgemeinen, unspezifischen Wirkungen von Pharmaka auf den höheren, tierischen und menschlichen Organismus ist daher eine morphologisch, histochemisch und auch funktionell faßbare Hyperfunktion des Hypophysen-Vorderlappen-Nebennierenrinden-Systems aufzunehmen. Auch Vogt ist nach Untersuchungen des Hormongehaltes der Nebennierenvene der Ansicht, daß Gaben von Pharmaka aller Art zu einer erhöhten Nebennierenrinden-Hormonproduktion führen.

Tab. 1 soll diese Ergebnisse zusammenfassen. Das Schema ist noch zu vervollständigen, auch einzelne Verschiebungen sind zu erwarten, aber sie bietet wohl einen gewissen Anhalt für die Wirkungen verschiedener Stoffe auf die Nebennierenrinde.

Tabelle 1. *Die Wirkung verschiedener Arzneimittel auf die Nebennierenrinde.*
Progressive Transformation (nach Tonutti).

„Schutzwirkung" gegen eine progressive Transformation durch die Vitamine

$\underline{C}$, B_2, B_1, A

und Pantothensäure sowie durch Dibenamin

Pharmaca aller Art, K-Ionen, Vitamin E (?), einseitige Diäten, Oestrogene, Thyroxin, Insulin

„Normal"-Histologie der Nebennierenrinde

Thiouracil, Na-Ionen, NNR-Gesamtextrakt, DOC, Cortison, Progesteron, (Prostigmin)

Regressive Transformation (nach Tonutti)

Die Veränderungen dieser Drüse sind unter der Wirkung der angeführten Substanzen im wesentlichen nur in Richtung auf die progressive und regressive Transformation möglich. Von Wichtigkeit könnten bei der Gleichförmigkeit der morphologisch-histochemischen Veränderungen der Drüse selbst Veränderungen im peripheren Stoffwechsel sein, die direkt oder indirekt den Steroidstoffwechsel beeinflussen. Diese Frage wurde akut, nachdem in Zusammenarbeit mit den Herren Küchmeister und Steege in Überlebenszeitversuchen an beidseitig epinephrektomierten Goldhamstern eine Verlängerung der Überlebenszeit nach Gaben von Conteben gefunden worden war. Eine „extrasuprarenale" Wirkung der Thiosemicarbazone im Zusammenhang mit experimentellen und klinischen Beobachtungen war danach möglich. Es lag nahe, auch andere Tuberkulostatika in

Tabelle 2. *Die Beeinflussung der Überlebenszeit beidseitig epinephrektomierter Goldhamster durch einige Arzneimittel.*

Präparat	Dosis	Zahl der Tiere	Überlebenszeit (Tage mit 1 σ)	Statistische Sicherung	
—	—	100	$6,8 \pm 0,9$		nach Küchmeister u. Assmann
H_2O dest.. . . . . . . (sc.)	$0,5$ cm³	15	$5,7 \pm 1,2$		
Conteben . . . . (sc.)	6 mg/0,5 cm³ H_2O	14	$8,0 \pm 0,8$	+	nach Küchmeister, Pirtkien u. Steege
Vitamin C . . . . . . (sc).	25 mg	10	$8,7 \pm 1,0$	+	
Conteben + Vitamin C . (sc.)		14	$10,7 \pm 2,5$	+	
Dihydro-Streptomycin . (sc.)	5 mg/0,5 cm³ H_2O	20	$7,6 \pm 1,5$	+	
Dihydro-Streptomycin + Conteben. . . . . (sc.)		9	$6,3 \pm 0,7$	—	nach Pirtkien u. Tamm
Penicillin . . . . (sc.)	5000 E/0,5 cm³ H_2O	9	$6,3 \pm 0,6$	—	
Irgapyrin. . . . . . . (sc.)	1 mg/0,5 cm³ H_2O	33	$6,2 \pm 1,4$	—	
Vitamin B_{12}. . . . . . (im.)	1,5 γ/0,5 cm³ H_2O	5	$6,7 \pm 1,0$	—	

dieser Richtung zu untersuchen. Die Ergebnisse der Überlebenszeitversuche, die mit Herrn Tamm durchgeführt wurden, sind in einer zweiten Tabelle zusammengefaßt worden.

Auch Dihydrostreptomycin verlängert die Überlebenszeit von Goldhamstern nach Epinephrektomie. Wie unter Contebenbehandlung sind auch nach Streptomycingaben Nebenwirkungen beschrieben worden, die für einen Einfluß dieses Stoffes auf den Lipoid-Steroidstoffwechsel sprechen. Es handelt sich dabei um das Auftreten von Striae, Hypertrichosen, Hyperlipämien und Störungen des Abbaues von Fettsäuren. Klinisch wurden weiter Nebenwirkungen besonders an lipoidhaltigen Organen beobachtet.

Zur Erklärung der Überlebenszeitverlängerung könnte man eine Beeinflussung der Gewebsatmung, die allen Tuberkulostatika gemeinsam ist, heranziehen. Natürlich ist auch an die Verhinderung einer terminalen Bakteriämie durch die Antibiotica zu denken. Dagegen sprechen jedoch:

1. das kleine, bakteriostatische Wirkungsspektrum der Thiosemicarbazone,
2. die klinischen Nebenwirkungen,
3. der mehr als additive Effekt von Thiosemicarbazonen und Vitamin C, und
4. vielleicht auch die fehlende Überlebenszeitverlängerung nach Penicillingaben.

Zur Klärung der Frage sind jedoch noch weitere Untersuchungen notwendig. Orientierend wurden von uns auch Pantothensäure und Cystin bei epinephrektomierten Goldhamstern angewandt. Es ergaben sich bei den angewandten Dosierungen — 12,5 mg bzw. 10 mg — keine nennenswerten Änderungen der Überlebenszeit gegenüber den Kontrolltieren. Die bei Untersuchungen mit einem Isonicotinsäurehydrazid-Präparat benutzte Dosierung war noch toxisch, so daß über diesen Stoff keine Aussagen gemacht werden können.

Es sollte hier kurz auf unspezifische Wirkungen der Arzneimittel auf die Nebennierenrinde und auf — möglicherweise indirekte — Wirkungen von Tuberkulostatika auf den peripheren Steroidstoffwechsel hingewiesen werden.

Diskussion
zu den Vorträgen Gerhartz, Pirtkien.

Kracht:

Haben Sie unter den geprüften Pharmaka corticotropinhemmende Stoffe gefunden? Außer den Thioharnstoffverbindungen ist eine derartige Wirkung — allerdings nur beim Hund und nicht bei der Ratte oder beim Menschen — dem DDD [2,2 bis (parachlorphenyl)-1,1-Dichloräthan], einem Insecticid mit naher Verwandtschaft zum DDT zugeschrieben worden. Auf die corticotrope Partialfunktion gerichtete Hypophysenhemmstoffe wären von großer praktischer Bedeutung.

Pirtkien:

Eine Verminderung progressiver Transformationen haben wir selbst nach Vitamin C-Gaben beobachtet. In der Literatur sind ähnliche Befunde nach den Gaben einzelner anderer Vitamine beschrieben worden, ebenfalls nach Dibenamin-Applikation. Jedoch widersprechen sich bei Ganglienblockern die Angaben. Weiterhin hat Gillissen über kurzdauernde regressive Transformationen nach Gaben von Prostigmin berichtet. Die Wirkungen von Pharmaka auf die Nebennierenrinde sind von uns zusammenfassend in der Z. exper. Med. beschrieben worden.

Aus der Universitäts-Frauenklinik Kiel (Direktor: Professor Dr. E. Philipp).

Die Behandlung der Hyperemesis gravidarum mit Depot-ACTH.

(Klinische und hormonanalytische Ergebnisse.)

Von

H.-J. Staemmler.

Mit 4 Textabbildungen.

Das unstillbare Schwangerschaftserbrechen ist der Ausdruck einer unzureichenden Anpassungsfähigkeit des mütterlichen Organismus an die besonderen Anforderungen der jungen Gravidität. Dieses Versagen kann aus einer *primären* Unterwertigkeit der vegetativen Regulationsprinzipien resultieren, oder beruht auf einer *temporären*, d. h. schwangerschaftsbedingten Insuffizienz. Als spezifisch belastende Faktoren werden deciduale und choriale Abbauprodukte (v. Fekete, Friedberg, Dougrày, H. Wagner, Joas) sowie das choriogene Gonadotropin (Brindeau et al., Anker und Laland, v. Schorlemer) angesehen. Es ist bekannt, daß Molenschwangerschaften häufiger und besonders schwer von der Hyperemesis-Erkrankung betroffen werden (L. Seitz).

Im Mittelpunkt der verschiedenen Stoffwechselentgleisungen stehen die Störungen im *Kohlenhydrat-Haushalt* (Elert): Die Zuckerneubildung und Glykogen-Synthese sind herabgesetzt, die Glykogen-Depots in Leber und Muskulatur sowie der Blutzucker vermindert. Ketonämie, Ketonurie und Adynamie sind charakteristische Symptome dieser Erkrankung.

Weiterhin ist der *Elektrolyt-* und *Wasserhaushalt* betroffen: Die Blutchloride sind reduziert (Fauvet, Dieckman und Crossen, McPhail u. a.), die Kalium-Konzentration im Plasma ist dagegen erhöht. Das Wasser wandert in die intracellulären Räume ab. Bluteindickung, Exsiccose und Oligurie sind typische Erscheinungen.

Zwischen den biochemischen und funktionellen Veränderungen der Hyperemesis grav. und der Nebennierenrindeninsuffizienz bestehen so auffällige Parallelen, daß diese Frühschwangerschaftstoxikose heute von vielen Klinikern als *Addisonismus* angesehen wird.

Wir haben den Rindenhormonhaushalt bei 31 Hyperemesis-Kranken untersucht und fanden eine signifikant verminderte Ausscheidung an freien Harncorticoiden bei diesen Patienten (Staemmler). Die Corticoidwerte betragen im Durchschnitt nur 50% der Norm. Auch die neutralen 17-Ketosteroide sind vermindert, gehen aber mit den Corticoiden nicht immer konform. Mit Gesundung kommt es bei einer bestimmten, zahlenmäßig überwiegenden Gruppe unter Normalisierung der Diurese zu einer Zunahme der Rindenhormon-Metaboliten im Harn bis auf subnormale Höhe.

Unter den verschiedenartigen Behandlungsvorschlägen der Hyperemesis grav. ist der Verabfolgung von Rindenhormonen in den vergangenen 15 Jahren besondere Beachtung geschenkt worden. Die günstigen Erfahrungen mit Nebennieren-Extrakt (Herbrand, Stemmer, B. Wagner, G. Döderlein u. a.) und DOC (Lange-Sundermann, Langendörfer, Elert u. v. a.) kamen der Auffassung eines Addisonismus entgegen. Der Anstieg der Rindenhormon-Ausscheidung unter ACTH-Belastung wies uns darauf hin, daß die Rinden-Unterfunktion in den meisten Fällen hypophysär bedingt ist. Die Zufuhr von ACTH schien daher angezeigt. Wir haben in letzter Zeit das corticotrope Hormon Dauertropf-Infusionen zugesetzt und für die fortlaufende Behandlung Depot-Präparate verwandt. Zur Förderung der Corticosteroid-Synthese ist eine ausreichende Zufuhr von Vitamin C notwendig (Staudinger). Wir verabfolgten 1 g Ascorbinsäure am Tage und zusätzlich noch Vitamin B-Komplex zur Unterstützung des intermediären Kohlenhydrat-Stoffwechsels. Nach unseren bisherigen Erfahrungen läßt sich mit dieser Behandlungsweise eine schnell einsetzende Besserung des subjektiven Zustandes erreichen, die auch in den klinischen und hormonanalytischen Befunden zum Ausdruck kommt.

Mit der Wiedergabe einiger Krankheitsverläufe sei auf besondere Reaktionen des hypophysär-adrenalen Systems hingewiesen:

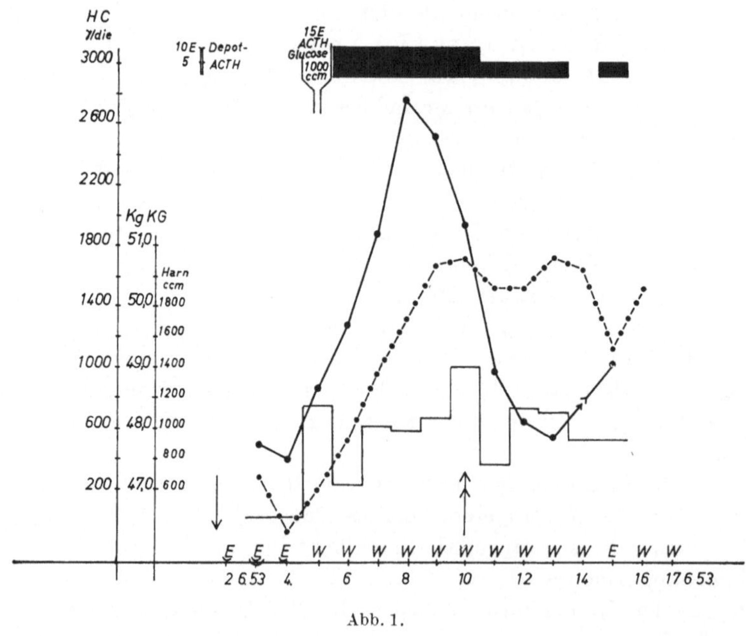

Abb. 1.

Zeichenerklärungen zu Abb. 1—4:

o————o————o = 17-Kestosteroide in mg/die.

•——•——•—— = Harncorticoide in Gamma/die.   •—•—•—•—•— = Körpergewicht (kg).

↓ = Bettruhe.   E = Gelegentliches Erbrechen.   W = Wohlbefinden.

E̲ = Häufiges Erbrechen.   ↑ = Aufstehen.   E = Einfuhr.

Ḛ = Mehrfaches Erbrechen.   Ü = Übelkeit.   A = Ausfuhr.

Fall 1: E. B., J. Nr. 395/53 (Abb. 1):

Diese 40jährige Pat. hatte vor 18 und 19 Jahren 2 normale Schwangerschaften durchgemacht. Sie wurde uns 1953 wegen ausgeprägter Hyperemesis grav. mens III nach vergeblicher hausärztlicher Vorbehandlung zugewiesen. Gewichtsverlust 10 kg.

Die Harncorticoide betrugen bei Aufnahme 440 γ, die Ketosteroide 2,9 mg/die (nicht aufgetragen). Wegen der bestehenden Exsiccose führten wir zunächst 1000 cm³ 5%ige Glucose mit 15 E ACTH, 1,5 g Vitamin C und Vitamin B-Komplex zu. In den folgenden Tagen wurden 10 und 5 E Depot-ACTH gegeben. Das subjektive Befinden besserte sich schlagartig. Innerhalb von 6 Tagen kam es zu einem Gewichtszuwachs von 770 g/die. Gleichzeitig nahm auch das tägliche Harnvolumen zu. Die Corticoid-Werte stiegen zunächst kontinuierlich bis zu einem Spitzenwert von 2750 γ an, fielen danach aber, besonders unter körperlicher Belastung, wieder ab und erreichten später normale Höhe. Diese Ausscheidungskurve unter ACTH-Stimulation wurde auch von DINGEMANSE und Mitarbeiter beobachtet und ist möglicherweise auf eine Veränderung der Utilisationsrate der Corticosteroide zurückzuführen.

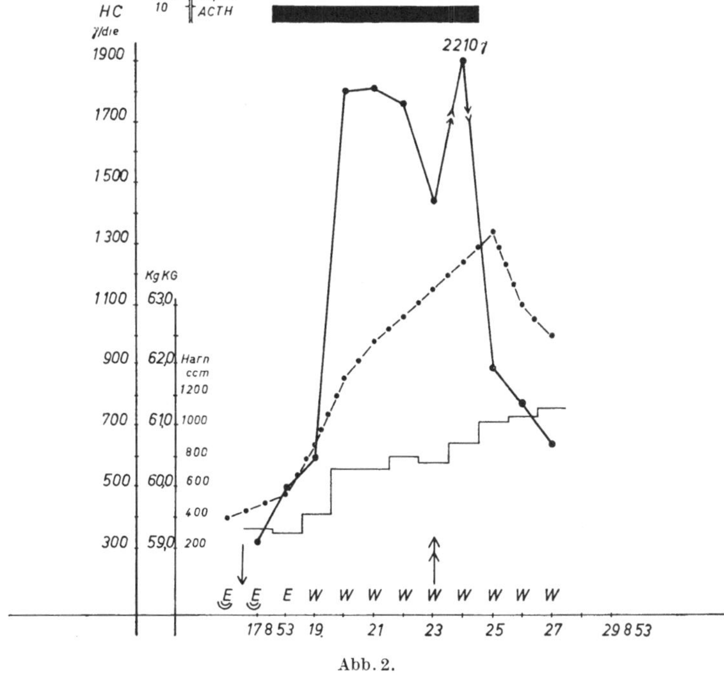

Abb. 2.

Fall 2. B. D., J. Nr. 860/53 (Abb. 2):

Bei dieser 30jährigen Pat. war vor 2 Jahren eine genitale Hypoplasie festgestellt worden. Die Klinikeinweisung erfolgte jetzt wegen Hyperemesis grav. mens III. Die Pat. hatte in den vergangenen Wochen 10 kg an Gewicht verloren.

Bei Aufnahme betrug die Corticoidausscheidung 322 γ. Unter Depot-ACTH- und Vitamin-Gaben machte sich schon am 1. Behandlungstage eine deutliche subjektive Besserung bemerkbar. Die Harncorticoide erreichten in wenigen Tagen ein Niveau von 1800 γ, fielen aber nach Absetzen der Medikation auf subnormale Höhe ab. Das Körpergewicht nahm während der 7tägigen Behandlung um 4,7 kg zu. Während dieser Zeit stieg aber auch die Harnausscheidung um fast das 4fache des Ausgangswertes an, so daß der Gewichtszuwachs nicht allein auf die Wasserretention, sondern z. T. auch auf einen Fettansatz zurückzuführen ist.

Bei genitaler Unterfunktion erreichen die Harncorticoide nur 70% des Wertes normalmenstruierter Frauen, wie wir durch systematische Untersuchung von 34 Pat. feststellen konnten. Der anamnestische Hinweis einer Hypoplasie weist darauf hin, daß auch bei dieser

Pat. schon vor der Gravidität eine relativ niedrige Corticoidausscheidung vorgelegen haben wird. Die besondere Belastung einer Schwangerschaft vermag bei einer derartigen Konstellation eher noch den Zustand einer Dekompensation herbeizuführen.

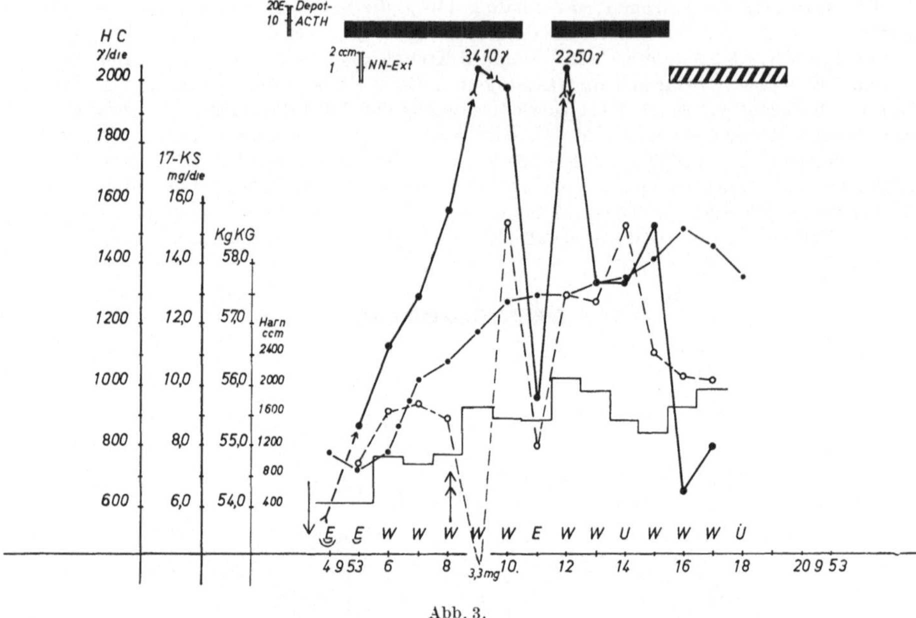

Abb. 3.

Fall 3. E. Sch., J. Nr. 959/53 (Abb. 3):

Diese Pat. hatte schon 1951 eine schwere Hyperemesis grav. durchgemacht. Die Schwangerschaft endete daraufhin im 6. Lunarmonat mit einem Abort. Die jetzige Einweisung erfolgte wegen unstillbaren Erbrechens im 3. Schwangerschaftsmonat.

Auch hier erreicht die Corticoidausscheidung unter Depot-ACTH maximale Werte bei schneller Besserung des Allgemeinzustandes, Normalisierung der Diurese und kontinuierlicher Gewichtszunahme. Die Ketosteroidausscheidung folgt erst nach einigen Behandlungstagen annähernd dem Verlauf der Corticoidkurve. Auf versuchsweises Absetzen der ACTH-Medikation fallen die Werte beider Steroidfraktionen steil ab. Wir haben daher später noch einige Tage lang NN-Extrakt verabfolgt. Eine derartige Kombination empfiehlt sich besonders bei diesen rezidivgefährdeten Fällen. NN-Extrakt muß dann unter Umständen ambulant bis zum 4./5. Grav.-Monat gegeben werden. Eine auffallende Erscheinung sind die niedrigen Corticoidwerte unter der Zufuhr von Drüsenauszügen. Pincus und Hoaglund machten ähnliche Erfahrungen nach Verabreichung von Pregnenolon und erklären diese Beobachtung mit einem rindenhormonsparenden Effekt dieser Steroidverbindungen.

Fall 4. E. M., J. Nr. 1097/53 (siehe Abb. 4).

Bei dieser 35jährigen Erstgravida bestand ebenfalls eine ausgeprägte Hyperemesis grav. mens III, die auf Depot-ACTH- und Vitamin-Gaben schnell ansprach. Der steile Anstieg der Corticoide, Ketosteroide und des Gewichts entspricht der klinischen Besserung. Aus den Stabdiagrammen geht die Normalisierung des Wasserhaushaltes hervor. Noch während der ACTH-Medikation und bei zunehmendem Körpergewicht kommt es zu einer die Einfuhr übertreffenden Diurese, die später unter Zufuhr von NN-Extrakt Spitzenwerte von 3 l erreicht.

Die Beziehungen zwischen Corticoidausscheidung und Harnvolumen sind besonders von Lloyd analysiert worden. Nach diesen Untersuchungen besteht ein Antagonismus zwischen den Corticosteroiden und dem Adiuretin. Dieses Hormon tritt vermehrt in Blut und Harn auf, wenn die Inkretion von

Corticosteroiden zurückgeht. BARGMANN beobachtete eine Verminderung des Neurosekretgehaltes im HHL und eine Funktionssteigerung der hormonproduzierenden Kerne im Zwischenhirn nach Adrenalektomie. Die Zunahme der Harnausscheidung gibt somit einen gewissen Anhaltspunkt für die gesteigerte NNR-Aktivität.

Wir stellen zusammenfassend fest, daß die kombinierte Verabfolgung von Depot-ACTH und Vitamin C neue Möglichkeiten zur Behandlung der Hyperemesis

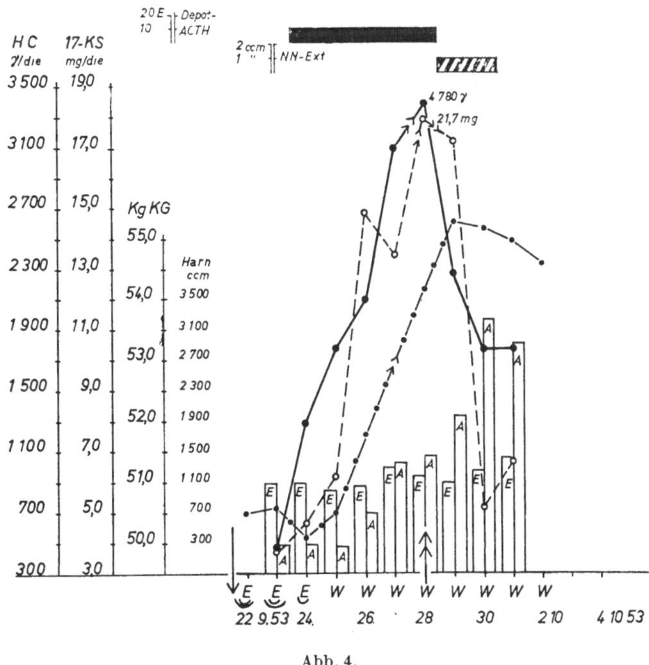

Abb. 4.

grav. bietet. Sie führt zu einer schnell einsetzenden Besserung des Allgemeinzustandes mit Normalisierung der Stoffwechselabläufe. Eine Schädigung der Frucht ist bei diesen niedrigen Dosierungen nicht zu befürchten. Bei rezidivgefährdeten Patientinnen empfiehlt sich eine Nachbehandlung mit NN-Extrakt.

Die Hormonanalysen wurden mit Unterstützung der Deutschen Forschungsgemeinschaft durchgeführt.

Literatur.

ANKER, H., u. P. LALAND: Norsk Mag. Laegevidensk. **95**, 1324 (1934).

BARGMANN, W.: Dtsch. med. Wschr. **1953**, 1535.

BRINDEAU, A., H. HINGLAIS et M. HINGLAIS: C. r. Soc. biol. (Paris) **124**, 349 (1937).

DIECKMAN, W. J., and CROSSEN: Amer. J. Obstetr. **14**, 3 (1927).

DINGEMANSE, E., en L. G. HUIS in't VELD: Nederl. Tijdschr. Geneesk. **1950**, 2182.

DÖDERLEIN, G.: Zbl. Gynäk. **1939**, 2235.

DOUGRÀY, T.: Brit. Med. J. **1949**, 1081.

ELERT, R.: Zbl. Gynäk. **1942**, 417.

— Arch. Gynäk. **176**, 418, 661, 675 (1949).

FAUVET, E.: Zbl. Gynäk. **1933**, 1618.

FEKETE, A. v.: Z. Geburtsh. **124**, 148 (1942).

FRIEDBERG, V.: Zbl. Gynäk. **1949**, 1005.

— Neue Med. Welt **1950**, 313.

Herbrand, W.: Dtsch. med. Wschr. **1935**, 1682.

Hoaglund, H.: Science (Lancaster, Pa.) **100**, 63 (1944).

Joas, F.: Münch. med. Wschr. **1952**, 169.

Langendörfer, G.: Ärztl. Wschr. **1950**, 287.

Lange-Sundermann: Münch. med. Wschr. **1940**, 808.

Lloyd, C. W., and J. Lobotzky: J. Clin. Endocrin. **11**, 26 (1951).

— Rec. Progr. in Hormone Res. **7**, 469 (1952).

McPhail, F. L.: Amer. J. Obstetr. **38**, 305 (1939).

Pincus, G., and A. Hoaglund: J. Aviat. Med. **14**, 173 (1943).

Schorlemer, F. v.: Zbl. Gynäk. **1940**, 198.

Seitz, L.: In „Biologie und Pathologie des Weibes" von L. Seitz u. A. Amreich, Bd. 8, 1951.

Staemmler, H.-J.: Arch. Gynäk. **182**, 561 (1953).

Staemmler, H.-J.: Habilitationsschrift, Kiel 1954

Staudinger, Hj.: In Probleme des Hypophysen-Nebennierenrindensystems, 1. Freiburger Symp. 1952, S. 10f.

Stemmer, W.: Zbl. Gynäk. **1935**, 456.

Wagner, B.: Zbl. Gynäk. **1939**, 432.

Wagner, H.: Z. Geburtsh. **132**, 153 (1950).

Diskussion.

Würterle:

Wir können die Ausführungen von Herrn Staemmler hinsichtlich der Ausscheidung der 17 KS bei Hyperemesis gravidarum nur bestätigen. In eigenen Untersuchungen fanden wir die Ausscheidung der 17 KS gegenüber gesunden Frühschwangeren um wenigstens ein Drittel vermindert (Abb. 1).

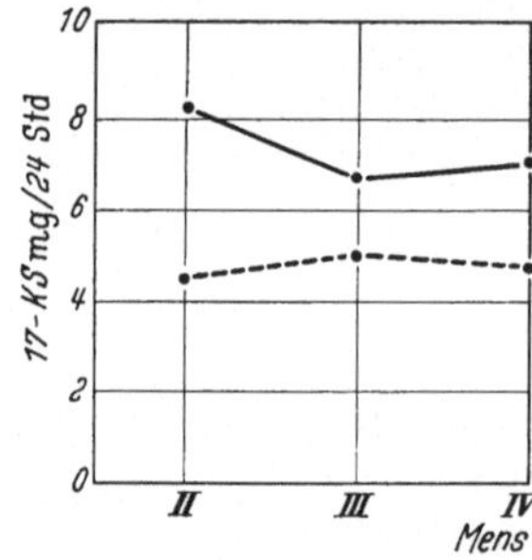

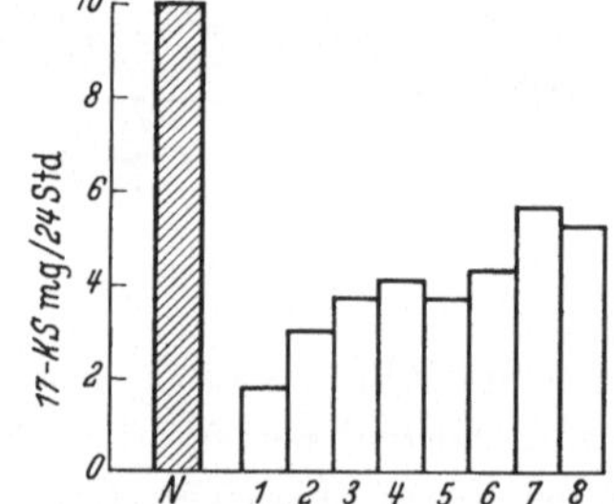

Abb. 1. — = gesunde Frühschwangere, - - - = Hyperemesis gravidarum. 17-KS-Ausscheidung in der normalen Frühschwangerschaft und bei Hyperemesis gravidarum.

Abb. 2. Tagesausscheidung der 17 KS einer Patientin mit schwerer Hyperemesis gravidarum.

Bei Besserung des Krankheitsbildes stieg die Ausscheidung der 17 KS wieder an. An einem Beispiel (Abb. 2) sehen wir unter N als Säule die Normalausscheidung gesunder Frauen aufgeführt und mit 1—8 beziffert die 17 KS-Ausscheidung eines schweren Falles von Hyperemesis, welcher auf Therapie mit Vitamin B-Komplex, Cortiron und Traubenzucker-Kochsalz-Infusion gut ansprach.

Die Werte steigen langsam an, ohne aber die Normalausscheidungshöhe im Zeitraum der Beobachtung zu erreichen. Parallel dazu stieg auch die Tagesharnmenge an. Wir deuten diese verminderte 17 KS-Ausscheidung als Zeichen einer sekundär bedingten NNR-Unterfunktion, die im Gefolge des schweren Inanitionszustandes, als welcher der Höhepunkt der Hyperemesis aufgefaßt werden kann, zustande kommt.

Wagner:

Ich möchte den Herrn Vortragenden fragen, wann er seine Untersuchungen (mit oder ohne Latenzzeit) und wann die Therapie der Hyperemesis gravidarum begonnen hat. Es ist eine bekannte klinische Erfahrung, daß die Hyperemesis mit der Kliniksaufnahme spontan verschwinden kann, also dann, wenn die Patientin aus ihrem Milieu herausgenommen wurde. Die Untersuchungen von ROEMER haben gezeigt, daß eine psychogene Wurzel bei der Hyperemesis bestehen kann. Somit ist das Erbrechen sogar in den meisten Fällen ein neurotisches Symptom. Ich möchte daher den Herrn Vortragenden anregen, seine Ergebnisse mit solchen zu vergleichen, die während der Psychotherapie ermittelt wurden. Es wird sich dann zeigen, daß auch ohne die unphysiologisch hohen ACTH- oder Cortisongaben die erniedrigten Werte für die Corticoide, 17 Ketosteroide und das Uropepsin bei der Hyperemesis während einer erfolgreichen Psychotherapie in den Normbereich zurückkehren.

STAEMMLER:

Ich zweifle nicht daran, daß bei der Entstehung der Hyperemesis-Erkrankung auch eine psychische Komponente mitspielt. Für unsere Untersuchungen zogen wir nur hausärztlich vergeblich vorbehandelte, ausgeprägte Fälle von Hyperemesis gravidarum heran. Die Analysen setzten erst einen Tag nach der Klinikaufnahme ein. Bei einigen Frauen beobachteten wir während dieser ersten Tage schon ein spontanes Anziehen der Corticoid- und Ketosteroid-Werte als Ausdruck einer Entlastung. Diese initiale Erholung hält aber bei den meisten Patienten nur kurz an, und so sinken auch die Harnwerte wieder ab, wenn man nicht mit einer gezielten Therapie einsetzt. Jeder Kliniker, der über längere Zeit mit Hyperemesis-Kranken umgegangen ist, kennt die Bedeutung der psychischen Beeinflussung. Viele dieser Kranken sprechen aber auf eine Psychotherapie oft nur vorübergehend und nicht befriedigend an, wie es auch die Untersuchungen von NORDMEYER u. v. a. gezeigt haben.

Aus der Universitäts-Frauenklinik Kiel (Direktor: Prof. Dr. E. Philipp).

Gibt es eine periphere Neurosekretion?

Von

Hans-Herbert Stange.

Mit 3 Textabbildungen.

Die von Scharrer und seiner Schule seit den 20er Jahren systematisch betriebenen Studien über die Möglichkeit einer zentralen Neurosekretion im Zwischenhirn sind, seitdem es Bargmann (1949) gelang, dieses Sekret mit Hilfe der Gomori-Färbung elektiv darzustellen, in den Vordergrund des Interesses gerückt. Letzterer hat mit seinen Mitarbeitern in zahlreichen morphologischen, histochemischen sowie pharmakologischen Untersuchungen die Lehre von der zentralen Neurosekretion so untermauert, daß wohl heute kein Zweifel mehr an der hier vor sich gehenden aktiven Leistung der Ganglienzelle besteht.

Analog dazu deuteten Gaupp (1937), Lenette und Scharrer (1946) sowie Eichner (1951 und 1952) das Auftreten vacuolisierter Ganglienzellen verschiedener peripherer vegetativer Ganglien im Sinne einer peripheren Neurosekretion. Da eine elektive Färbung dieses „Sekretes" bisher noch nicht gelang, blieben die vorliegenden Befunde rein descriptiver Art, und es fehlt nicht an Gegnern, die genau wie bei der zentralen Neurosekretion in der Vacuolenbildung degenerative Veränderungen erblicken wollen. Unter diesen Voraussetzungen waren zur Beweisführung experimentelle Untersuchungen und Beobachtungen über eine zahlenmäßige Abhängigkeit dieser Nervenzellen von verschiedenen Funktionszuständen erforderlich.

Kürzlich konnten Lehmann und Stange (1953) bei der Betrachtung des Frankenhäuserschen Ganglion der Ratte durch genaue Auszählung mit Hilfe verschiedener Zählkammern eine statistisch gesicherte Zunahme der vacuolig veränderten Nervenzellen am Ende der Tragzeit feststellen.

Bei dieser Vacuolenbildung gibt es von kleinsten umschriebenen Aufhellungen des Cytoplasma (Abb. 1) bis zu dessen polycystischer Umwandlung unter mächtiger Auftreibung des Zelleibes (Abb. 2) alle Zwischenstadien (Abb. 3).

Da eine Erhöhung der Vacuolenwerte am Ende der Tragzeit auf eine Abhängigkeit vom hormonalen Geschehen hindeutete, untersuchten Stange und Drescher (1954) das Frankenhäusersche Ganglion der geschlechtsreifen und infantilen Maus unter Sterin- und Gonadotropin-Applikation sowie erneut unter dem Einfluß der Schwangerschaft. Die genauen Dosierungen in den einzelnen Versuchsgängen müssen der ausführlichen Arbeit entnommen werden. Das Ergebnis der systematisch ausgewerteten Serienschnitte veranschaulicht die Tab. 1.

Unter dem Einfluß der Schwangerschaft, unter Sterin- und Gonadotropinzufuhr erfuhr die Zahl der vacuolisierten Nervenzellen eine deutliche Vermehrung. Eine Stresswirkung bei der Sterin-Applikation konnte ausgeschlossen werden, da die mit dem Lösungsmittel (Sesamöl) behandelten Tiere sich wie die Kontrolltiere

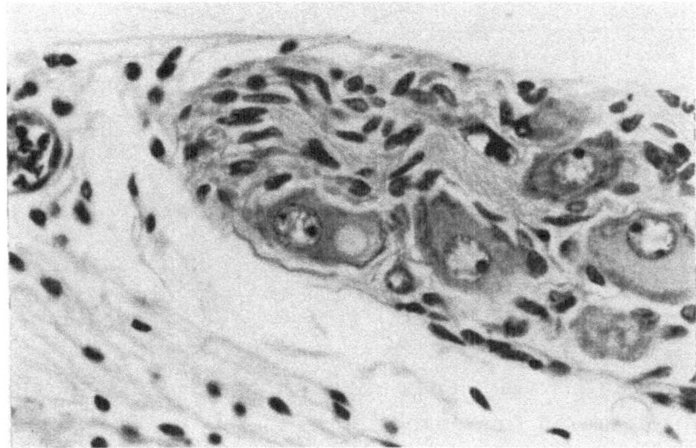

Abb. 1. Solitärvacuole einer Nervenzelle im FRANKENHÄUSERschen Ganglion der Ratte (Vergr. 400fach).

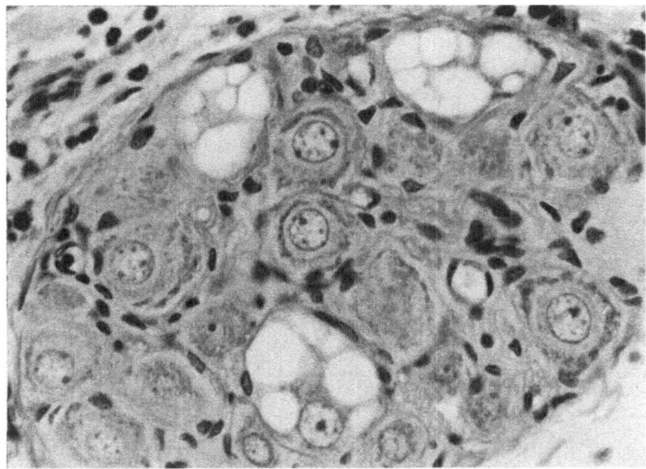

Abb. 2. Polycystisch aufgetriebene vacuolisierte Ganglienzellen im apikalen Bereich des FRANKENHÄUSERschen Ganglion einer trächtigen Ratte (Vergr. 400fach).

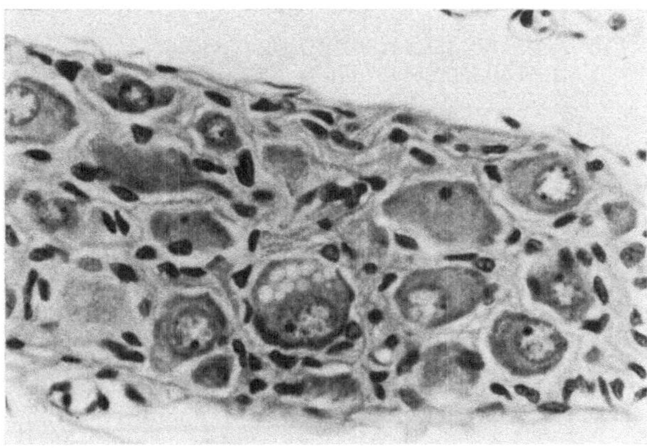

Abb. 3. Zahlreiche kleinere Vacuolen in einer Ganglienzelle der Ratte (Vergr. 400fach).

13*

H.-H. Stange:

Tabelle 1.

Versuchsanordnung	Vacuolenzahl der einzelnen Tiere					Gesamtzahl der Vacuolen	Mittelwert
	I	II	III	IV	V		
Progynon B	21	17	20	18	19	95	19
Progynon B] Proluton]	22	18	19	21	23	102,5	20,6
Sesamöl	7	9	8	10	9	43	8,6
Choriongonadotropin . .	11	14	11	13	15	64	12,8
Schwangere	54	47	49	53	43	246	49,2
Kontrollen	6	9	6	11	9	41	8,2

verhielten. Interessanterweise ließen die infantilen Mäuse in allen Versuchsgängen keine vacuolisierten Nervenzellen erkennen.

In einem dritten Experiment studierten wir den direkten Einfluß parasympathicomimetischer und parasympathicolytischer Substanzen in Form von Pilocarpin und Atropin auf diese morphologischen Veränderungen. Was die genaue Dosierung anbelangt, so muß auch hier auf die ausführliche Arbeit hingewiesen werden.

Wir stellten fest, daß die unter Pilocarpin stehenden trächtigen und nichtträchtigen Ratten eine deutliche Vermehrung der vacuolisierten Nervenzellen im Vergleich zu den Kontrolltieren aufwiesen, während die „Atropintiere" sich umgekehrt verhielten. Höchstwerte wurden unter dem Einfluß einer gesteigerten Follikel-Hormonproduktion am Ende der Tragzeit bei vermehrter Pilocarpinbereitschaft erreicht (Tab. 2).

Tabelle 2.

Versuchsanordnung	Zahl der Tiere	Ganglienzahl									Mw.
		I	II	III	IV	V	VI	VII	VIII	IX	
1. Atropin											
a) Nicht trächtig	9	17021	14571	16482	13476	14351	12064	11436	14671	17894	14662,9
b) trächtig	6	16934	15671	17452	14238	13561	16179				16572,5
2. Pilocarpin											
a) Nicht trächtig	6	12054	13600	14666	11876	15564	13191				13491,8
b) trächtig	6	15337	14678	17874	13678	12482	14523				14762,0
3. Unbehandelt 1											
a) Nicht trächtig	6	18485	16243	14248	8197	11485	11140				13299,7
b) trächtig	7	12695	11300	13375	17428	9422	10616	10222			12151,1

Versuchsanordnung	Zahl der Tiere	Vacuolenzahl									Mw.	Va-cuolen %	Differenz in %
		I	II	III	IV	V	VI	VII	VIII	IX			
1. Atropin													
a) Nicht trächtig	9	4	10	7	2	9	8	5	11	13	7,7	0,05	— 41,7
b) trächtig	6	64	60	73	59	67	51				62,3	0,31	— 34,3
2. Pilocarpin													
a) Nicht trächtig	6	20	46	42	31	39	28				34,3	0,25	+ 159,9
b) trächtig	6	113	92	139	112	96	97				108,2	0,73	+ 14,1
3. Unbehandelt [1]													
a) Nicht trächtig	6	21	9	4	12	14	19				13,2	0,10	
b) trächtig	7	132	193	73	58	73	58	77			94,8	0,81	

[1] Aus Lehmann-Stange (1953).

In weiteren Versuchen überprüften wir das Ganglion cervicale uteri der Ratte unter Einwirkung einer intravaginalen elektrischen Reizung mittels Induktionsstromes. Auch hier ergaben sich eklatante Unterschiede, die die Tab. 3 wiedergibt.

Tabelle 3.

	Nichtträchtige Ratten				Gereizte, nichtträchtige Ratten		
Nr.	Gesamtzahl der Ganglienzellen	Vacuolenhaltige Ganglienzellen	% Vacuolen	Nr.	Gesamtzahl der Ganglienzellen	Vacuolenhaltige Ganglienzellen	% Vacuolen
1	18485	21	0,11	1	11317	33	0,29
2	16243	9	0,05	2	15601	41	0,26
3	14248	4	0,028	3	12924	24	0,19
4	8197	12	0,15	4	13555	29	0,21
5	11485	14	0,12	5	10896	34	0,31
6	11140	19	0,17	6	11141	25	0,22
				7	11723	37	0,32
Mittelwert	13299,7	13,2	0,105	Mittelwert	12451	31,9	0,26

Beträgt der Mittelwert vacuolisierter Ganglienzellen bei den Kontrolltieren 13,2, so präsentiert sich nach einer 10tägigen elektrischen Reizung eine Erhöhung dieses Wertes auf 31,9.

In einem letzten Versuchsgang führten wir bei den trächtigen Ratten eine 10tägige Ganglion-Blockade mit Pendiomid durch. Da das Pendiomid spezifisch die synaptische Reizübertragung der peripheren Ganglien des autonomen Nervensystems zu blockieren vermag, müßten unter diesen Bedingungen auch biochemische Vorgänge innerhalb der Ganglienzelle mehr oder weniger sistieren. Diesen Beweis glauben wir durch eine deutliche Reduzierung der Vacuolenwerte erbracht zu haben.

Tabelle 4.

	Trächtige Ratten				Trächtige, blockierte Ratten		
Nr.	Gesamtzahl der Ganglienzellen	Vacuolenhaltige Ganglienzellen	% Vacuolen	Nr.	Gesamtzahl der Ganglienzellen	Vacuolenhaltige Ganglienzellen	% Vacuolen
1	12695	132	1,04	1	12324	17	0,14
2	11300	193	1,68	3	15622	31	0,19
3	13375	73	0,55	4	13145	24	0,18
4	17428	58	0,32	6	11753	28	0,24
5	9422	73	0,77	8	10586	20	0,19
6	10616	58	0,54	9	14573	33	0,23
7	10222	77	0,75				
Mittelwert	12151,1	94,8	0,807	Mittelwert	13000,5	25,5	0,195

Trächtige, nicht blockierte Ratten zeigten am Ende der Tragzeit eine Vacuolenzahl von 94,8, trächtige blockierte Ratten dagegen eine Vacuolenzahl von nur 25,5. Die Beobachtung, daß alle 6 blockierten Tiere eine um durchschnittlich 72 Std. verlängerte Tragzeit aufwiesen, muß auf die große Bedeutung des vegetativen Nervensystems bei der Auslösung der Wehentätigkeit hinweisen.

Die Tabelle 5 zeigt die statistische Auswertung der wichtigsten Befunde.

Tabelle 5 *(Statistische Auswertung nach* Koller).

1. Unbehandelte, nichtträchtige Mäuse: nichtträchtige Mäuse nach Progynon B. P = 0,0027.
2. Unbehandelte, trächtige Ratten: trächtige Ratten nach Pendiomid. P = 0,01.
3. Unbehandelte, nichtträchtige Ratten: nichtträchtige Ratten nach intravaginaler Reizung.
P = 0,0027.
4. Unbehandelte, nichtträchtige Ratten: nichtträchtige Ratten nach Pilokarpin. P = 0,0027.
5. Unbehandelte, nichtträchtige Ratten: unbehandelte, trächtige Ratten. P = 0,0027.

Bei kritischer Betrachtung besteht kein Grund, in den vacuoligen Veränderungen der peripheren vegetativen Ganglienzellen degenerative Zeichen erblicken zu wollen. Die völlige Intaktheit des Zellkernes und seiner Feinstruktur, das Fehlen jeglicher Karyolysis, Karyorhexis oder Pyknose sprechen dagegen. Das Ansteigen der Vacuolenwerte am Ende der Tragzeit und unter dem Einfluß der Sterinzufuhr, das konträre Verhalten unter Einwirkung parasympathicomimetischer und parasympathicolytischer Substanzen, die Erhöhung der Vacuolenzahl nach intravaginaler elektrischer Reizung und die Reduzierung unter Pendiomid-Blockade geben ein beredtes Zeugnis davon, daß es sich hier um biochemische Vorgänge in der Ganglienzelle handelt. Bargmann weist ausdrücklich darauf hin, daß die Bildung von Kolloid im Cytoplasma sympathischer Nervenzellen sicherlich nicht degenerativer Natur ist. Wir sind weit davon entfernt, zu behaupten, wir hätten mit unseren bisherigen Ergebnissen den endgültigen Beweis einer peripheren Neurosekretion erbracht; das kann nur durch pharmakologisches Experiment geschehen. Wir glauben aber, einen Weg gefunden zu haben, dessen Beschreiten es ermöglicht, das klinisch wichtige Wechselspiel zwischen hormonalem Geschehen und vegetativem Nervensystem, welches noch so viele Rätsel birgt, morphologisch zu erfassen.

Literatur.

Bargmann, W.: Z. Zellforsch. **34**, 610 (1949).
— — Geburtsh. u. Frauenheilk. **3**, 193 (1953).
Eichner, D.: Z. Zellforsch. **36**, 293 (1951).
— Z. Zellforsch. **37**, 274 (1952).
Gaupp, R. jr.: Z. Neur. **160**, 357 (1937).
Lenette, E., and E. Scharrer: Anat. Rec. **94**, 85 (1946).
Lehmann, H.-J., u. H.-H. Stange: Z. Zellforsch. **38**, 230 (1953).
Scharrer, E.: Z. vgl. Physiol. **7**, 1 (1928).
Stange, H.-H., u. J. Drescher: Zbl. Gynäk. **76**, 49 (1954).
— — Arch. Gynäk. **184**, 530 (1954).
— — Zbl. Gynäk. **76**, 697 (1954).

Zur graphischen Darstellung der hormonalen Steuerung der Ovarialfunktion.

Von

H. Buschbeck.

Vorweisung von Farbdiagrammen, an denen die sehr verwickelten und zunächst unübersichtlichen Resultate erläutert werden, zu denen die Untersuchung reiner bzw. weitgehend gereinigter gonadotroper Vorderlappenhormone an den Ovarien hypophysektomierter Ratten durch amerikanische und holländische Autoren in den letzten 15 Jahren geführt hat. Sie zwingen — wenigstens bei der Ratte — zu ganz ungewohnten Vorstellungen und decken völlig neue Prinzipien auf, nach denen die Ovarialfunktion offenbar gesteuert wird. (Ausführlich erschienen im Zbl. Gynäk. **76**, 1631 (1954).

Aus der II. Medizinischen Universitätsklinik und Poliklinik Hamburg-Eppendorf
(Direktor: Prof. Dr. med. A. JORES).

Neue Gesichtspunkte der Spermaelektrophorese.

Von

WOLFGANG SCHNEIDER.

Mit 3 Textabbildungen.

Der Eiweißbestand des Spermaplasmas ist bisher kaum zur Diagnostik von Fertilitätsstörungen beim Manne herangezogen worden, obwohl prinzipiell ein solcher Versuch lohnend erscheint, da es sich um das Sekret von Drüsen handelt, die sämtlich unter dem hormonellen Einfluß des Hodens stehen. Nachdem sich die Elektrophorese als ein gutes Hilfsmittel für die Auftrennung von Eiweiß-gemischen erwiesen hat, lag es nahe, das Spermaplasma dieser Methode zu unter-werfen. Ein solcher Versuch ist von KELLER und TSCHUMI im Vorjahre beschrieben worden. Die genannten Autoren haben jedoch sehr unterschiedliche Phero-gramme erzielt, wofür damals offenbar eine Begründung nicht gegeben werden konnte.

Im folgenden möchte ich Ihnen über eine in Zusammenarbeit mit Herrn NOWAKOWSKI und Herrn VOIGT standardisierte Methode der Spermaelektro-phorese und unsere ersten Ergebnisse berichten.

Das frische durch Masturbation gewonnene Sperma wird nach Verflüssigung scharf zentrifugiert und das abgeheberte Plasma 48 Std. lang im Eisschrank auf-bewahrt. Der Eiweißgehalt wird mittels der quantitativen Biuretprobe bestimmt. Das Plasma wird mit dem für die Elektrophorese zur Verwendung gelangenden Puffer so verdünnt, daß eine 4—5%ige Eiweißlösung entsteht. Hiervon werden 0,02 cm³ auf den üblichen 4 cm breiten Elektrophoresestreifen aufgetragen. Zur Elektrophorese benutzten wir die von v. HOLT, VOIGT und GAEDE angegebene Apparatur. Bei einer Spannung von 380 Volt beträgt die Elektrophoresedauer 3 Std. Als Puffer dient ein Barbiturat-Puffer von p_H 8,7 und einer Ionenstärke von 0,047. Nach Heißlufttrocknung färben wir 15 min mit Amidoschwarz 10 B. Zur Kurvendarstellung wird der Streifen in üblicher Weise mit α-Bromnaphthol und Paraffinum liqu. durchsichtig gemacht und die Extinktionen pro $1/_2$ mm Ab-stand im „Photometer Eppendorf" bestimmt. Für die routinemäßige Auswertung eluieren wir die nach dem Verfahren von TURBA und ENENKEL herausgeschnittenen Banden 4 Std. lang mit n/10-Natronlauge und bestimmen die einzelnen Prozent-gehalte.

Die Abb. 1 zeigt das im wesentlichen übereinstimmende Bild der Fraktionen eines Normalspermas. Neben einer ziemlich verwaschenen Bande, die in der Nähe der Auftragungsstelle liegen bleibt und deshalb als Bande 0 bezeichnet werden soll, finden sich 4 bzw. 5 anodisch wandernde Banden. Die prozentualen Anteile dieser Banden sind rechts als Säulen dargestellt. Normale Spermata mit normalem morphologischen Befund und normalem Fructosegehalt haben wir aus verständlichen Gründen nur sehr wenig gesehen; es waren nur 4. Die gute Übereinstimmung an den 4 untersuchten Spermata hinsichtlich des Prozentgehaltes der einzelnen Fraktionen erlaubt zwar keine Verallgemeinerung, dürfte aber als Hinweis auf die Normalverteilung gelten.

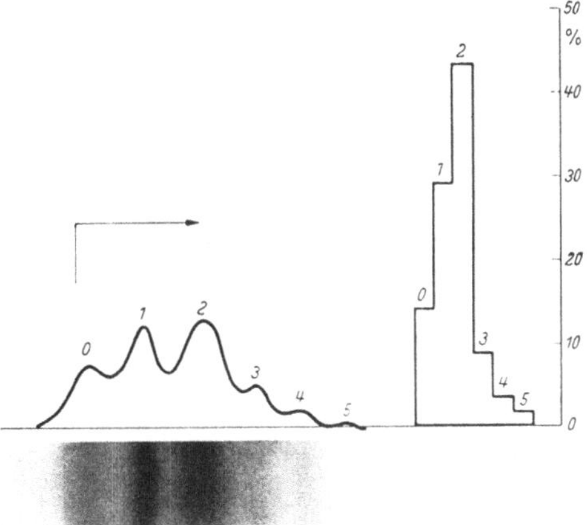

Abb. 1. Pherogramm eines normalen Spermaplasmas.

Als besonders erwähnenswerte Bedingung für die Reproduzierbarkeit fanden wir das Konstanthalten eines längeren Zeitintervalles zwischen der Ejaculation und dem Beginn der Elektrophorese. Unter sonst völlig gleichen Bedingungen wurden Elektrophoreseserien von 2 Spermata in einer Zeitfolge von 3 bzw. 4 Std. post ejaculationem und weiter nach 12, 24, 36, 48 usw. bis 96 Std. angefertigt. Aus diesem Zeitlupenfilm sind der Übersichtlichkeit halber in Abb. 2 nur drei Streifen dargestellt: 4, 48 und 96 Std. p.e. Das Foto zeigt, daß nach 3 bzw. 4 Std. eine Differenzierung von Banden noch nicht möglich ist. Erst nach längerer Zeit grenzen sich die einzelnen Fraktionen ab. Die günstigste Aufteilung schien uns hierbei nach 48 bis etwa 70 Std. p.e. erreicht. Nach noch größerem Zeitintervall verwaschen die Banden allmählich wieder. Die Auswertung dieser Serien bezüglich des Prozentgehaltes der einzelnen Fraktionen (ab 12 Std. p.e.) ergab, daß wohl der Anteil der Bande 3 etwa konstant bleibt, daß aber die Bande 2 im Laufe der Zeit zuungunsten von Bande 0 und 1 zunimmt. Der Eiweißgehalt der Banden 4 und 5 erwies sich als zu gering, um bei dieser Darstellung Veränderungen sicher erkennen zu lassen. Beim Vergleich der einzelnen Schritte fand sich eine nur relativ geringe Mengenverschiebung zwischen den Pherogrammen von 48 und 68 Std. p.e. Aus diesen Beobachtungen geht hervor, daß das Spermaplasma für klinische Studien nicht frisch der Elektrophorese unterworfen werden

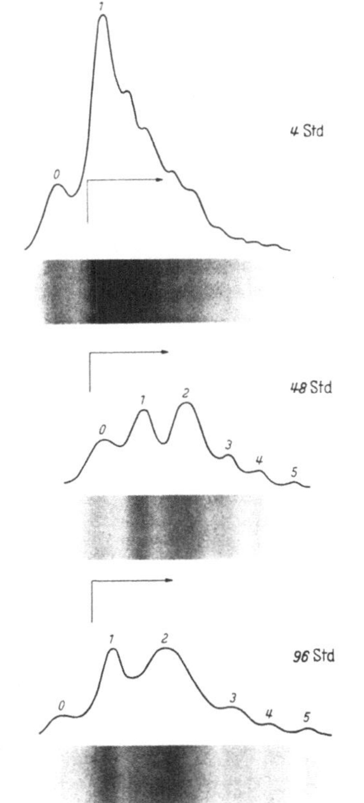

Abb. 2. Pherogramme des gleichen Normalspermaplasmas nach unterschiedlicher Verweildauer.

darf, sondern daß ein längeres konstantes Zeitintervall eingehalten werden muß, das am zweckmäßigsten 48 Std. beträgt. Dieser Zeitfaktor ist unseres Wissens bisher nicht erwähnt worden. Er dürfte wenigstens z. T. die von

Keller und Tschumi beobachteten erheblichen Unterschiede der einzelnen Kurven erklären.

Deutliche quantitative Abweichungen zeigten ein Patient mit zwar normaler Spermiendichte, aber erniedrigtem Fructosegehalt[1] und ein Oligospermiker mit erniedrigtem Fructosegehalt. Die Pherogramme dieser Patienten unterschieden sich darüber hinaus auch untereinander. Welche Bedeutung solche Sperma-Pherogrammveränderungen haben, soll anhand einer klinischen Untersuchungs-reihe versucht werden aufzuklären.

Außerdem sind wir der Frage nachgegangen, ob man mittels mehr oder weniger spezifischer Färbemethoden etwas über die in den einzelnen Banden wandernden Eiweißkörper aussagen kann.

Im Mischpherogramm läßt sich eine große Ähnlichkeit im elektrophoretischen Verhalten zwischen einzelnen Sperma- und Serumbanden aufzeigen: Die Sperma-bande 1 wandert zusammen mit dem γ-Globulin, die Spermabande 2 mit dem β-Globulin, die Spermabande 3 mit dem α_2-Globulin und die Spermabande 4 anscheinend mit dem α_1-Globulin. Die gleiche Aussage war von Keller und Tschumi auf Grund gleicher Wanderungsgeschwindigkeiten gemacht worden. Wir haben das Mischpherogramm angefertigt, da sich bei der P. E. Aussagen auf Grund gleicher Wanderungsgeschwindigkeiten nur bedingt machen lassen.

An 8 cm breiten Streifen, die längshalbiert und zugleich z. T. mit Amido-schwarz und z. T. mit dem Schiffschen Reagens nach der Köiwschen Vorschrift gefärbt wurden, versuchten wir, eine Lokalisation der Mucopolysaccharide vorzu-nehmen. Die stärkste Anfärbung gab die Bande 2, eine geringere die Banden 1 und 3, gar keine die Banden 4 und 5. Ross, Moore und Miller, die mit der Tiselius-schen Apparatur Sperma-Elektrophoresen bei etwa gleichem p_H-Wert und — wie der Beschreibung zu entnehmen — durch Zufall offenbar mit Sperma ähnlichen Alters vorgenommen haben, berichten in scheinbarem Gegensatz zu uns, daß die schnellste bzw. zweitschnellste Fraktion ein Glykoproteid darstellen. Die Erklä-rung dieser Diskrepanz liegt möglicherweise darin, daß Ross, Moore und Miller ihr Plasma im Sauren wiederholt gefällt und dabei wahrscheinlich das große Molekül verändert haben. Unterstrichen werden unsere Befunde durch das Ergeb-nis der Schiffschen Färbung eines pathologischen Pherogrammes, das bei der Amido-Schwarzfärbung eine besonders starke Bande 4 zeigte, die sich hierbei ebenfalls nicht als Glykoproteid erwies.

Zum Nachweis von Fetten oder Lipoproteiden haben wir eine ganze Reihe von Fettfärbungen vorgenommen. Bei Anwendung der Methode von Lorrain-Smith-Dietrich (s. Roulet) stellten sich zwar nach Chromierung und Häma-toxylinfärbung den Banden 1—3 entsprechende Lackstreifen dar, diese wurden aber bei längerer Differenzierung praktisch völlig herausgelöst. Mit Fettfärbungen wie Sudanschwarz, Sudan III und Scharlachdiazetin kam es zu keiner Anfärbung. Anscheinend sind Fette, wenn überhaupt, nur in Spuren vorhanden.

Die Triphenyl-tetrazol-chlorid-Färbung (Wallenfels, 1951) ergibt eine sehr scharf begrenzte, farbdichte isolierte Bande unmittelbar neben dem Auftragungsort;

---

[1] Für die Fructosebestimmung sowie für die Zurverfügungstellung von Sperma sind wir Herrn Dr. Schirren von der Universitäts-Hautklinik (Direktor: Prof. Dr. Dr. Kimmig) zu besonderem Dank verpflichtet.

das ist nach 4 wie nach 96 Std. Verweildauer des Plasmas in gleicher Weise der Fall (Abb. 3). Die Formazanfarbstoffe entstehen bekanntlich aus der Reaktion des TTC mit reduzierenden Substanzen. Eine in größerer Menge im Spermaplasma vorkommende reduzierende Substanz ist aber die Fructose. Da sich darüber hinaus die TTC-Bande mit keiner Eiweißfraktion deckt, glauben wir, auf diesem Wege evtl. eine quantitative Fructosebestimmung vornehmen zu können, wie dies WALLENFELS (1953) für den Serumzucker beschrieben hat.

Zusammenfassend läßt sich sagen, daß die Spermaelektrophorese bei Verwendung einer geeigneten Methode der klinischen Serienuntersuchung zugänglich ist. Eine wesentliche Voraussetzung für die Reproduzierbarkeit ist gleiches Alter des Spermas. Unter den festgelegten Versuchsbedingungen stellen sich bei normalen Spermaplasmen neben einer in der Nähe des Auftragungsortes liegenbleibenden Bande, die wir als Fraktion 0 bezeichnen, 4 bzw. 5 anodisch wandernde Banden dar, die mit den Ziffern 1—5 bezeichnet werden. Bei Kranken ließen sich größere mengenmäßige Abweichungen des Prozentgehaltes der einzelnen Banden feststellen. Die Banden 1—4 verhalten sich elektrophoretisch wie die Globuline des Serums. Der Hauptteil der Glykoproteide findet sich in der Bande 2. Eine TTC-Bande ist offenbar nicht an Eiweiß gebunden, sie liegt unmittelbar neben der Auftragungsstelle und stellt möglicherweise die Spermafructose dar. Fette scheinen im Sperma nicht, allenfalls in Spuren vorhanden zu sein.

Ich hoffe, mit meinen Ausführungen gezeigt zu haben, daß die Anwendung der Papierelektrophorese auf die Fraktionierung des Spermaplasmas eine neue Blickrichtung in der Betrachtung der vielfältigen Erscheinungsformen der Fertilitätsstörungen eröffnet. Untersuchungen in dieser Richtung haben wir unternommen.

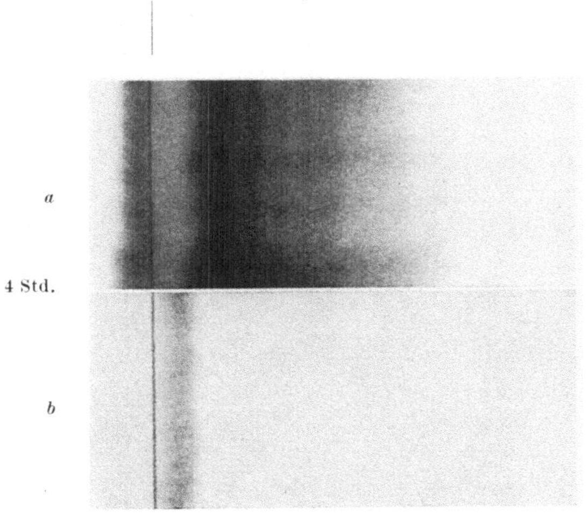
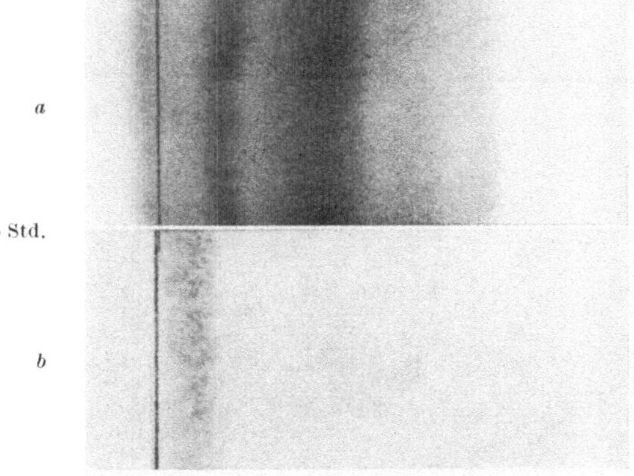

Abb. 3. P.E.-Streifen eines Spermaplasmas:
a Amidoschwarz-Färbung,
b Triphenyl-tetrazolium-chlorid-Färbung.

Literatur.

Keller, M., and R. Tschumi: Gynaecologia **135**, 92 (1953).
Köiw, E.: Scand. J. Clin. Laborat. Invest. **4**, 244 (1952).
Ross, V., D. H. Moore and E. G. Miller: J. of Biol. Chem. **144**, 667 (1942).
Roulet, F.: Methoden der Pathologischen Histologie. Wien: Springer-Verlag 1948.
Turba, F., u. H. J. Enenkel: Naturwiss. **37**, 93 (1950).
Holt, C. v., K.-D. Voigt u. K. Gaede: Biochem. Z. **323**, 345 (1952).
Wallenfels, K.: Ärztl. Forsch. **5**, I/430 (1951).
— E. Bernt u. G. Limberg: Angew. Chem. **65**, 581 (1953).